北京儿童医院诊疗常规

新生儿诊疗常规

第2版

北京儿童医院　编

总主编　倪　鑫

主　编　陈永卫　齐宇洁

编　者（按姓氏汉语拼音排序）

陈　慧　陈永卫　丁翊君　董世霄　杜　鹃
顾　松　郭　丹　郭卫红　何建平　靳　绯
李　耿　刘　红　刘　蕾　刘　颖　刘靖媛
齐宇洁　邵　芳　沈艳华　王慧欣　王亚娟
翁景文　吴　丹　吴海兰　杨彩云　杨学芳
杨子馨　张金晶　钟　雁

人民卫生出版社

图书在版编目（CIP）数据

新生儿诊疗常规 / 北京儿童医院编著 . —2 版 . —北京：人民卫生出版社，2016
（北京儿童医院诊疗常规）
ISBN 978-7-117-22617-2

Ⅰ. ①新… Ⅱ. ①北… Ⅲ. ①新生儿疾病 – 诊疗 Ⅳ. ①R722.1

中国版本图书馆 CIP 数据核字（2016）第 094475 号

北京儿童医院诊疗常规

新生儿诊疗常规

第 2 版

编　　著：北京儿童医院
出版发行：人民卫生出版社（中继线 010-59780011）
地　　址：北京市朝阳区潘家园南里 19 号
邮　　编：100021
E - mail：pmph @ pmph.com
购书热线：010-59787592　010-59787584　010-65264830
印　　刷：北京九州迅驰传媒文化有限公司
经　　销：新华书店
开　　本：710 × 1000　1/16　**印张：**18
字　　数：333 千字
版　　次：2010 年 1 月第 1 版　2016 年 6 月第 2 版
2020 年 11 月第 2 版第 5 次印刷（总第 12 次印刷）
标准书号：ISBN 978-7-117-22617-2
定　　价：49.00 元
打击盗版举报电话：010-59787491　E-mail：WQ @ pmph.com
质量问题联系电话：010-59787234　E-mail：zhiliang @ pmph.com

序

“北京儿童医院诊疗常规”第1版出版于2010年，该书作为儿科临床诊疗的指导用书，受到临床医师的广泛好评。

近年来，医学技术发展迅猛，儿科各系统疾病的诊治指南不断更新，临床新理论、新技术、新项目不断涌现，诊疗常规亟待更新。本书在继续贯彻“三基三严”思想基础上，着重更新最新诊治指南及临床诊疗规范，显示出当下儿科各领域先进临床技术水平。本书内容精炼，编写中着重突出了实用性，内容选择均源于临床实际，并致力于服务于临床实践，同时充分体现了科学性、先进性、严谨性的特点。

依据学科发展的现状，“北京儿童医院诊疗常规”第2版中将危重症科、新生儿科、耳鼻咽喉科、眼科、口腔科、皮肤科等诊疗常规作为独立分册设置，并增加了护理常规作为分册之一，进一步丰富了各专业的内容，利于临床使用。

本版诊疗常规由北京儿童医院各专业团队进行修订，集中了各专业团队的集体智慧，作为临床诊疗指导用书，更期待读者的真诚反馈，对不足之处给予批评指正。

倪鑫

2016年5月

前言

随着新生儿学科及其临床医学的飞速发展，新生儿疾病的诊断及治疗都有了长足的进步。作为从儿科学分化出来的独立学科，新生儿期的诊治更是非常关键的时期。救治成功，健康成长，是临床新生儿科医生追求的终极目标。这不仅要求我们从事临床医学的医师要具备基础理论知识，而且要能够对疾病做出正确的诊断和及时的治疗。临床诊疗常规是指导一线临床医师工作的规范，为医疗质量安全提供保障。

首都医科大学附属北京儿童医院是国内历史悠久的儿童专科医院，具有七十余年的历史，积累了丰富的临床诊治经验，救治了无数患儿的生命。本次再版《北京儿童医院诊疗常规——新生儿诊疗常规》是在《诸福棠实用儿科学》(第8版)、《实用新生儿学》(第4版)的基础上，结合北京儿童医院临床诊疗方法、新生儿科领域最新的相关疾病诊疗指南和专家共识，并由北京儿童医院新生儿内、外科学科带头人和专家共同撰写完成，他们结合国内外相关医学理论和临床实践，认真编写、精益求精，不仅包括新生儿内外科的常见疾病，同时包括新生儿疑难危重症的诊治。力求突出临床医生需要掌握和了解的针对新生儿患者特有的诊治思路和诊治方法，具有实用性和先进性。因本书为诊疗常规，力求重点突出和精炼，所以未能包含相关疾病的详细发病机制、病理生理过程和各种治疗方法的详细介绍等。本书从临床实践出发，内容精简，高度概括，方便临床医师的学习和翻阅，适合临床工作应用。

希望本书能为广大的儿科临床工作者在诊治新生儿疾病上提供帮助。鉴于医学理论的局限性和不断发展的特点，本书难免存在不当之处，书出版之际，恳切希望广大读者在阅读过程中不吝赐教，欢迎发送邮件至邮箱

renweifuer@pmph.com,或扫描封底二维码,关注"人卫儿科",对我们的工作予以批评指正,以期再版修订时进一步完善,更好地为大家服务。

主编

2016年4月

目 录

第一篇 新生儿内科疾病

第二篇 新生儿外科疾病

第一篇

新生儿内科疾病

第一章

新生儿分类

【按胎龄分类】

1. 足月儿 足月儿(term infant)是指37周≤胎龄(gestational age,GA)<42周(259天≤胎龄≤293天)的新生儿。

2. 早产儿 早产儿(preterm infant)是指胎龄<37周(胎龄<259天)的新生儿。其中,晚期早产儿(late preterm infant,LPI)是指34周≤胎龄<37周(238天≤胎龄≤258天)的早产儿;极早早产儿(extremely preterm infant,EPI)或超未成熟儿,是指胎龄<28周(胎龄<196天)的早产儿。

3. 过期产儿 过期产儿(post-term infant)是指胎龄≥42周(胎龄≥294天)的新生儿。

【按出生体重分类】

1. 正常出生体重儿 正常出生体重儿(normal birth weight,NBW)是指2500g≤出生体重≤4000g的新生儿。

2. 低出生体重儿 低出生体重儿(low birth weight,LBW)是指出生体重<2500g的新生儿。

3. 极低出生体重儿 极低出生体重儿(very low birth weight,VLBW)是指出生体重<1500g的新生儿。

4. 超低出生体重儿 超低出生体重儿(extremely low birth weight,ELBW)是指出生体重<1000g的新生儿。

5. 巨大儿 巨大儿(macrosomia)是指出生体重>4000g的新生儿。

【按出生体重和胎龄分类】

1. 小于胎龄儿 小于胎龄儿(small for gestational age,SGA)是指出生体重在同胎龄儿体重的第10百分位数以下的新生儿。

2. 适于胎龄儿 适于胎龄儿(appropriate for gestational age,AGA)是指出

生体重在同胎龄儿体重的第 10~ 第 90 百分位数之间的新生儿。

3. 大于胎龄儿　大于胎龄儿(large for gestational age,LGA)是指出生体重在同胎龄儿体重的第 90 百分位数以上的新生儿。

【按出生后的周龄分类】

1. 早期新生儿　早期新生儿(early newborn)是指出生后 1 周内的新生儿。

2. 晚期新生儿　晚期新生儿(late newborn)是指出生后第 2 周开始至第 4 周末的新生儿。

【其他分类】

高危儿　高危儿(high risk infant)是指已经发生或可能发生某种严重疾病而需要监护的新生儿。常发生于如下情况:

1. 母亲高危因素　既往慢性疾病如糖尿病、肾脏疾病、心脏病、结缔组织病、贫血、出血感染、吸烟、吸毒或酗酒史,Rh 阴性血型,既往死胎、死产或性传播病史等,孕期合并妊娠期高血压疾病、先兆子痫、子痫、羊膜早破、羊水胎粪污染、胎盘早剥、前置胎盘等。

2. 产时高危因素　各种难产、手术产(高位产钳、胎头吸引、臀位产),分娩过程中使用镇静和止痛药物史,脐带异常(脐带过长或过短、脐带扭曲成麻花状等)等。

3. 胎儿及新生儿高危因素　如新生儿窒息、多胎儿、早产儿、小于胎龄儿、巨大儿、宫内感染、先天畸形等。

附:巨大儿及糖尿病母亲婴儿

巨大儿(macrosomia)是指出生体重≥4000g 的新生儿。

【病因及发病机制】

巨大儿中有一部分属于生理性的,与遗传或母孕期营养过度有关,婴儿除肥胖外,无其他异常,但因婴儿过大,分娩过程中易发生产伤、颅内出血。另一部分属病理情况,又以母亲患糖尿病所生婴儿(infant of diabetic mother)为常见。

【诊断】

1. 症状体征　体形大而胖,脸圆似库欣综合征面容。胎盘、脐带、心、肺、肝脾等都较正常儿大。少动嗜睡,毛发多而密,有些患儿有多血貌,呼吸急促,甚至惊厥。

2. 并发症

(1)低血糖症:多于生后 24 小时,特别是生后 1~12 小时之内发生,发生率约为 60%~75%,多为暂时性,因胰岛素水平暂时性增高所致。

(2) 低钙血症:发生率约为 60%,系甲状旁腺功能减退所致,可伴高磷和低镁血症。

(3) 红细胞增多症:临床上呈"红润"外观,可伴有呼吸窘迫。其中10%~20% 可发生高黏滞血症,导致肾静脉栓塞,血尿、蛋白尿、肾功能不全,也可增加脑卒中、癫痫、坏死性小肠结肠炎的风险等。

(4) 高胆红素血症:伴随红细胞增多症同时出现,多发生于生后第 48~72 小时。

(5) 肺透明膜病:由于肺发育不成熟,或胰岛素过多抑制了磷脂的合成,使肺泡表面活性物质缺乏所致。

(6) 血小板减少症:由于慢性宫内缺氧和促红细胞生成素浓度增加,使骨髓内过多的红细胞前体生成,抑制血小板生成所致。

(7) 心血管异常:约 30% 的病人可以出现心室肥大性心肌病和流出道梗阻。由于心肌功能差引起充血性心衰或因肥厚性室间隔肥大引起流出道梗阻。当心脏扩大或灌注差和低血压时,需要进行超声心动图检查。

这些婴儿患室间隔缺损(VSD)和大动脉转位(TGA)等先天性心脏病的风险增加。

(8) 其他:先天畸形的发生率较高(10%)。胎儿过大可发生围产期窒息缺氧或产伤。

3. 实验室检查

(1) 出生时有窒息、产伤者应测血气、拍胸片、做头颅 B 超或 CT。

(2) 生后 1 小时内取胃液做泡沫振荡试验,了解肺成熟情况。

(3) 定期监测血糖:生后即刻、30 分钟及 1、2、4、6、12、24、36、48 小时监测血糖;血糖不稳定时,随时监测。

(4) 定期监测血钙和胆红素:生后第 6、12、24 和 48 小时各测定血钙一次;第 24、48 小时测血胆红素。

(5) 外周血和静脉血血细胞比容:外周血 HCT≥75% 或静脉血 HCT≥65% 可诊断红细胞增多症。

(6) 超声心动图:观察心肌肥厚及有无先天心脏发育异常。

4. 鉴别诊断 胎儿水肿:由于某种病理因素,如 RH 血型不合,引起胎儿水肿,出生时体重可 >4000g。患儿表现:全身水肿,贫血,甚至心功能衰竭,休克等。

【治疗】

1. 出生时对发生窒息或产伤者应积极复苏抢救。

2. 出现呼吸困难,应注意可能发生了新生儿呼吸窘迫综合征,立即拍胸片协助诊断并给予呼吸支持(参照新生儿呼吸窘迫综合征章节)。

3. 低血糖

（1）无症状者：应早期喂养，生后 1 小时喂 5% 葡萄糖 5ml/kg，每 2~3 小时喂一次。生后 4~6 小时开始喂奶。

（2）不能口服者：生后 1 小时可静脉输注 10% 葡萄糖 60ml/（kg·d），以 6~8mg/（kg·min）的输糖速度维持输液。并根据监测血糖情况调整输糖速度。

（3）有症状者或血糖 <30mg/dl 者：给 10% 葡萄糖 2ml/kg，以 5~10ml/min 静注，后给 10% 葡萄糖以 6~8mg/(kg·min)的输糖速度滴注，根据监测血糖情况，可以 2mg/（kg·min）速度逐渐递增直至 12~15mg/（kg·min），在血糖稳定 12 小时后以 1~2mg/（kg·min）的递减调整输糖速度，以维持喂养前血糖 >40mg/dl。

（4）若外周静脉输糖浓度 >12.5%，则应用中心静脉置管输液。

4. 高胆红素血症　给予照蓝光等退黄治疗。

5. 红细胞增多症　必要时可进行部分换血。

6. 全面体检　查有无畸形及其他并发症。

（齐宇洁　刘　红）

第二章

新生儿呼吸系统疾病

第一节　常见呼吸系统疾病

一、新生儿呼吸暂停

呼吸暂停（apnea）是指呼吸停止 >20 秒，同时伴有心率减慢（<100 次 / 分），及（或）出现发绀、肌张力低下和血氧饱和度降低。周期性呼吸是呼吸停止 <10 秒，两次发作间期呼吸正常，并不伴心动过缓和发绀。1 小时内反复发作 2~3 次以上的呼吸暂停，称为反复发作的呼吸暂停。

呼吸暂停是新生儿尤其是早产儿的常见症状，反复呼吸暂停可致脑损伤，甚至猝死，应引起重视。

【诊断】

1. 病史　多见于早产儿。足月儿的呼吸暂停没有生理性的，常与严重疾病有关，需要全面地检查新生儿并确定病因。

2. 临床表现　主要表现为呼吸停止、发绀、心率减慢和肌张力低下。心肺监护仪或呼吸心动描记仪可协助诊断。临床分为两大类：

（1）原发性呼吸暂停：早产儿因呼吸中枢发育未成熟所致，不伴其他疾病。一般发生在生后第 2~10 天。

（2）继发性呼吸暂停：可发生于足月儿和早产儿。常继发于下述情况：缺氧、严重感染、呼吸系统疾病、中枢神经系统疾病、代谢紊乱（低血糖、低血钙、低血钠等）、环境温度过高或过低、胃食管反流、胃或气管插管、母亲使用麻醉镇静药等。

3. 辅助检查　血气分析可能出现 PO_2 下降、PCO_2 增高和 SO_2 下降。此时应积极寻找原因，并进行相关辅助检查，如血糖、血钙和血钠监测、各种体液培养、X 线检查、B 超、CT 检查等。

【治疗】

首先应确定呼吸暂停的性质。继发性呼吸暂停应积极治疗原发病，如纠正低氧血症、酸中毒、电解质紊乱、低血糖、低血钙，控制感染，维持体温在正常范围，保持呼吸道通畅，早期治疗高胆红素血症等。呼吸暂停的治疗如下：

1. 一般治疗　加强对心率、呼吸、经皮血氧饱和度的监护。避免可促发呼吸暂停的诱因。必要时给氧。

2. 物理刺激　触觉刺激（如托背、弹足底或摇床）等。

3. 药物治疗

（1）氨茶碱：负荷量 4~6mg/kg，20 分钟内静脉滴注，负荷量 8~12 小时后用维持量 2mg/kg，每 8~12 小时一次。监测血药浓度在 5~15μg/L 之间。疗程为 5~7 天。氨茶碱的副作用有烦躁、心动过速、低血压、惊厥、胃肠道反应等。

（2）纳洛酮：首次剂量 0.1mg/kg，静脉推注，1 小时后以 0.5μg/（kg·min）的速度持续静脉点滴。

4. 鼻塞持续呼吸末正压通气　鼻塞持续呼吸末正压通气（CPAP）用于频发的呼吸暂停，药物治疗无效者。压力 3~4cmH_2O，FiO_2<0.4。

5. 机械通气　对 CPAP 和药物无效的患儿，需气管插管机械通气。呼吸机参数初调值可为：FiO_2 0.25~0.4，PEEP 2~4cmH_2O，PIP 10~12cmH_2O，RR 20~30 次 / 分，吸气时间 0.5~0.75 秒，气流量 8~12L/min。

二、新生儿呼吸困难

呼吸困难（respiratory distress）是指新生儿的呼吸频率、节律、强弱、深浅度改变，吸气与呼气比例失调，出现呼吸急促、费力、点头、张口呼吸、“三凹征”（胸骨上窝、剑突下窝和肋间隙的吸气性凹陷）、鼻翼扇动等。呼吸困难可由呼吸系统、循环系统、中枢神经系统异常等多种原因引起，临床表现为程度不同的低氧血症、代谢性和（或）呼吸性酸中毒，如不及时处理，可危及生命。

【诊断】

新生儿呼吸困难原因很多，询问病史、体格检查和各种辅助检查是明确诊断的主要手段。

1. 病史　详细询问病史包括母孕期健康状况、胎龄、分娩方式、胎盘情况及是否有窒息、宫内窘迫、羊水胎粪污染等。注意了解呼吸困难开始的时间、变化及伴随症状。

（1）生后即出现严重的呼吸困难和发绀，应考虑严重心肺畸形的可能。

(2) 早产儿生后不久出现进行性加重的呼吸困难伴呻吟，应考虑新生儿肺透明膜病(HMD)的可能。

(3) 有宫内窘迫或出生窒息伴羊水胎粪污染，出生后有呼吸困难，应考虑胎粪吸入综合征(MAS)的可能。

(4) 剖宫产儿生后出现呼吸困难，应考虑湿肺的可能。

(5) 母亲产前有发热或胎膜早破 >18 小时，生后有呼吸困难应考虑感染性肺炎的可能。

(6) 治疗过程中呼吸困难突然加重，应注意有无气胸发生。

(7) 生后严重发绀伴呼吸困难，应考虑先天性心脏病及心源性呼吸困难的可能。

(8) 有严重出生窒息，生后有新生儿缺氧缺血性脑病(HIE)及呼吸节律改变或喘息样呼吸，应考虑中枢性呼吸困难的可能。

2. 体格检查

(1) 观察呼吸的频率、节律和深度：呼吸频率持续 >60 次 / 分称为新生儿呼吸增快。新生儿呼吸 <30 次 / 分，称为呼吸减慢，往往是由呼吸中枢受抑制所致，是病情危重的表现之一。

(2) 观察呼吸是否通畅：鼻部通气不畅伴吸气时三凹征，应注意有无后鼻孔闭锁。观察是否有点头呼吸、鼻翼扇动及三凹征、呻吟。点头呼吸、鼻翼扇动及三凹征提示有呼吸窘迫，多由呼吸系统疾病引起。呼吸不规则、浅表，提示有中枢性呼吸衰竭。

(3) 观察有无发绀、发绀的程度及分布、吸氧是否能够缓解：由呼吸系统疾病引起的发绀，吸氧多能缓解；如吸氧不能缓解，且发绀与呼吸困难不一致，应注意有无先天性心脏病。

(4) 观察胸廓的形态：一侧胸廓饱满伴呼吸音改变提示有气胸。

(5) 胸部听诊：是诊断新生儿呼吸系统疾病如新生儿肺炎、湿肺、HMD、MAS、肺出血等的重要依据，要注意两肺呼吸的强弱及是否对称，啰音的多少、性质及分布等。

除与呼吸系统疾病相关的检查外，还要检查引起新生儿呼吸困难的其他方面的原因：

(1) 心脏：有无扩大，心尖搏动的位置，心音及心脏杂音等。

(2) 肤色：观察有无贫血和血红细胞增多症，有无皮肤胎粪黄染。

(3) 神经系统：有无意识改变，有无惊厥，前囟是否紧张饱满，神经反射是否正常，有无呼吸节律的改变及中枢性呼吸衰竭的表现。

3. 辅助检查

(1) 影像检查：新生儿呼吸困难大部分是由呼吸系统疾病引起的，而胸部

X线检查对其诊断有很大价值。如胸部X线不能明确诊断,CT是进一步的检查手段。

(2) 血气分析:是呼吸困难的重要检测项目,对鉴别诊断、指导治疗和估计预后都有重要价值。

(3) 纤维支气管镜:可直接观察气管内黏膜病变及行组织病理学检查、细胞学检查、病原体鉴定等,对明确呼吸困难原因有重要意义。

(4) 心脏超声:如患儿发绀明显,吸氧不能缓解,怀疑有先天性心脏病及心源性呼吸困难,应做此检查。

(5) 伴有神经系统症状及体征的患儿,应在病情稳定后或在保证适当通气和氧合的情况下进行头颅CT或超声检查以明确中枢性呼吸困难的原因。

【治疗】

1. 首先应查明呼吸困难的原因,进行病因治疗。

2. 密切监测患儿的心率、呼吸、血压、体温、血气的变化,保证正常通气、换气功能,必要时给予人工通气治疗。机械通气者要密切观察气管插管的位置及呼吸机参数的变化,根据临床情况、血气等及时调整呼吸机参数。配合进行全身治疗,纠正各种代谢紊乱。

三、新生儿青紫

青紫(cyanosis)亦称发绀,是血液内还原血红蛋白浓度增高在皮肤和黏膜上的表现。较易出现于皮肤较薄、色素较少而毛细血管较丰富的部位,如口唇、指(趾)尖、鼻尖及耳垂等。青紫可由多种原因引起,如肺部、心脏、血液系统和中枢神经系统疾病,也可发生于少数正常新生儿。

【分类】

1. 生理性青紫

(1) 正常新生儿在生后5分钟内由于存在胎儿循环可出现青紫。

(2) 正常新生儿生后由于肺尚未完全扩张,动脉导管与卵圆孔尚未关闭,用力、长时间哭闹可引起右向左分流,出现暂时性轻度青紫,哭闹停止后即消失。

2. 病理性青紫

(1) 中心性青紫:

1) 心源性青紫:常见于右向左分流的先天性心脏病,如法洛四联症、大血管转位、左心发育不良、肺静脉异位引流、三尖瓣闭锁、肺动脉狭窄等。新生儿持续肺动脉高压分为原发性和继发性(继发于宫内或出生后缺氧酸中毒)。

2) 肺源性青紫:如新生儿窒息、新生儿呼吸窘迫综合征(RDS)、肺炎、肺气肿、气胸、膈疝、先天性肺动静脉瘘等,吸氧后青紫改善。

3）中枢性疾病：如缺氧缺血性脑病、化脑等引起的惊厥发作可伴有青紫。

（2）周围性青紫：由于血流通过周围毛细血管时速度缓慢、瘀滞，组织耗氧量增加，导致局部还原血红蛋白量增加，但动脉血氧饱和度、氧分压正常。可见于：

1）全身性疾病：心力衰竭、休克、红细胞增多症、硬肿症等均可造成血液循环异常出现青紫。

2）局部血流障碍：如分娩时先露部位受压，或因寒冷引起局部血液循环不良，局部缺氧致青紫。

3）其他原因：如异常血红蛋白血症、药物因素等。

【诊断】

1. 病史 母亲患有糖尿病（红细胞增多，呼吸窘迫综合征）、胎膜早破（感染致休克和低血压）、羊水异常，如羊水过少（与肺发育不全有关）或羊水过多（与食管闭锁有关），可能是青紫的原因。剖宫产与呼吸窘迫的增加有关。某些围生期因素增加先天性心脏病的发生率。包括：

（1）母亲糖尿病或母亲用可卡因：D-大动脉转位。

（2）母亲用锂：Ebstein 畸形。

（3）使用苯妥英钠：房间隔缺损，室间隔缺损，法洛四联症。

（4）母亲患狼疮：房室传导阻滞。

（5）母亲患先天性心脏病：孩子心脏病发病率增高。

2. 体格检查

（1）评估青紫是中枢性还是外周性：中枢性青紫时皮肤、嘴唇和舌表现青紫，$PaO_2<50mmHg$。外周性青紫时皮肤是青紫的，但口唇黏膜是粉红的。注意除外后鼻孔闭锁。

（2）心血管系统：评估心率和血压，注意有无杂音。主动脉缩窄时股动脉搏动减弱。动脉导管未闭时搏动增强。

（3）呼吸系统：有无三凹征，鼻翼扇动。三凹征在心脏疾病通常少见。

（4）腹部：充血性心力衰竭时肝脏可增大。舟状腹可能提示膈疝。

（5）神经系统：呼吸暂停和周期性呼吸可能与神经系统发育不成熟有关。注意有无惊厥。

3. 实验室检查

（1）血气分析：若无缺氧，可提示高铁血红蛋白血症，红细胞增多症或中枢神经疾病。若有缺氧，进行 100% 高氧试验。

（2）高氧试验：检测室内空气条件下的动脉饱和度。然后将新生儿置于 100% 高氧条件下 10~20 分钟。如缺氧无改善，提示持续性肺动脉高压（PPHN）或青紫型先心病。

（3）右向左分流试验：进行此试验除外 PPHN。同时取右桡动脉（导管前）和降主动脉或左桡动脉（导管后）的血样。如果差别 SO_2>15%，则分流显著。

（4）全血细胞计数和分类：可以查出感染。静脉血细胞比容 >65% 确诊为红细胞增多症。

（5）血糖水平：确定有无低血糖。

（6）高铁血红蛋白水平：通过分光光度法测定。

4. 放射学和其他检查

（1）胸部透视：如果怀疑气胸应急做。

（2）胸部 X 线：注意心影大小和肺血管分布。

（3）心电图：帮助确定青紫的原因。

（4）超声心动图：确定有无先天性心脏畸形。

（5）头颅 B 超：除外脑室周围 - 脑室内出血。

【治疗】

1. 生理性青紫不需治疗。

2. 周围性青紫　注意保温，用强心利尿药和血管活性药物改善心功能，纠正休克和微循环障碍，增加周围组织血液灌流。

3. 中心性青紫　及早确定病因，根据病因而给予不同治疗。青紫型先心病手术前如需维持动脉导管开放，可静脉点滴前列腺素 E。高铁血红蛋白血症引起的青紫给予 1% 亚甲蓝 1~2mg/kg，加入 10% 葡萄糖 10ml 静脉推注。

（刘　蕾　何建平）

第二节　新生儿上呼吸道感染

新生儿上呼吸道感染（neonatal upper respiratory tract infection）由病毒、细菌、衣原体或其他病原体引起。主要侵犯鼻、鼻咽和咽部，简称上感。

【病因及发病机制】

各种病毒及细菌均可引起上感，常见的病毒有呼吸道合胞病毒、流感和副流感病毒、巨细胞病毒和柯萨奇病毒；常见的细菌有葡萄球菌、溶血性链球菌、大肠埃希杆菌；衣原体和支原体。

新生儿由于呼吸系统的特点，鼻腔小，鼻道狭窄，鼻黏膜柔嫩，富于血管，炎症时黏膜易肿胀而出现严重的鼻腔阻塞和呼吸困难；由于新生儿对感染的局限能力较差，上呼吸道感染易发展成附近组织和器官的炎症。

【诊断】

1. 临床表现　轻重不一，轻者只有鼻塞、喷嚏、流涕，偶咳，重者发热，伴拒食、呕吐、不安和腹泻。有的新生儿可出现鼻炎、咽炎、结膜炎和喉咽的症状。

2. 并发症

(1) 中耳炎:症状不典型,表现为低热不退,烦躁。

(2) 颈(或下颌下)淋巴结炎:发热持续不退,颈部淋巴结肿大,有压痛。

【治疗】

1. 一般治疗 多喂水湿润和清洁口腔;不能吸吮时用小匙喂入。

2. 多由病毒感染引起。当有鼻炎时用0.5%利巴韦林滴鼻,每侧鼻孔1滴,1天4次,连用3~5天。以咽炎为主时,可用利巴韦林雾化喷入,1天2次。

3. 继发细菌感染时或发生并发症时选用适当抗生素,口服阿莫西林,30~50mg/(kg·d),分3~4次;无效时改用其他适合的抗生素。

4. 鼻部阻塞严重,还可滴入生理盐水洗去分泌物,短期少量滴入地麻滴鼻剂。

【预防】

可应用相关的疫苗预防。

(刘 蕾 何建平)

第三节 新生儿肺炎

新生儿肺炎(infection pneumonia)是新生儿的常见病。发病早期呼吸道症状和体征均不明显,尤其是早产儿,给早期诊断带来困难,是引起新生儿死亡的重要原因。按性质分为感染性肺炎和吸入性肺炎,可发生在宫内、分娩过程或出生后。

一、感染性肺炎

【诊断】

1. **病史** 宫内感染有孕母妊娠晚期感染史或早破水史。产时感染有产程中吸入被病原菌污染的产道分泌物或断脐不洁史。生后感染多因密切接触者有呼吸道感染。新生儿有脐炎、败血症、皮肤感染史以及反复接受侵入性操作史。

2. **临床表现** 宫内感染多于生后3天内出现症状;产后及生后感染多于出生3天后出现症状。常先出现体温不升或发热、反应低下、拒奶等一般感染症状。随后出现咳嗽、喘、口吐白沫、呛奶等症状。患儿口唇发绀、呼吸浅促、鼻翼扇动、吸气三凹症,两肺可闻细湿啰音。病情严重者可出现呼吸困难、呼吸暂停,甚至呼吸衰竭和心力衰竭。

3. **辅助检查**

（1）X 线检查：两肺纹理重，边缘模糊，两肺中、下野内带斑片状阴影，病灶融合时可呈毛玻璃密度影。金黄色葡萄球菌肺炎常出现肺大疱，有时并发肺脓肿等。早发 B 族溶血性链球菌肺炎的 X 线改变显示肺野透明度减低，伴支气管充气影，与 RDS 不易区别。

（2）测血清 IgM 升高提示宫内感染。应进一步测血清特异性 IgG 和 IgM 抗体，气管内分泌物和血培养等有助病原学诊断，呼吸困难明显者做血气分析。

【治疗】

1. 加强护理、监护和保暖　室温 23~25℃，湿度 50%。新生儿皮肤温度达 36.5℃。

2. 供氧及加强呼吸管理　保持呼吸道通畅，必要时给予雾化吸入。供氧，使血 PaO_2 维持在 6.65~10.7kPa（50~80mmHg）。一般用头罩吸氧，氧流 5L/min。当肺炎伴Ⅰ型呼吸衰竭用持续呼气末正压给氧（CPAP）。严重病例需气管插管，机械通气。

3. 抗生素　用药原则同败血症。应及时做痰培养，根据药敏选用抗生素。宫内或分娩过程中感染的肺炎，选择针对革兰阴性杆菌的抗生素。

4. 供给足够的营养和液体。

5. 对症治疗。

【预防】

1. 产前监测孕妇阴道分泌物，查 TORCH 感染给予治疗或终止妊娠，育龄妇女在婚前应注射风疹疫苗及 GBS 荚膜多糖疫苗等。

2. 分娩过程中避免过多指诊，羊水早破应监测，尽早结束分娩。

3. 母婴同室、婴儿室、新生儿病房、新生儿监护病房（NICU）应严格执行隔离制度，护理新生儿前必须严格洗手。严格探视制度。

二、羊水吸入性肺炎

吸入性肺炎是新生儿早期发生呼吸困难的症候之一。若胎儿在宫内或分娩过程中吸入大量羊水称羊水吸入性肺炎（amniotic fluid aspiration pneumonia）；若吸入被胎粪污染的羊水称胎粪吸入性肺炎（meconium aspiration pneumonia）；生后吸入大量乳汁至肺部称乳汁吸入性肺炎（milk aspiration pneumonia）。

【诊断】

1. 病因　主要因缺氧刺激胎儿呼吸而使胎儿吸入羊水、胎粪引起吸入性肺炎；乳汁吸入常见于吞咽功能不全、吮乳后呕吐、食管闭锁和唇裂、腭裂等。

其中以胎粪吸入性肺炎最为严重。

2. 临床表现

(1) 羊水吸入性肺炎：多有窒息史，在复苏或出生后出现呼吸急促或呼吸困难伴发绀、呻吟。吸入量少时呼吸急促，或无症状。吸入量多时呼吸困难明显，从口腔流出液体或泡沫，肺部可闻粗湿啰音或细湿啰音。

(2) 胎粪吸入性肺炎：常见于足月儿或过期产儿，有宫内窘迫及生后窒息史，羊水粪染。病情往往较重，患儿生后不久出现呼吸困难、呻吟、发绀、三凹征。肺部满布干湿啰音，可引起呼吸衰竭、肺不张、肺气肿、肺动脉高压及缺氧缺血性脑病的中枢神经系统表现。一旦并发气胸、纵隔气肿，病情突变甚至死亡。

(3) 乳汁吸入性肺炎：常有喂乳呛咳，乳汁从口、鼻流出，伴气急、发绀等，严重者可导致窒息。

3. 辅助检查　胸部 X 线检查可见两侧肺纹理增粗伴肺气肿。胎粪吸入者往往有明显阻塞性肺气肿和两肺不规则斑片或粗大结节阴影。

【治疗】 关键是清理呼吸道，改善通气及供氧。

1. 清理呼吸道。

2. 供氧及机械呼吸　维持血 PaO_2 在 8~10.7kPa(60~80mmHg)。血气分析 pH<7.2，PaO_2<6.67kPa(50mmHg)，PCO_2>8kPa(60mmHg)时需用呼吸器治疗。

3. 合并气胸、纵隔气肿　轻症等待自然吸收，重症需立刻穿刺抽气或行插管闭式引流。

4. 保暖　新生儿皮肤温度应达 36.5℃。

5. 纠正酸中毒　有条件做血气分析，根据结果进行处理，呼吸性酸中毒在改善通气、充分供养后可得到纠正；代谢性酸中毒可用碳酸氢钠纠正。

6. 供给足够的营养和液体，保证需要量、液量。急性期以 60~80ml/(kg·d)，合并 ARDS，肺水肿应适当限制液量。恢复期液量 80~100ml/(kg·d)，不能喂养可鼻饲，亦可给静脉营养液。

7. 对症治疗。

（刘　蕾　何建平）

第四节　新生儿湿肺

新生儿湿肺(wet lung of newborn)亦称暂时性呼吸困难(transient dyspnea)，系由于肺液吸收延迟而使其暂时积留于肺间质、叶间胸膜和肺泡等处，为自限性疾病。

【诊断】

1. 多见于足月儿、过期产儿、剖宫产儿、窒息及产妇有妊娠毒血症的新生儿。

2. 生后数小时内出现呼吸急促，但吃奶好、哭声响亮及反应佳，重者也伴有发绀和呼气性呻吟，甚至发生呼吸暂停。

3. 体征

（1）呼吸频率增快（>60 次 / 分，可达 100~120 次 / 分）；可有不同程度的呻吟、鼻翼扇动、三凹征，不同程度的发绀。

（2）两肺呼吸音减弱，有时可闻及细湿啰音。

4. X 线表现

（1）肺泡积液征：肺野呈斑片状、面纱或云雾状密度增高，或呈小结节影，直径 2~4mm，或呈磨砂毛玻璃样片絮阴影如白肺。

（2）间质积液：网状条纹影。

（3）叶间胸膜（多在右肺上、中叶间）和胸膜腔积液。

（4）其他征象：肺门血管淤血扩张，肺纹理自肺门呈放射状向外周伸展。

（5）肺气肿征，透光度增加。

X 线表现 24 小时吸收占 71%，72 小时吸收占 97.8%，偶有延长至 4 天后吸收。有时可见叶间胸膜积液，也可伴有肺气肿改变。

【治疗】

1. 轻者无需特殊处理，注意保温，加强监护和对症治疗。

2. 氧疗　呼吸急促和发绀时给予氧疗并作血气分析。吸入氧浓度通常小于 60%。如果氧浓度增加，而且 100% 氧无效，给予 NCPAP。以上治疗无效，进行气管插管呼吸机通气。

3. 抗生素　在排除败血症和肺炎以前要给予广谱抗生素。

4. 喂养　若呼吸频率 <60 次 / 分，可以经口喂养。若呼吸 60~80 次 / 分，为了防止误吸应避免经口喂养，给予鼻饲。若呼吸 >80 次 / 分，需进行静脉内营养。

5. 输液和电解质　控制液速，保证足够水分。

6. 利尿　肺内湿啰音多时，可用呋塞米 0.5~1mg/kg，并注意纠正心力衰竭。

（刘　蕾　何建平）

第五节　新生儿肺透明膜病

新生儿肺透明膜病（neonatal pulmonary hyaline membrane disease，HMD），又称为新生儿呼吸窘迫综合征（respiratory distress syndrome of newborn，RDS），主要表现生后不久即出现进行性呼吸困难，发病率与胎龄成反比，也可发生于糖尿病母亲婴儿及剖宫产儿。

【病因及发病机制】

本病是由于肺表面活性物质(pulmonary surfactant,PS)缺乏引起的,PS缺乏使肺泡表面张力增高,肺泡萎陷,肺不张,形成肺内动-静脉短路、右向左分流,导致严重缺氧和代谢性酸中毒;进一步损害肺泡和肺血管,最终导致血浆蛋白和细胞渗入肺泡、沉着并形成透明膜;同时缺氧和酸中毒损害全身各器官系统,导致多脏器功能障碍。

早产儿,尤其是孕周<35周的早产儿,由于肺不成熟,PS缺乏,易发生本病。胎龄越小,发病率越高;糖尿病母亲的婴儿由于体内胰岛素水平较高,可拮抗肾上腺皮质激素,抑制肺成熟和PS分泌,虽然婴儿体重较大,但肺不成熟,发病率亦较高;选择性剖宫产儿由于无应激反应,激素水平较低,同时肺液排出减少等,亦易患本病;此外,有围产期缺氧、家族中曾有同样病史等均为发病的高危因素。

早产儿未应用产前激素治疗的发病率:孕龄<28周,发病率60%;孕龄28~31周,发病率40%;孕龄30~34周,发病率15%;孕龄≥34周,发病率5%。产前激素的应用可以相应减少发病率的50%。

【诊断】

1. 症状 多为早产儿,生后6~12小时内出现呼吸困难,呈进行性加重,若有围产期窒息史,可能更早发病。

2. 体征 进行性加重的呼吸困难为其特征,表现为呼吸急促、发绀并伴呻吟,鼻翼扇动,吸气性三凹征,发绀但吸氧不易缓解,严重者呼吸减慢,节律不整,矛盾呼吸和呼吸暂停。由于严重缺氧和酸中毒,患儿可出现反应迟钝、肌张力低下、体温不升、心功能衰竭、休克等。体格检查有双肺呼吸音减低,深吸气时听到细湿啰音应警惕合并肺水肿或肺出血。病情于24~48小时达顶峰,若无呼吸支持,多于3天内死于呼吸衰竭。

3. 实验室检查

(1)胸部X线检查:典型表现为肺容量减少,肺野呈磨玻璃样改变伴支气管充气征。X线表现与临床病情程度一致。依据X线表现分为四期(级):

1)Ⅰ期:两肺细小颗粒网状阴影,分布较均匀,心影清楚,支气管充气征不明显。

2)Ⅱ期:两肺见较大密集的颗粒网状阴影,肺透光度减低,可见支气管充气征。

3)Ⅲ期:全肺透光度明显减低,呈磨玻璃样,横膈及心界模糊,支气管充气征明显。

4)Ⅳ期:全肺野一致性密度增高,完全变白,膈面和心影看不见,支气管充气征更明显或消失(发生肺水肿或出血)。

（2）泡沫稳定试验：对怀疑可能发生 RDS 的病人生后 30 分钟内取胃液 0.5~1ml 加等量 95% 酒精于试管内，用力振荡 15 秒钟，静立 15 分钟后观察试管内泡沫多少。

（–）无泡沫；（+）试管液面周边 1/3 有小泡沫；（++）试管液面周边 >1/3 至整个管周有一层泡沫；（+++）试管周边有泡沫层。

（–）支持 HMD 诊断；（+）或（++）可疑；（+++）可排除 HMD。

（3）动脉血气分析：示低氧血症，伴（不伴）代谢性酸中毒、呼吸性酸中毒等。

4. 鉴别诊断

（1）B 族 β 溶血性链球菌感染：宫内感染或分娩时感染 B 族 β 溶血性链球菌肺炎或败血症，症状和胸片与 HMD 有时不易鉴别，应注意有无胎膜早破或母孕末期及产时感染史，患儿有无感染中毒症状，做血常规、CRP、血培养等以资鉴别，对怀疑者应同时应用青霉素治疗。

（2）湿肺：生后早期的呼吸困难表现难以与 RDS 鉴别。但本病呼吸困难呈一过性，无进行性加重趋势，通过监测临床表现及复查胸片以助鉴别。

（3）新生儿肺出血：患儿出现反应弱、气促、呻吟、发绀、呼吸困难等，体格检查肺部可闻及细湿啰音，严重者口、鼻流出血性物，或经气管插管可吸出血性物。胸部 X 线检查显示斑片状阴影，严重者可有“白肺”。

【治疗】

1. 支持治疗及护理　应按早产儿加强护理。

（1）保温：将患儿置于暖箱式暖台中，可监测体温，又便于抢救和护理，维持患儿体温 36~37℃之间。

（2）水、电解质平衡：因患儿有缺氧、复苏抢救的过程，为防止发生 NEC，应适当延迟经口喂养。如患儿已经排胎便，肠鸣音正常，一般情况稳定，可给鼻饲喂奶，每次 2~3ml，每 2~3 小时一次。然后根据患儿耐受情况每天增加奶量，按每次增加 2~5ml 为宜，不足部分经静脉补充。

HMD 患儿对液体的负荷耐受差，液体过多可引起肺水肿、动脉导管开放以及支气管肺发育不良等。因此应控制液量。生后 3 天之内液量应控制在 60~80ml/（kg·d），3 天后可渐增至 80~100ml/（kg·d），但还要根据患儿代谢情况以及不显性失水丢失的多少而增减液量。生后 1~2 天就可加用氨基酸液和脂肪乳剂，以保证摄入足够的热量。

（3）维持血压和血容量：应连续监测血压，在发生肺出血、颅内出血、NEC、败血症等严重并发症时，血压可下降。应给予扩容，同时给多巴胺，多巴酚丁胺 5~10μg/（kg·min），静脉输入，使收缩压维持在 40~50mmHg 以上。

（4）抗生素：因宫内肺炎，尤其是 B 族溶血性链球菌感染，易与 HMD 混淆，且机械通气又增加了感染的机会，因此应给抗生素治疗，以后应定期做痰培养，根据细菌培养和药敏选择适当的抗生素。

2. 氧疗和机械通气　氧疗目的：维持 PaO_2 在60~80mmHg。出生体重>1500g，X线表现为Ⅰ~Ⅱ期病变的患儿，可用鼻塞作持续气道正压通气（NCPAP）。治疗成功的关键是早期应用和保持正压的持续性。CPAP的压力5~8cmH_2O，FiO_2 以维持 PaO_2 60~80mmHg即可。

（1）机械通气指征（具以下任何一条）：

1）用CPAP压力>8cmH_2O，FiO_2 80%，PaO_2<50mmHg。

2）反复发作呼吸暂停。

3）严重Ⅱ型呼衰，$PaCO_2$>70mmHg。

4）X线胸片Ⅱ~Ⅲ级以上病变，并且发病较早，进展较快。

5）体重<1500g。

（2）呼吸机参数初调参考值：FiO_2 60%~80%，PIP 20~25cmH_2O，PEEP 4~6cmH_2O，呼吸频率30~40次/分，吸/呼比1∶（1~1.5）。用呼吸机后应定期复查血气，根据血气调整呼吸器参数。

（3）注意事项：

1）病初期病情最重，往往需要较高的条件，若 FiO_2 已达95%，PIP 30cmH_2O，PEEP 6cmH_2O，PaO_2 仍偏低40~50mmHg，SaO_2 85%~90%，$PaCO_2$ 偏高55~60mmHg，这是可允许的，不必再增加压力，避免产生气压伤。

2）48~72小时后，病变逐渐恢复，此时应及时降低呼吸器参数，先降低对病人危险大，容易引起合并症的，如 FiO_2 和压力。

3）HMD初期肺部无合并感染和肺不张的，可减少注水、拍背吸痰的次数，避免过多刺激患儿及注水多而影响表面活性物质的产生。

4）无合并症的患儿，一般在3天后病情好转，可逐渐降低呼吸器参数直至撤离呼吸器。撤机后可继续用鼻塞CPAP辅助呼吸，便于病情进一步恢复。

5）影响呼吸器撤离的主要因素是并发症。急性并发症有气漏、肺部感染、肺出血、颅内出血、动脉导管开放。慢性并发症有支气管肺发育不良、气管软化或狭窄等。以上并发症使得用机时间延长，或撤机后再次气管插管机械通气，因此应积极预防。

3. 表面活性物质（PS）替代疗法　目前国内外已有数种不同制剂。天然PS（猪肺或牛肺PS），首剂120~200mg/kg。还可应用第2或3次（一般不超过3次），间隔6~12小时，剂量100~120mg/kg。药液通过气管插管注入，给药后即予手控气囊加压给氧，使药物深入肺泡，尽量减少给药造成的一过性低氧血症及心动过缓。治疗有效者1~2小时后呼吸困难减轻，血气改善，胸片好转，可降低呼吸器参数,缩短机械通气时间。如病情出现反复,可再给第2或3次。

【并发症及处理】

1. 新生儿气漏 由复苏或正压通气引起,需密切监测病情进展,及时调整呼吸机参数,尤其给药后应根据患儿病情变化及时下调机械通气参数,防止气胸的发生。必要时做胸腔闭式引流(详见相关章节)。

2. 新生儿肺炎 如呼吸机相关肺炎。做痰培养,及时调整抗生素的使用,严格无菌操作,预防院内感染。

3. 支气管肺发育不良 于早产儿长期应用呼吸机、氧疗、液体过多等引起,治疗参见"早产儿慢性肺疾患"章节。

【预防】

1. 产前预防 做好孕妇保健,避免早产,对不可避免的早产,可在产前1周~24小时之前给孕母用糖皮质激素预防,如地塞米松5~10mg/d,连用2天。

2. 产后预防 对高危新生儿,可生后30分钟内给予气管内注入PS100mg/kg,预防本病。

(董世霄 刘 红)

第六节 胎粪吸入综合征

胎粪吸入综合征(meconium aspiration syndrome,MAS)常见于足月儿或过期产儿,由于胎儿发生宫内窘迫或产时窒息,排出胎粪,污染羊水,又吸入后导致。

【病因及发病机制】

当胎儿在宫内或分娩过程中发生窒息,出现低氧血症时,肛门括约肌松弛,使大量胎粪排出,同时可刺激胎儿呼吸中枢,诱发胎儿喘息样呼吸,吸入含胎粪的羊水。因此,MAS的形成应存在下列因素:①有明确围产期缺氧因素;②大多数羊水重度污染;③胎心监测有异常;④出生时常有窒息。通常上述原因导致轻、中度胎粪吸入综合征;近来越来越多的证据表明重症胎粪吸入综合征,往往伴有较重的肺动脉高压,常与宫内慢性缺氧或炎症有关。由于宫内的应激反应,导致胎儿肺动脉血管重塑及反应性异常,从而生后出现持续肺动脉高压。

胎粪吸入综合征可引起:①气道不同程度的机械性阻塞,部分区域出现肺不张,导致通气/血流比例失调,部分区域出现肺过度膨胀,增加气漏风险;②肺炎、肺内炎症反应,使得微血管通透性变化,引起出血性肺水肿及血浆蛋白渗出到肺泡间隙;③造成肺表面活性物质稀释和失活以及肺泡Ⅱ型上皮细胞损伤;④肺动脉收缩导致肺动脉高压。

【诊断】

1. 症状 如果出生时进行了正确的复苏，将胎粪尽量从气道清除干净，临床可无症状。如果有较多胎粪吸入，表现为生后不久出现呼吸困难、呻吟、发绀。

2. 体征 患儿皮肤、指甲、外耳道、脐带、胎盘均可被胎粪染成黄绿色，气管内可吸出含胎粪的羊水。胸廓饱满，可闻及干湿啰音，重者还可发生气胸、纵隔气肿以及持续肺动脉高压（PPHN）、急性呼吸窘迫综合征（ARDS）等合并症，危及患儿生命。

3. 实验室检查 胸部X线表现：

（1）轻度：肺纹理粗，轻度肺气肿，心影正常。

（2）中度：肺部有粗颗粒影或片状、团块状阴影或有节段肺不张及透亮区，心影常缩小。

（3）重度：两肺广泛粗颗粒影或斑片状阴影及肺气肿现象。有时可见肺不张和炎症融合的大片状阴影。常并发气漏，表现为气胸或纵隔气肿。合并ARDS时，表现为广泛肺不张，甚至"白肺"，可见支气管充气影等。

4. 鉴别诊断

（1）新生儿羊水吸入性肺炎：多见于自然分娩儿，尤其是有围产期窒息患儿，羊水无明显粪染。患儿可出现呼吸促、发绀、、肺部啰音等，胸片多见两下肺片影，尤以内带明显。

（2）新生儿肺炎（感染性）：宫内或产时感染可引起本病。母亲可有围产期发热、早破水等感染史。患儿可出现气促、发绀、肺部啰音，严重者可出现感染中毒症状甚至发生呼吸衰竭。胸片示斑片状影，外周血白细胞升高或降低，CRP升高。

【治疗】

1. 清理呼吸道 在胎头娩出而肩未娩出时，应立即用较粗的吸管吸净口咽及上气道内的胎粪和羊水，此时应尽量避免吸引鼻腔。胎儿娩出后，若无呼吸或肤色苍白或四肢松软（表明新生儿"无活力"），应立即在直接喉镜下气管插管吸引，尽可能将气管内的羊水、胎粪吸净。但注意动作要迅速，尽量缩短患儿缺氧时间。重症MAS应立即送入NICU进行救治。

2. 氧疗 根据血气分析及临床情况给予不同的呼吸支持。

（1）轻症可给予普通吸氧。

（2）发生Ⅰ型呼衰可用NCPAP：FiO_2 40%~60%，PEEP压力2~4cmH_2O，流速8~10L/min，以利于CO_2排出。而NCPAP的FiO_2>60%，压力>4cmH_2O时，PaO_2<50mmHg，$PaCO_2$>60mmHg需机械通气治疗。应用NCPAP期间应密切监测病情变化，观察呼吸及氧合状态以及胸部体征，若病情短期内迅速恶化，应警惕气胸，特别是张力性气胸的发生，酌情及时复查胸片协诊。

（3）机械通气：方式 IPPV+PEEP。呼吸机工作参数可根据病情确定，如病情以肺气肿为主，血气 $PaCO_2$ 增高为主，则初调压力应稍低：PIP 20~25cmH_2O，PEEP 2~3cmH_2O，呼吸频率 40~60 次 / 分，适当延长呼气时间，吸 / 呼比 1∶（1.2~1.5）（频率≥60 次 / 分，吸 / 呼比用 1∶1），以利于 CO_2 排出；如病变以肺不张为主，血气以 PaO_2 降低为主，则初调压力可稍高：PIP 25~30cmH_2O，PEEP 2~5cmH_2O，频率 35~40 次 / 分。吸气时间适当延长，吸 / 呼比 1∶（1~1.2）。对于重症患儿应遵循肺保护性通气策略：如可允许性高碳酸血症等。对于常频机械通气效果不佳或已合并气胸的患儿可采用高频通气（high frequency ventilation，HFV）治疗。HFV 利于氧的弥散，减少气压伤的危险性以及防止气胸进一步加重。同时尽量维持 PaO_2 在 80~90mmHg 之间，减少缺氧导致的肺动脉压升高、形成或加重持续肺动脉高压。病情平稳、好转后，也应避免吸入氧浓度降低过快。机械通气治疗，强调依据患儿临床具体情况制订个体化的机械通气方案。

3. 综合治疗和监护

（1）监护：体温、心率、呼吸、血压、血气、水电解质和代谢平衡。因这种患儿有缺氧史，因此应重点观察中枢神经系统、心血管系统、消化道、肾脏等器官系统有无合并症发生。

（2）维持内环境稳定：

1）注意体温，体温维持在 36~37℃之间。

2）维持血压和各脏器灌注，如有循环障碍或休克表现，应给予扩容，同时可给多巴胺 5~10μg/（kg·min），多巴酚丁胺 5~10μg/（kg·min），持续静脉输入。

3）维持营养及水电解质平衡：早期（生后 1 周之内）应控制液体量，60~80ml/（kg·d）。纠正低血糖、低血钙等。有代谢性酸中毒者可给碱性液纠正，缺氧严重暂不能经口喂养或经口喂养不足，应加部分或完全胃肠外营养。

（3）抗生素应用：因胸片难以与肺炎区分，且这类患儿均经过抢救复苏，增加了感染机会，因此可以在留取病原检查的前提下应用抗生素。同时，积极监测感染，查找病原菌，以及时选用或更换敏感药物。

（4）PS 应用：目前有研究表明 MAS 时，补充 PS 可取得一定疗效，最好在生后 6 小时内给予，每次 150mg/kg，每 6 小时一次，约 3~4 次。能缩短病程，减少并发症和缩短用呼吸机时间。

【并发症及处理】

1. 脑缺氧、脑水肿 患儿烦躁不安或惊厥，应用镇静剂、脱水剂。

2. 气胸 无机械通气时，如果气胸是非张力性的、单侧的、肺压缩 <50%，可严密观察，保持患儿安静。一般 1~2 天可自行吸收。如在机械通气时发生

气胸，因有正压通气，故气胸均是张力性的，必须做胸腔闭式引流，也可改用HFV。

3. PPHN 经上述治疗患儿仍持续严重低氧血症应考虑并发本症（详见有关章节）。

【预防】

做好产前检查，密切监测分娩过程，发现胎儿有宫内窘迫或羊水有胎粪污染，应及时结束分娩，并按新生儿复苏指南，及时、正确清理呼吸道和复苏婴儿。

（董世霄　刘　红）

第七节 新生儿肺出血

新生儿肺出血（pulmonary hemorrhage of newborn）通常表现为危重患儿肺水肿基础上，气管插管内出现粉红色或血性分泌物，严重者也可表现为口鼻腔大量涌血，大量致命性出血可以导致失血性休克，是一种严重的综合征，早产儿较足月儿更多见。

【病因及发病机制】

本病源于含血浆的渗出增加或出血性肺水肿，导致肺毛细血管内压力升高，当压力升高超出毛细血管承受水平导致肺出血发生。通常发生在生后第2~4天，常见病因为：

1. 围产期缺氧　原发疾病以窒息、RDS、MAS、肺发育不良、颅内出血等严重缺氧性疾病为主。

2. 感染。

3. 低体温　多见于早产儿硬肿症的终末期。

4. 充血性心力衰竭　常见于早产儿动脉导管未闭（PDA）及较严重的先天性心脏病患儿等。

5. 全身出凝血异常性疾病。

【诊断】

1. 症状 反应弱，呼吸促，呻吟，发绀，早产儿可以表现为频繁呼吸暂停。气道内出现粉色或红色分泌物，从鼻腔、口腔流血或血性液体，或于吸痰、插管时可吸出血性分泌物，甚至口鼻喷血。

2. 体征

（1）一般状态：皮肤苍白、发花、部分患儿有出血点，反应低下、呈休克状态。

（2）肺部体征：呼吸音减低，可闻及密集细湿啰音。应注意的是患儿早期不一定有口鼻出血症状，如病情突然加重，同时肺部出现细湿啰音，应高度怀疑肺出血，及早治疗。

3. 实验室检查

（1）胸部X线检查：无特异性，可表现为斑片状阴影，大小不一，密度均匀，可广泛分布于两肺，也可只局限于某一肺叶，大量出血时，可见“白肺”，同时可能有肺部原发病的表现。X线表现变化较快，阴影可2~3天吸收，与肺炎病变不同。

（2）血液检查：严重者可出现血色素下降，有些患儿出现凝血功能障碍。

4. 鉴别诊断

（1）气道损伤：如口、鼻腔出血，多为损伤所致。一般情况较肺出血轻，肺内无明显啰音。

（2）消化道出血：表现为呕血、便血，严重者亦可有反应弱、面色白、休克表现；胃管中可见血性物质。胸片有助于鉴别。

【治疗】

1. 积极治疗原发病　针对引起肺出血的高危因素如感染、缺氧、寒冷、心衰、PDA、出凝血机制障碍等，采取相应措施，同时对易感患儿高度警惕，争取早发现，早治疗。

2. 综合治疗　保温、供氧、纠正酸中毒，适当控制入量，液量80~100ml/(kg·d)，出血引起贫血者可输新鲜血，血压下降可给血管活性药多巴胺、多巴酚丁胺5~10μg/(kg·min)输入，心功能不良给强心剂等。

3. 止血药　气管滴入立止血0.2U加注射用水1ml，或1∶10 000肾上腺素0.1~0.3ml/kg，可重复2~3次。同时可立止血0.5U加注射用水2ml静脉给药。

4. 若患儿由于全身出凝血异常性疾病导致肺出血，可应用新鲜冷冻血浆输注，或补充相应的凝血因子。

5. 正压通气　对怀疑肺出血的病人，可早期应用NCPAP，压力6~8cmH$_2$O，配合其他治疗，可控制病情。但对已经有口鼻腔出血或病变广泛的病人必须立即气管插管进行机械通气。

方式：IPPV+PEEP。初调值：FiO$_2$ 60%~80%，PIP 25~30cmH$_2$O，PEEP 5~7cmH$_2$O，频率40次/分，吸/呼比1∶1。

用机30~40分钟后，若PaO$_2$仍低于正常，可适当增加给氧浓度和通气压力。但应注意发生气压伤的可能性亦增加。

在机械通气过程中，若初期气管内吸出较多血性分泌物时，可先减少吸痰，气管内滴入止血药后，用复苏气囊加压给氧30秒，否则越抽吸可能出血越多。以后每次吸痰时，如有新鲜出血，还可气管插管内滴入肾上腺素，没有新鲜出血后应加强拍背吸痰，避免血痂阻塞气道。

肺出血患儿机械通气时，容易发生过度通气，当PaCO$_2$<30mmHg，可使

脑血流减少，应避免，可减少呼吸频率或在气管导管和呼吸机之间加延长管（10~20cm），以增加通气死腔或减慢通气的呼吸频率，减少 CO_2 排出。

当 PaO_2 稳定在 50mmHg 以上时，可逐渐降低呼吸器条件，待气管内血性分泌物消失，肺部啰音消失、胸部 X 线好转后可考虑撤离呼吸器。拔除气管插管后继续使用鼻塞 CPAP 巩固治疗。

国外有报道指出高频通气可以增加生存率。

【并发症及处理】

1. 休克 由缺氧、感染、失血等因素引起，需监测血压，纠正缺氧，补充血容量，输血，还可应用血管活性药物等治疗。

2. 脑缺氧、脑水肿 患儿烦躁不安或惊厥，应用镇静剂、脱水剂。

【预防】

针对病因进行预防，及时纠正缺氧、酸中毒、低体温等，对早产儿应严密监测。

（董世霄 刘 红）

第八节 新生儿气漏

新生儿气漏（air leak of the newborn）是指由于肺泡内空气外漏而造成的病症，包括肺间质气肿、气胸、气腹、心包囊积气、纵隔腔积气、皮下气肿与全身性空气栓塞症。

【病因及发病机制】

由于肺泡的过度膨胀和肺泡壁破裂导致空气外漏形成，通常与过高的压力或不均匀的换气有关，但亦可为自发性，即无明显外因。

高危因素：

1. 呼吸道疾病 气道梗阻；肺代偿性过度充气，如肺发育不全、肺不张等；肺部疾患，如肺透明膜病、吸入综合征、肺部感染、慢性肺疾病等。

2. 出生时急救复苏，医源性肺脏破裂。

3. 应用呼吸机 吸气压力过高；呼气末期压力过高；呼吸不协调，出现人机对抗；气管插管位置不当等。

4. 其他 对侧膈疝；先天肾发育畸形；神经肌肉性疾病等。

【诊断】

1. 症状 轻者可无症状。重者可出现气促、喘憋、发绀、呼吸停止。

2. 体征

（1）肺间质气肿：指气体在气道外和间质的集聚，可以表现为全肺病变、单侧或单肺叶病变，全肺性病变与早期支气管肺发育不良难以鉴别。多与呼吸机使用有关，愈早产的婴儿因肺脏含较多的结缔组织以及肺泡发育不完善，故发生肺间质气肿的危险性愈高。

肺间质气肿较轻的，常无明显症状。病变较广泛的，患儿表现呼吸窘迫，呼吸音减低。血气可出现高碳酸血症和低氧血症。胸部 X 线可确诊，表现为过度膨胀的肺组织中，多处出现小气囊而形成网状影。

（2）纵隔积气：指气体在纵隔中的集聚，常因肺泡破裂后，由于形成类似“活瓣”结构，使空气不断经由纵隔腔胸膜的破孔进入纵隔腔而形成。少数病例则由食管破裂引起。也可以由肺间质积气发展形成。

少量纵隔腔积气在临床上无症状。积气量多则引起呼吸困难、发绀、听诊心音遥远。胸部 X 线可看见集于纵隔腔的空气而确诊。另一特殊表现为空气围绕于胸腺四周，将胸腺抬起，而形成“船帆样”阴影。大量纵隔积气也可致膈下气体集聚形成气腹，或气体进入皮下形成皮下气肿。

（3）气胸：指气体进入胸膜腔形成。自发性气胸发病率在足月正常新生儿约为 1%，其中仅 10% 出现临床表现。患有肺透明膜病、肺炎或胎粪吸入综合征的婴儿，气胸的危险性大大增加。呼吸器正压通气的使用使之发生率增加，约为 20%~40%。气胸 15%~20% 表现为双侧，2/3 表现为单侧气胸。

气胸对心肺功能影响的大小，视胸腔气体量的大小、气胸形成的快慢及原发肺部病变的严重程度而不同。少量气胸通常胸膜腔被占据不足 15%，中量气胸 15%~60%，大量气胸超过 60%。较重且发生较快的气胸可出现呼吸窘迫，严重者甚至会出现发绀、心跳缓慢或呼吸暂停。临床可见患侧胸廓饱满、听诊呼吸音减弱、叩诊呈鼓音，左侧气胸听诊心脏时，可见心音遥远、心音右移等。

（4）心包腔积气：指气体在心包腔集聚形成，较少见，甚少自发性，通常与纵隔气肿伴行，一般为呼吸器使用或急救不当引起。小量积气可无症状，严重者可压迫心脏，引起心输出量减少、心率减慢甚至心搏骤停等心脏压塞表现。

（5）全身性空气栓塞：为罕见、死亡率极高的病症。由过高的呼吸器压力引起，故常伴有其他气漏的现象。临床表现为病情急速恶化而出现苍白、发绀、低血压与心跳缓慢，患儿可于数小时或数分钟内死亡。

（6）皮下气肿：触诊时可于皮下摸到有如碎冰、握雪的感觉，需注意其他合并出现的气漏症状。

3. 实验室检查

（1）胸部 X 线：胸部 X 线可明确诊断。

（2）透照法：应用冷光源透照胸部患侧，可帮助确定气胸部位，可用于危重不便搬动又无条件床边拍片的患儿。

（3）血气分析：轻者无异常，重者可有呼吸衰竭的血气表现。

（4）超声学检查：可帮助诊断。

4. 鉴别诊断

(1) 先天性肺囊肿:胸片、胸部CT、超声检查有助于明确诊断。

(2) 大叶气肿:胸片、胸部CT、超声检查有助于明确诊断。

【治疗】

1. 治疗原发病。

2. 针对不同类型气漏治疗

(1) 肺间质气肿:使用呼吸机的,首先尽量保证人机合拍,确保气管插管位置良好;在可能范围内,先增加呼吸频率与氧浓度,以降低吸气压力与呼气末正压;采用较短的吸气时间;严重病例可使用高频通气。让患侧肺部位于低处,有助于严重气肿的自然消退。轻微的肺间质气肿可于数天内自然消退。出生体重<1500g的婴儿,如出现肺间质气肿,则病死率可明显增高,存活者发生肺支气管发育不良的机会亦较高。

(2) 纵隔积气:纵隔积气常不需加以特殊处理,对肺功能并无多大改变,需加以监测,如肺功能受损则需引流,用呼吸机病人应尽量减低呼吸机压力。

(3) 气胸:临床无症状的气胸可密切观察,对于足月儿可以予鼻导管吸氧12~24小时,以利于气胸吸收,此种方法不能用于早产儿及张力性气胸患儿;严重者应穿刺抽气以缓解症状;对于正使用呼吸器或气胸持续加重(多为张力性气胸)的患儿,可放置胸腔闭式引流管行持续引流,进针位置一般为患侧锁骨中线上第二肋间。

(4) 心包腔积气:无症状者仅支持治疗即可。然而,对于伴有心输出量降低或心脏功能受损的患儿,则需要紧急以空针将空气抽出。进针位置从剑突下方,针尖朝左肩的方向进入心包腔。

(5) 全身性空气栓塞:无特效治疗,主要是对症、支持治疗。

(6) 皮下气肿:无特别治疗。

【预防】

针对病因进行预防。

(董世霄 刘 红)

第九节 新生儿胸腔积液

新生儿胸腔积液(pleural effusion)包括脓胸、乳糜胸。

一、脓胸和脓气胸

脓胸(empyema)是胸膜急性感染,合并胸腔积脓,若并有气体蓄积则为脓气胸(pyopneumothorax)。

【病因及发病机制】

因肺炎、肺脓肿或败血症的病原菌(以葡萄球菌、肺炎球菌及大肠埃希菌多见,医源性脓胸厌氧菌多见)经血行或淋巴管侵及胸膜所致;亦可由邻近脏器或组织的感染蔓延,如纵隔炎、膈下脓肿、肝脓肿等;或因产时胸部创伤、外科手术并发气胸、穿刺等操作污染所致。若肺脓肿或金葡菌感染的肺囊腔破裂可以形成脓气胸;若脓胸破入肺组织或与支气管通连,则发生支气管、肺-胸膜瘘;若脓胸向胸壁破溃,称自溃性脓胸,形成包裹称包裹性脓胸。

【诊断】

1. 症状 患儿可在原发病症状基础上,病情加重,出现反应弱、呼吸急促、明显呼吸困难、发绀等,同时伴有感染中毒症状。

2. 体征 呼吸促,心率快,病变侧叩诊浊音,脓气胸时胸上部叩诊鼓音,听诊呼吸音减低,发生张力性脓气胸时可突然呼吸困难加重、发绀甚至休克等。

3. 实验室检查

(1)胸部X线检查:患侧呈大片均匀阴影,大量积脓时纵隔向对侧移位;脓气胸时见气液平面;包裹性脓胸,可见边缘清楚的阴影。

(2)超声检查:B超定位穿刺可明确诊断。

(3)外周血白细胞增多,以中性粒细胞增多为主,C反应蛋白(CRP)增高,还可有血小板降低等感染征象。

(4)胸腔穿刺:抽得脓液确诊脓胸,脓液培养可确定病原菌和敏感抗生素。

4. 鉴别诊断

(1)肺脓肿:病变局限在肺野范围内,可多发病灶,胸片、胸部CT可帮助诊断。

(2)心包积液:心前区无明显心尖搏动,心音遥远,胸片和超声检查可帮助诊断。

(3)肺大疱:主要表现缺氧、呼吸困难,感染征象不明显。胸片、肺部CT可帮助诊断。

(4)先天性肺囊肿:病变较广泛者在新生儿期即可出现呼吸困难、发绀等,有些还可继发感染而临床表现类似肺炎,体征亦可表现患侧呼吸音减低、闻及啰音、叩诊浊音或遇较大张力性囊肿时叩诊鼓音。与肺炎合并脓胸或脓气胸不易区别,诊断不清时应做胸部CT,可清楚显示囊肿部位、大小、数量、病变范围等。

【治疗】

1. 排除脓液 同时做脓液培养和药物敏感试验。

（1）胸腔穿刺：每次穿刺前透视或B超定位（选积液阴暗区中心），若液体多，可在患侧腋前线或腋中线第4肋间穿刺，针尖紧贴下一肋的上缘刺入胸腔，应尽量将脓液抽尽。抽脓后可复查胸透或B超，观察脓液增长情况，可反复穿刺抽脓，脓液稠厚或减少不多，中毒症状重者，应改变排脓方式。

（2）胸腔闭式引流：胸透或B超定位后经穿刺证实脓液很易被抽出时，再做引流。重症脓气胸应及早穿刺引流。当感染控制，胸片或B超显示积脓消失、肺叶扩张后约5~7天，可拔管。

2. 手术治疗　较大的支气管胸膜瘘，引流3周以上，或包裹性脓肿、胸膜明显增厚纤维化等情况下，急性感染已控制，全身一般情况较好时，可行胸膜脏层纤维板剥除、支气管瘘结扎或部分肺叶切除术。

3. 积极控制感染　选用对病原菌敏感的抗生素全身和局部用药，疗程3~4周。

4. 支持疗法　可给肠内、外营养支持。呼吸道症状明显时，应给予呼吸支持和加强呼吸道管理。

二、乳糜胸

新生儿乳糜胸（chylothorax）是由于淋巴液漏入胸腔引起。

新生儿乳糜胸预后常较好，半数以上能自愈。大多数患儿用内科保守疗法治愈，仅少数病例需手术治疗。

【病因及发病机制】

1. 病因　任何原因（包括疾病和损伤）引起胸导管或胸腔内大淋巴管破裂时，都可造成乳糜胸，如产伤、臀位产、胸部损伤、心胸手术损伤胸导管及先天性淋巴管异常等。但多数乳糜胸常无明确病因。

（1）先天性乳糜胸：系淋巴系统先天性发育异常，多于出生后（有些在宫内）发现有单侧或双侧乳糜胸。

（2）创伤性乳糜胸：主要由于产伤如臀位牵引或复苏操作等造成颈腰脊柱过度伸展，中心静脉压过高，导致胸导管过度扩张、破裂或撕裂。

（3）手术后乳糜胸：在胸导管附近的手术操作可能损伤胸导管主干及分支，如在新生儿期进行胸部或心脏手术后、中心静脉置管或PICC置管术（经外周静脉中心置管）后，乳糜胸的发病率有所增加，常在术后3~14天发生。

（4）自发性乳糜胸：指原因不明者，本型占新生儿乳糜胸的大多数。

（5）栓塞性乳糜胸：中心静脉营养、静脉血栓、手术结扎上腔静脉导致淋巴回流障碍，多发生在极低出生体重儿。

2. 病理生理　胸导管是血管外蛋白质返回循环和运输的途径。乳糜液内含有蛋白、脂类物质、纤维蛋白原、凝血酶原等；还含大量T-淋巴细胞，因此长期大量漏出乳糜液可损伤免疫功能。大量乳糜液使肺受压，纵隔移位，产生一系列呼吸、循环和代谢功能紊乱。

【诊断】

1. 症状 出生早期有窒息复苏与呼吸窘迫史，或有心胸外科手术史。自发性乳糜胸常见于足月儿，患儿表现生后1周内逐渐出现呼吸困难、发绀等，易继发感染。

2. 体征 可见呼吸困难体征，患侧胸部叩诊浊音，听诊呼吸音减低，心脏和纵隔向健侧推移，双侧积液者无移位，但呼吸困难更明显。

3. 实验室检查

（1）胸部X线表现：患侧胸腔密度增高，肋膈角消失，心与纵隔向对侧移位。

（2）超声检查：用于宫内诊断或生后穿刺定位。

（3）胸水检查：胸腔穿刺见乳糜液可确诊本病。若哺乳前已发病，胸水呈淡黄色澄清液与血清相似，已经开始哺乳后，则乳糜液呈淡黄色牛乳状，常规检查以淋巴细胞为主，培养无菌生长。乳糜胸继发感染后则胸水检查呈炎性改变。

4. 鉴别诊断 新生儿脓胸，有感染征象，胸水检查可明确诊断。

【治疗】

1. 反复胸腔穿刺 是诊断及治疗的有效手段。闭式引流适用于经多次穿刺放液但乳糜液仍增长迅速者。

2. 营养支持 多数主张禁食2周并应用静脉营养。也可试喂中链甘油三酯（MCT）或脱脂奶，但如胸腔积液增多时应禁食。

3. 药物治疗 生长抑素：开始剂量3.5μg/（kg·h），可逐渐增加至最大剂量12μg/（kg·h）；奥曲肽（人工合成生长抑素）：0.3μg（kg·h）。副作用：胆石症，肝功损害（包括胆汁淤积），肾损害，暂时性葡萄糖不耐受等。因此，仅适用于其他内科治疗无效者。

4. 手术治疗 保守治疗2~4周无效后可考虑外科手术修补瘘管。

5. 合并感染时，应积极控制感染。

（翁景文 刘 红）

第十节 新生儿呼吸衰竭

新生儿呼吸衰竭（neonatal respiratory failure）是由于多种原因引起的新生儿通气/换气功能异常，导致动脉氧分压下降和二氧化碳分压升高。

【病因及发病机制】

1. 病因

(1) 上呼吸道梗阻:鼻后孔闭锁、小颌畸形、声带麻痹、喉蹼、鼻咽肿物、喉气管软化症、咽喉或会厌炎症水肿、分泌物阻塞上气道等。

(2) 肺部疾病:肺透明膜病、肺炎、吸入综合征、湿肺症、肺不张、肺出血、肺水肿、肺发育不良等。

(3) 肺外疾病使肺受压:气胸、胸腔积液(血、脓、乳糜液等)、膈疝、胸腔或纵隔肿瘤、肿块、腹部严重膨胀等。

(4) 心血管疾病:先天性心脏病、心肌炎、急性心力衰竭、休克等。

(5) 神经系统与肌肉疾病:围产期窒息、脑病、颅内出血、中枢神经系统感染、早产儿原发性呼吸暂停、新生儿破伤风、先天畸形、药物中毒、代谢紊乱等。

2. 病理生理

(1) 换气(弥散)功能障碍。

(2) 通气功能障碍。

(3) 通气血流比例失调(肺内分流)。

(4) 肺外分流。

【诊断】

1. 症状

(1) 呼吸困难:安静时呼吸频率持续 >60 次 / 分或呼吸 <30 次 / 分,出现呼吸节律改变甚至呼吸暂停,三凹征明显,伴有呻吟。

(2) 发绀:除外周围性及其他原因引起的发绀。

(3) 神志改变:精神萎靡,反应差。

(4) 循环改变:肢端凉,皮肤发花等。

2. 体征 除引起呼吸衰竭的原发病表现外,还包括:

(1) 呼吸系统:呼吸困难、鼻翼扇动、三凹征、呻吟样呼吸;呼吸频率和节律改变,出现点头样呼吸、叹息样呼吸、呼吸暂停等。

(2) 循环系统:严重缺氧和酸中毒可导致皮肤毛细血管再充盈时间延长、心率增快或减慢、血压下降;$PaCO_2$ 增高可扩张末梢小血管,引起皮肤潮红、结膜充血和红肿。

(3) 神经系统:呼吸衰竭引起脑水肿。临床上表现精神萎靡、意识障碍、肌张力低下甚至惊厥发作。

(4) 其他:包括肾功能损害、胃肠功能衰竭、消化道出血、代谢紊乱、DIC 等。

3. 实验室检查 动脉血气分析:

(1) Ⅰ型呼吸衰竭:海平面,吸入室内空气时,$PaO_2 \leq 50mmHg$。

（2）Ⅱ型呼吸衰竭：$PaO_2 \leq 50mmHg$ 和（或）$PaCO_2 \geq 50mmHg$。

注：症状1、2项为必备条件，3、4项为参考条件。无条件作血气时若具备临床指标1、2项，可临床诊断呼吸衰竭，积极按呼吸衰竭处理。

（3）诊断：需要通过临床症状体征和血气分析综合判断。PaO_2 降低和急性期 $PaCO_2$ 增高伴 pH 值降低是呼吸衰竭诊断的重要指标，可反映通气和氧合状态。$PaCO_2$ 显著增高是需要机械通气的指征。

4. 鉴别诊断　主要是病因学鉴别。

【治疗】

1. 病因治疗　积极治疗原发病是最根本的。为排除呼吸道先天畸形，有时还需要请外科或五官科协助诊断治疗。

2. 综合治疗

（1）保持患儿安静，减少刺激。注意保暖，注意体位，以保证上气道通畅和便于分泌物引流。

（2）生命体征监护：体温、心率、呼吸、血压、血气、记出入量等。

（3）支持疗法：维持水电平衡及营养摄入。

1）液量：生后3天给60~80ml/（kg·d），以后逐渐增至100~120ml/（kg·d），如需要限液者如心力衰竭、脑水肿、肺水肿等，给60~80ml/（kg·d），于24小时内均匀输入，注意应随不显性失水的增或减而随时调整液量。

2）热卡：生后1周热量应逐渐达到60~80cal/（kg·d），以利于疾病恢复，口服不能满足者应进行静脉营养。

（4）并发症处理：见下“并发症及处理”。

3. 呼吸管理

（1）保持呼吸道通畅：

1）拍背吸痰和体位引流：可清除鼻腔及气道分泌物，防止气道阻塞和肺不张。每2~4小时翻身、拍背、吸痰一次。在整个操作过程中应注意动作轻柔，并注意供氧和观察患儿的耐受程度。

2）湿化吸入和雾化吸入：可供给气道水分，防止呼吸道黏膜受损和分泌物干燥阻塞，保持气道通畅。加温湿化可通过加温湿化器用于普通吸氧、鼻塞CPAP以及机械通气治疗时。超声雾化为间歇应用，每次15~20分钟，每天2~4次。

3）气管插管：在复苏过程中或需要机械通气的危重患儿，需气管插管来建立通畅的气道，并应用机械通气维持其呼吸功能。气管内吸痰应先以复苏气囊加压给氧提高血氧分压，再滴注生理盐水0.5~1ml后再抽吸，注意气管内吸痰时必须严格无菌操作。

（2）氧疗法：指征：通常吸入空气时，PaO_2 持续 $<50~60mmHg$。供氧方法

有5种：

1）鼻导管法：为低流量给氧，流量0.3~0.6L/min；缺点：实际的FiO_2无法精确估计，鼻翼部疼痛，分泌物阻塞，流量过高引起鼻咽部刺激。

2）口罩或面罩法：氧流量1~1.5L/min，患儿口鼻均可吸入氧气，且比较舒适，但应注意固定好，对准患儿口鼻，另外注意不要压迫损伤面部皮肤。

3）头罩法：能维持氧浓度相对稳定，又不妨碍观察病情。输入气体要加温湿化。流量需5~8L/min。注意流量<5L/min，可致头罩内CO_2积聚；流量过大可致头罩内温度下降，在供氧过程中应监测头罩内实际吸入氧浓度，尤其是早产儿，应避免因氧浓度过高而导致氧中毒。

4）鼻塞持续气道正压（NCPAP）法：主要用于肺顺应性降低的肺部疾病，早产儿呼吸暂停及呼吸机撤机后的过渡阶段。

相对禁忌证：①进行性呼吸衰竭氧合不能维持；②中枢性呼吸衰竭；③先天性畸形如膈疝、后鼻孔闭锁；④未经闭式引流的张力性气胸。

并发症：①鼻塞或导管压迫局部皮肤刺激和损伤；②胃肠胀气；③二氧化碳潴留；④压力过高（>8cmH_2O）可引起心输出量降低并有气压伤的可能。

5）机械通气（见有关章节）。

需要注意的是：在氧疗和机械通气过程中应严密监测吸入氧浓度和患儿的血氧分压，尤其是早产儿，避免由于氧中毒导致的早产儿视网膜病和慢性肺疾病等。一般供氧浓度以能保持患儿的经皮氧饱和度维持在88%~92%即可。

【并发症及处理】

1. 由于缺氧引起

（1）新生儿休克：维持血压、改善心功能。可用生理盐水或胶体液扩容，10ml/kg，在30~60分钟内输入，扩容后仍有持续低血压可静脉输注多巴胺2.5~10μg/（kg·min），有心功能不全者，可加多巴酚丁胺2.5~10μg/（kg·min）；心功能不全，心率增快可加用洋地黄；有心动过缓和（或）心脏停搏时用肾上腺素，稀释成1∶10 000（0.1mg/ml），每次用0.1ml/kg，静注。

（2）酸中毒：呼吸性酸中毒可通过改善通气纠正。代谢性酸中毒，在改善通气条件下，可用5%$NaHCO_3$每次3~5ml/kg，用葡萄糖稀释成等张液，在30~60分钟内输入，可先给预计量的1/2，输注量过大、速度过快可致高钠血症、高渗透压、心力衰竭、脑室内出血。

（3）脑缺氧、脑水肿：患儿烦躁不安，应慎用镇静剂；若出现惊厥，在应用止惊药时，需做好呼吸支持；注意限液量60~80ml/（kg·d），可给甘露醇每次0.25~0.5g/kg，30~60分钟输入，根据病情可2~3次/天。

（4）肾功损害：出现尿少，应控制液量，呋塞米每次1~2mg/kg，并可用小剂量多巴胺改善微循环、扩张肾血管，剂量2.5~5μg/（kg·min），静注。

2. 由于氧中毒引起

(1) 早产儿视网膜病(ROP):规范早产儿用氧,尽可能降低吸入氧浓度,缩短用氧时间,减少动脉血氧分压的波动,积极防治呼吸暂停,治疗代谢性酸中毒,预防贫血,减少输血,预防感染,避免 $PaCO_2$ 过低。

(2) 慢性肺疾病(CLD):与长时间吸入高浓度氧对肺的直接损害有关。一般吸入纯氧≥24 小时或 FiO_2≥50% 数天即可引起。此外,正压通气的气压伤、早产儿肺不成熟、感染、液量过多、动脉导管开放及胃食管反流等亦可能有关。患儿表现呼吸困难、发绀、需长时间吸氧(>28 天)、不能撤离 CPAP 或呼吸机、动脉血气显示二氧化碳潴留等。胸部 X 线片(或 CT)有广泛间质改变及小囊泡或肺气肿表现。本病以预防为主。加强胸部物理治疗和支持疗法,可能需要较长时间用氧和呼吸支持,还可试用抗氧化剂、激素、利尿剂等治疗(详见有关章节)。

【预防】

针对病因进行预防,及早进行呼吸支持。

(翁景文 刘 红)

第十一节 新生儿呼吸暂停

新生儿呼吸暂停(neonatal apnea)的定义是呼吸停止≥20 秒,伴或不伴心率减慢(<100 次 / 分);或呼吸停止 <20 秒,伴有心率缓慢或发绀。

【病因及发病机制】

1. 原发性 单纯因呼吸中枢发育不成熟所致。多见于早产儿,一般生后 3~5 天发生,其发病率可高达 50%~60%,胎龄越小发病率越高。

2. 继发性

(1) 缺氧:窒息、肺炎、肺透明膜病、先天性心脏病、惊厥发作、休克和严重贫血等。

(2) 感染:败血症、脑膜炎、坏死性小肠结肠炎等。

(3) 中枢神经系统疾患:脑室内出血、缺氧缺血性脑病、胆红素脑病等。

(4) 环境温度过高或过低。

(5) 代谢紊乱:低血糖、低血钠、低血钙、严重代谢性酸中毒和高氨血症等。

(6) 胃 - 食管反流。

(7) 因颈部前曲过度而致气流阻塞。

【诊断】

1. 症状 呼吸停止≥20 秒,伴或不伴心率减慢(<100 次 / 分);或呼吸停

止 <20 秒，伴有心率缓慢或发绀。

2. 体征 根据不同病因，体格检查可见相应体征，特别注意体温、发绀、心脏、肺部和神经系统的异常表现。

3. 实验室检查

（1）血液学检查：

1）全血常规：血白细胞、血小板、血细胞比容、C- 反应蛋白等可以识别贫血、感染等。

2）血培养：可协助诊断败血症。

3）血生化、血气分析：可除外电解质紊乱和代谢紊乱。

（2）脑脊液检查：协助诊断中枢神经系统感染。

（3）影像学检查：

1）X 线检查：胸部 X 线能发现肺部疾病，如肺炎、肺透明膜病等，并对先天性心脏病诊断有一定帮助；腹部摄片可排除坏死性小肠结肠炎。

2）头颅 CT：有助于诊断新生儿颅内出血和中枢神经系统疾患。

3）超声检查：头颅超声检查可排除脑室内出血；心脏超声检查有助于先心病诊断。

（4）脑电图：通过监护脑电图，能区别不同类型的呼吸暂停，尤其是微小发作型惊厥所致呼吸暂停，有助于对呼吸暂停病因的诊断。

多导睡眠描记：通过监护脑电图和肌肉运动，不但能区别不同类型的呼吸暂停，而且能指出呼吸暂停与睡眠时相的关系，有助于对呼吸暂停病因的诊断。

（5）监护：对易发生呼吸暂停的高危儿应收入 NICU，单靠临床观察往往不够，应用监护仪进行监护，及时诊断和处理呼吸暂停。

4. 鉴别诊断 周期性呼吸：部分新生儿可以出现 5~10 秒的呼吸停顿后，再次出现呼吸。但心率、氧饱和度无变化，无发绀及肌张力下降，对新生儿无影响，称为周期性呼吸。

根据上述定义诊断呼吸暂停并不困难，关键是鉴别原发性和继发性。因此，对呼吸暂停的患儿应进行详细、全面体格检查，特别注意体温、发绀、心脏、肺部和神经系统的异常表现。早产儿生后 24 小时内很少发生原发性呼吸暂停，如发生呼吸暂停，往往可能存在其他疾病，如重症感染、颅内出血等；生后 3 天至 1 周内出现呼吸暂停的早产儿排除其他疾病后方可考虑为原发性呼吸暂停；出生 1 周后发生呼吸暂停的早产儿也应寻找病因，排除继发性呼吸暂停。所有足月儿发生呼吸暂停均为症状性（继发性）的，必须查找引起呼吸暂停的原发病。

【治疗】

1. 治疗原发疾病 对症状性（继发性）呼吸暂停者，必须对原发疾病给予积极治疗，如纠正贫血、低血糖，控制感染，止惊等。

2. 呼吸暂停的治疗　主要针对早产儿原发性呼吸暂停。

（1）氧疗：大部分呼吸暂停患儿需供氧，避免持续缺氧对患儿的进一步损害。一般可选用头罩或鼻导管给氧，在给氧期间需监测氧合情况，应保持 PaO_2 60~80mmHg，脉搏氧饱和度在 90% 左右，以防高氧血症导致早产儿视网膜病。

（2）增加传入冲动：发作时给予患儿托背、弹足底或其他触觉刺激常能缓解呼吸暂停发作，必要时可用面罩 - 复苏气囊给予加压通气。

（3）药物治疗：

1）氨茶碱：为最常用的治疗药物，氨茶碱可直接刺激呼吸中枢或增加呼吸中枢对 CO_2 的敏感性，减少呼吸暂停的发作。使用方法：负荷量 5mg/kg，用适量 10% 葡萄糖（3~5ml）稀释后，静脉输入，15~20 分钟内完成。维持量 2.5mg/kg，每 12 小时一次，静点或灌肠。

茶碱的副作用有心动过速、低血压、烦躁、惊厥、高血糖和胃肠道出血等。副作用的发生与药物血浓度有一定关系，必要时监测氨茶碱血药浓度。

当呼吸暂停缓解后，可考虑停用茶碱。若停药后呼吸暂停复发者应重新给予茶碱治疗，必要时可维持用药至胎龄 52 周或出生后 4 周。

2）枸橼酸咖啡因：作用机制类似茶碱，但其半衰期长，毒性较低。负荷剂量为 20mg/kg 静注或灌肠。负荷量静注时间超过 30 分钟。维持治疗剂量为 5mg/kg，每 24 小时一次。药物有效血浓度在 5~20mg/L。当血浓度 >50mg/L 时，可出现恶心、呕吐、心动过速、心律失常、利尿和烦躁，甚至惊厥。

（4）鼻塞持续气道正压通气（nasal continuous positive airway pressure，NCPAP）：一般供氧不能缓解呼吸暂停者可用 NCPAP，NCPAP 可稳定上气道，防止气道梗阻，还可反射性刺激呼吸中枢，改善自主呼吸功能，可设置压力 3~5cmH_2O，气体流速 8~10L/min，吸入氧浓度则根据病人的需要设置，同样应注意早产儿氧中毒问题，早产儿经皮氧饱和度维持在 89%~93% 即可。

（5）机械通气：部分患儿应用上述各种方法治疗后，仍频发呼吸暂停并伴有低氧血症或明显心动过缓时，可用机械通气。

【预后】

预后与原发病有关。早产儿原发性呼吸暂停预后良好，而由于新生儿神经系统疾病，如颅内感染、出血等引起的严重、反复发作的难治性呼吸暂停则预后不好。

【预防】

以下为高危儿，临床应严密监护，及时诊断和处理：

1. 出生体重≤1800g（孕≤32 周）的早产儿。

2. 其同胞患有猝死综合征的婴儿。

3. 有神经系统疾患及上述各种疾病的婴儿。

（齐宇洁 刘 红）

第十二节 支气管肺发育不良

支气管肺发育不良(bronchopulmonary dysplasia,BPD)又称新生儿慢性肺病(chronic lung disease,CLD),是由于肺发育不成熟等多种因素共同作用造成肺泡和肺内血管发育受阻的一种慢性肺部疾病,是早产儿、尤其是极低出生体重儿和超低出生体重儿呼吸系统常见疾病。BPD 本质是在遗传易感性的基础上,氧中毒、气压伤或容量伤、感染或炎症等各因素导致的肺损伤以及损伤后肺组织的异常修复。由于近年来产前糖皮质激素、生后外源性 PS 的应用以及保护性通气策略的实施,以组织破坏和纤维化为主要特征的经典 BPD 已很少见,大部分新型 BPD 是以肺泡和肺微血管发育不良为主要病理改变。

【病因】

1. 个体和基因易感性。

2. 肺发育不成熟 其发生率与孕周和出生体重成反比,是不成熟的肺对各种致病因素所致急性肺损伤的反应。

3. 氧中毒。

4. 气压伤或容量伤。

5. 感染和炎性反应。

6. 其他 PDA、输液过多、胃食管反流等。

【诊断】

1. 临床表现

(1) 主要见于早产儿,尤其是胎龄 <28 周、出生体重 <1000g 者。少数也可见于患有胎粪吸入综合征、重症肺炎、持续肺动脉高压、败血症等严重疾病在生后需长期高浓度氧、高气道压机械通气的足月儿。

(2) 早产儿早期可无肺部疾病或仅有轻度肺病,无需用氧或仅需低浓度氧;生后数天或数周出现进行性呼吸困难、喘憋、发绀、三凹征、肺部啰音及氧依赖等症状和体征。

(3) 轻症患儿在数月后可逐渐恢复。重症者生后第一年死亡率较高,死亡的主要原因为反复下呼吸道感染、肺动脉高压、心力衰竭、猝死等;存活者病程可长达数年之久,高反应性气道疾病、反复下呼吸道感染、喂养困难、生长发育迟缓等为常见并发症。

2. 辅助检查

(1) 动脉血气:低氧血症、高碳酸血症,代偿性代谢性酸中毒。

（2）电解质：因慢性二氧化碳潴留、利尿剂的使用可引起低钠血症、低钙血症和低钾血症。

（3）胸部X线：经典BPD的X线主要表现为肺过度充气、肺不张、囊泡形成及间质气肿，严重者并发肺动脉高压时可见肺动脉干影；根据BPD的病理过程，Northway将胸部X线分为4期：Ⅰ期-两肺呈毛玻璃状；Ⅱ期-双肺透光度进一步降低伴间质病变；Ⅲ期-双肺可见斑片状或条索状阴影，及小囊泡改变；Ⅳ期-双肺结构紊乱，存在囊泡样、条片状、肺气肿及肺不张等多种病变。近年来，由于早产儿管理的进步以及实施肺保护性通气策略，重型影像学改变已不常见。轻型病变X线常无明显改变或仅有磨玻璃状改变、肺过度充气、肺纹理轮廓模糊、偶见小泡状影等。

（4）肺部CT：双肺野呈磨玻璃状改变，小囊状影或网格状影，纹理增粗、紊乱，条状密度增高影和胸膜增厚等。病变多发生在两下肺，常呈对称性。

3. 鉴别诊断 新生儿肺炎：尤其是病毒或衣原体、支原体等宫内或产时感染，其肺部X线表现与BPD相似；病史中母亲可有妊娠期感染史、早破水或宫内窘迫史等。应作有关检查，如TORCH等。

【诊断标准和分度】

1. 出生后28天仍需用氧。

2. 如胎龄<32周，根据矫正胎龄36周或出院时需氧的浓度分为：①轻度：未用氧；②中度：FiO_2<30%；③重度：FiO_2≥30%和（或）需CPAP或机械通气。

3. 如胎龄≥32周，根据生后56天或出院时需氧的浓度分为：①轻度：未用氧；②中度：FiO_2<30%；③重度：FiO_2≥30%和（或）需CPAP或机械通气。

【治疗】 本病无特殊治疗方法，主要采取综合治疗措施。

1. 氧疗及辅助通气治疗

（1）氧疗时氧浓度应控制在最低限度，以减少气压伤、容量伤或氧中毒损害。目前，最佳氧饱和度范围仍有争议。多数研究主张维持组织可耐受的最低PaO_2为50~55mmHg，SaO_2维持在85%~93%；如有肺动脉高压和肺心病或矫正胎龄36周后，SaO_2应维持在95%~96%；氧疗过程中应监测血气，并作适当调整。

（2）经鼻持续气道正压通气（nasal continuous positive airway pressure，NCPAP）是目前最广泛使用的保护性通气策略，在早期治疗中，尽可能避免气管插管和机械通气而应用NCPAP，对RDS患儿推荐应用“INSURE”技术，即“气管插管-表面活性物质-拔管应用CPAP”，通常采用压力4~6cmH_2O，流量3~5L/min，并应安装空气、氧气混合仪，以便调整氧浓度。需机械通气时，则尽可能采用低气道压（14~20cmH_2O）、低潮气量（3~6ml/kg）、低呼吸末正压（2~4cmH_2O）、允许性高碳酸血症的“肺保护策略”。在常频通气无效时可考虑采用高频振荡通气。

2. 营养及限液治疗

（1）营养支持：推荐高营养供给，热卡 130~150kcal/（kg·d）；早产儿因肠道功能不成熟，静脉营养应越早越好。另据病情，可早期肠道内营养。

（2）限液治疗：BPD 患儿对液体耐受性差，即使摄入正常需要量的液体亦可导致液体负荷增加及肺水肿，故应严格控制液量及钠的摄入，一般 80~100ml/（kg·d）；并每天监测血清电解质及体重变化。出现下列情况可使用利尿剂：①生后 1 周出现呼吸机依赖、有早期 BPD 表现；②病程中因输入液量过多致病情突然恶化；③肺水肿或心功能受损；④为了增加热量而加大输液量时。首选呋塞米，每次 0.5~1mg/kg，静脉注射，1~2 次 / 天；也可氢氯噻嗪和螺内酯各 2mg/（kg·d）联合应用。用药过程中需注意电解质紊乱、高钙尿症等药物副作用，不应长期使用。

3. 肾上腺糖皮质激素 对于肾上腺糖皮质激素的使用应十分谨慎。必须应用时，建议在出生 2 周后应用。北京儿童医院临床应用地塞米松，按 0.5mg/（kg·d）、0.25mg/（kg·d）、0.125mg/（kg·d）递减，每个剂量连用 3 天，静脉给药；部分患儿可酌情延长疗程。同时注意观察其副作用。鉴于现有数据的相互矛盾性和不确定性，国内外并无统一方案；对于有高 BPD 风险的患儿可考虑使用短疗程激素，但一定要与患儿父母进行充分沟通。

4. 支气管扩张剂 氨茶碱可解除支气管痉挛、降低气道阻力、刺激呼吸中枢以及改善肺顺应性，剂量为每次 2mg/kg，每 12 小时一次，静脉注射；应用时需监测药物血浓度，浓度维持于 12μg/ml。另外可用 β- 肾上腺素受体激动剂（如沙丁胺醇）、抗胆碱能药物（如异丙托溴铵）等雾化吸入，有助于降低气道阻力、改善通气。

5. 补充维生素 A 剂量 5000IU，肌肉注射，每周 3 次，连续 4 周；口服途径给药无效，需肌注用维生素 A 制剂。

6. 动脉导管未闭的治疗 及时关闭有症状的 PDA，避免血流动力学显著变化。

7. 纠正贫血 可输血和应用重组人促红细胞生成素，维持血细胞比容在 30%~40%。

8. 其他 如外源性 PS、大环内酯类药物、肌醇、人重组抗氧化酶及吸入一氧化氮等治疗方法，可能对防治 BPD 有效，尚需进一步研究。

【并发症及处理】

1. 肺炎、败血症等感染 任何情况下病情恶化需考虑并发感染。怀疑感染时，及时行血、痰或深静脉留置导管的培养，机械通气患儿可行支气管肺泡灌洗液培养，以确定病原体，选择有效的抗生素。同时加强消毒隔离制度，避免医院感染的发生。

2. 气管、支气管软化症 严重二氧化碳潴留者提示预后不良,需考虑继发性气管、支气管软化症,必要时行纤维支气管镜进一步协诊。

3. 其他 生后第一年常有骨质稀疏或佝偻病,甚至出现自发性骨折,治疗中应注意补充维生素 D 及钙剂。

【预防】

针对病因预防,做好孕期保健,避免宫内感染、早产;早产不可避免时,孕妇产前应短期使用单疗程糖皮质激素。采用 NCPAP,尽量避免长时间吸入高浓度氧和高正压通气。限制液体、控制感染、关闭有症状的 PDA、补充维生素 A 等,对于预防 BPD 的发生有一定作用。

(郭 丹 刘 红)

第三章

新生儿感染性疾病

第一节　先天性宫内感染

先天性宫内感染(congenital intrauterine infection)又称先天性感染或母婴传播疾病,可发生于妊娠各阶段,母亲体内病原体通过各种途径进入胎儿体内,造成胎儿感染。

【病因及发病机制】

新生儿先天性宫内感染的病原体较多,有巨细胞病毒、疱疹病毒、Epstein-Barr病毒、肠道病毒(柯萨奇病毒、埃可病毒)、肝炎病毒、轮状病毒、腺病毒、呼吸道合胞病毒、风疹病毒、人类免疫缺陷病毒等。1971年,Nahmias提出了围产期感染病原体总称TORCH。TORCH中T(toxoplasma)代表弓形虫、R(rubella)代表风疹病毒、C(cytomegalovirus)代表巨细胞病毒、H(herpes)代表单纯疱疹病毒、O(others)代表其他病原体的总称。近年来,柯萨奇病毒、EB病毒、细小病毒B19、衣原体、支原体、李斯特菌、B族溶血性链球菌等严重感染事件不断有报道。

感染方式:①孕母病原体血症;②子宫内膜炎和(或)附件感染;③阴道病原体感染的上行感染,尤其在早期破膜后。

一、新生儿巨细胞病毒感染

新生儿巨细胞病毒(cytomegalic virus,CMV)感染是人类最常见的先天性病毒感染,是胎儿及新生儿最为常见的病毒性感染疾病之一。巨细胞包涵体病(cytomegalic inclusion disease,CID)是由巨细胞病毒CMV感染胎儿或新生儿后,引起胎儿及新生儿全身多个器官损害并出现临床症状。在不发达国家新生儿CMV感染的发生率为1.2%(0.9%~1.3%),在中等发达国家发病率为0.39%(0.3%~0.5%)。母亲妊娠期间感染CMV,CMV可以传播到胎儿并引起症状性先天性CMV感染(CMV病,又称巨细胞包涵体病)或先天性CMV感染。其中90%为无症状的亚临床型,10%为严重的CID。

(一)先天性巨细胞病毒感染

【感染途径及分类】

先天性巨细胞病毒感染的途径为垂直传播、水平传播及医源性感染,其中垂直传播为主要途径。垂直传播是指母亲直接感染胎儿、新生儿、婴儿。

1. 根据获得感染的方式分类

(1)先天性感染:由CMV感染的母亲所生育的子女,于出生14天内(含14天)证实有CMV感染,为宫内感染所致。

(2)围产期感染:由CMV感染的母亲所生育的子女,于出生14天内没有CMV感染,而于生后第3~12周内证实有CMV感染,为婴儿于出生过程或因吸吮母乳感染。

(3)生后感染或获得性感染:由产后水平感染,主要是新生儿接触母亲含有CMV的唾液、尿液或乳汁引起感染,其中母乳中CMV感染是生后感染的重要因素。

2. 根据临床征象分类

(1)症状性感染:出现CMV感染相关的症状、体征,损害宿主2个或2个以上器官或系统时,称全身性感染,多见于先天性感染;主要集中于宿主的某一器官或系统,如肝脏或肺部时,则称为CMV肝炎或CMV肺炎。

(2)亚临床型感染:无任何临床症状与体征,在新生儿中为主要类型。

【临床表现】

本病的临床表现依患者的感染方式、年龄、免疫状态以及合并症不同而各异。

1. 先天性感染　受感染的胎儿除流产、死产外,活婴中约有5%表现为典型全身巨细胞包涵体病(CID),即多系统、多脏器受累。另有5%表现为非典型的临床表现,其余90%均呈亚临床型。

(1)发育落后:主要特征为早产儿、低出生体重儿及小于胎龄儿,出生后发育迟缓。

(2)肝脏损害:主要表现为黄疸、肝脾大、肝功能异常。可表现为黄疸消退延迟、大便颜色变浅,可间断或持续出现白陶土样大便,肝、脾大,肝功能异常,严重时可伴肝功能衰竭,并发凝血功能异常,并可引起胆道闭锁。以围产期及生后CMV感染患儿多见。

（3）血液系统损害：多数患儿有轻或中度贫血，少数有血小板减少性紫癜，个别患儿可因肝功能损害导致继发性凝血因子不足而导致出血，以消化道出血常见。

（4）呼吸道感染：部分可无明显临床症状，而由胸部X线检查发现。有症状者起病缓慢，刺激样咳嗽（呈百日咳样）、气促、发绀、呼吸暂停、间质性肺炎表现。

（5）中枢神经系统感染：小头畸形、脑积水、脑组织钙化、抽搐、脑发育迟缓、智力发育落后等。

（6）其他损害：心肌炎、关节炎、视网膜脉络膜炎等。

2. 出生时及出生后感染　主要通过分娩时的产道感染或经宫颈逆行感染及产后哺乳感染等，出生时多无感染症状，2~4个月后发病，多为亚临床型，以呼吸和消化系统表现为主，黄疸、肝脾大、血小板减少性紫癜常见。

本病的病死率可达30%，肺炎合并呼吸衰竭为主要的直接死因。有研究发现孕早期CMV原发感染对胎儿神经系统的损害较孕中期和孕晚期再发性感染及继发性感染重。

【辅助检查】

1. 实验室检查　具有下列任何1项即可诊断：

（1）CMV分离：从尿液、血液、唾液、乳汁等分离出CMV。

（2）病毒抗原检测：主要是针对即刻早期抗原（immediate early antigen，IEA）、早期抗原（early antigen，EA）、晚期抗原（late antigen，LA）进行CMV检测。最常用的抗原为PP65，为CMV活动性感染早期标志物。

（3）血清特异抗体检测：①血清抗CMV-IgG从阴性转为阳性，表明原发性感染；②血清抗CMV-IgM阳性结果表明CMV感染；如同时有抗体CMV-IgG阴性，表明原发性感染；③双份血清抗体滴度呈4倍增高，提示CMV活动性感染；④若严重免疫缺陷，可出现假阴性；⑤因新生儿产生IgM能力差，因此即使感染了CMV仍可出现假阴性。

（4）分子杂交或聚合酶链反应法：用分子杂交或聚合酶链反应法从受检材料中检出CMV-DNA特异片段表明CMV感染，可为潜伏感染或活动性感染。

2. 其他辅助检查

（1）X线检查：肺部呈间质性肺炎表现。

（2）B超：有肝脾大等改变。

（3）脑电图：异常波形。

【治疗】

对本病目前尚无特效治疗，以对症处理、支持治疗为主。对有严重症状的CMV患儿，可考虑使用抗病毒药物降低因器官衰竭导致的死亡。

1. 抗病毒药物　如更昔洛韦、阿糖胞苷、阿糖腺苷以及阿昔洛韦(无环鸟苷)等对 CMV 均能起到短暂的抑制作用使症状缓解,但不能清除感染。

更昔洛韦(ganciclovir,GCV)是一种新型核苷类抗病毒药,存在骨髓抑制、神经毒性及肝、肾功能损害等不良反应,故该药是否用于婴幼儿及新生儿 CMV 感染的治疗,目前尚存争议。多数学者认为,GCV 治疗对 CMV 感染疗效肯定,且不良反应少,特别是对先天性 CMV 感染者,无论有无症状,均应进行 GCV 早期治疗。GCV 的用法为:诱导治疗期:5mg/kg,每 12 小时 1 次,服用 14 天后改为 5mg/kg,每天 1 次,维持 2~3 个月。为预防 GCV 的不良反应需注意:①用药前检查血常规,肝、肾功能。②诱导治疗期间,每 2~3 天复查血常规,每周复查肝、肾功能。诱导治疗期结束后再复查,并检查 CMV-DNA 水平,以观察疗效。③维持治疗期间,每周复查血常规,每 2~4 周复查肝、肾功能,结束时检查 CMV-IgG、IgM 水平,血、尿 CMV-DNA 水平,以观察疗效。④外周血中性粒细胞 $<0.5\times10^9/L$ 或血小板 $<25\times10^9/L$,应停药观察,并酌情对症处理。⑤ GCV 治疗期间,可常规用保肝药以防止肝功能损害。

2. 干扰素　对 CMV 的抑制作用效果欠佳,并可能导致抗药性。

【预后】

本病病死率高,受感染的胎儿除流产、死产外,常发生先天性畸形。出生后,严重者在生后数天或数周内死亡;幸存者 90% 留有后遗症,如生长迟缓、智力障碍、运动障碍、癫痫、视力减退(视神经萎缩)、听力障碍(神经性耳聋)等。

【预防】

治疗即使有效,也难免留下后遗症,所以预防特别重要,预防措施的重点在于开发疫苗。

(二) 巨细胞包涵体病

【诊断】

有 CMV 感染相关症状、体征及实验室证据,排除其他病因,受累器官、系统 2 个或 2 个以上称为巨细胞包涵体病(CID)。新生儿出现黄疸、肝脾大、皮肤黏膜出血点、周围血有异常淋巴细胞增多均应考虑 CID 可能。

【治疗】

同先天性 CMV 感染。

【预后】

先天性 CID 死亡率高,存活者留有后遗症,尤以中枢神经系统后遗症多,如智力低下、自闭症、学习障碍、脑瘫、癫痫、耳聋或听力损害、视觉缺陷或眼盲等。

二、先天性风疹综合征

风疹病毒(rubella,RV)为 RNA 病毒,由 T.H.Weller 等人于 1962 年自风疹患者的咽部洗涤液中分离到,只有一个血清型,可在人胚胎组织中繁殖。先天性风疹综合征(congenital rubella syndrome,CRS)是由于孕妇在妊娠早期患风疹,风疹病毒可通过胎盘感染胎儿,所生的新生儿常为未成熟儿,常伴有先天性心脏畸形、白内障、耳聋、发育障碍等多器官的病变,称为先天性风疹综合征。

【诊断】

1. 病史 母孕期有风疹感染史,或有流产、死胎或畸形儿史。

2. 临床表现 常为早产儿或小于胎龄儿,胎儿几乎所有的器官都有可能发生暂时性或永久性的病变。

(1) 心脏畸形:以动脉导管未闭最为常见,约占先天性心脏畸形的 30%。亦可见肺动脉及其分支的狭窄、房间隔缺损、室间隔缺损、主动脉弓异常等更为复杂的畸形。

(2) 眼部病变:较常见,约占 35%。最常见的是白内障,发生率可高达 54.5%~66%,约 70% 为双侧,亦可为单侧,常伴有小眼球或青光眼。

(3) 耳聋:耳聋可轻可重,可为单侧,亦可为双侧。

(4) 中枢神经系统:约 20% 病例生后可出现脑膜脑炎,脑脊液常表现为细胞数增多,蛋白质含量增高,甚至可在脑脊液中分离出病毒。头颅 CT 早期可出现钙化影像。其他有头小畸形,亦可出现智力、语言、精神发育迟滞、运动障碍及脑性瘫痪等。智力、行为及运动方面的发育障碍为先天性风疹感染的一大特点,主要由于风疹脑炎所致,可造成永久性智力低下。

(5) 骨骼生长障碍:软骨毛细血管不生长。约 10%~20% X 线检查可见股骨远端及胫骨近端的骨骺端密度减低,类似先天性梅毒改变。

(6) 其他表现:可表现为血小板减少性紫癜,皮肤出现大小不等的紫红色斑点,间质性肺炎。50% 以上可有肝脾大、黄疸。

3. 实验室检查

(1) 病毒分离:可取咽分泌物、尿、脑脊液及其他组织做病毒分离,阳性率较高。

(2) 血清学检测:①风疹病毒 IgG:母亲传给胎儿的 RV 抗体生后 2~3 个月消失,如生后 5~6 个月婴儿风疹 IgG 抗体阳性,又有先天性风疹的临床表现,可诊断为先天性风疹感染;②风疹病毒 IgM 抗体:阳性说明已有风疹病毒感染。

【治疗】

无特殊治疗，主要对症治疗。受感染的新生儿在生后 6~12 个月内仍可排泄病毒，需注意隔离。

【预防】

关键在于防止孕妇在妊娠期内，尤其是在妊娠早期发生风疹病毒感染。

1. 避免受染　妊娠期妇女，尽量避免和风疹患者接触，以防发生风疹病毒感染。既往有分娩畸形新生儿的妇女，最好间隔 3 年以上再怀孕。妊娠早期妇女未患过风疹，血清抗体阴性，有风疹接触史，可考虑做人工流产；如不能进行人工流产，则静滴正常人免疫球蛋白或高滴度风疹免疫球蛋白，有可能防止胎儿发生先天性风疹。

2. 减毒活疫苗接种。

三、新生儿单纯疱疹病毒感染

单纯疱疹病毒（herpes simplex virus，HSV）可经胎盘或产道感染胎儿或新生儿。发病者常累及全身多数器官而引起全身感染，预后差，病死率高。常见者为单纯疱疹病Ⅱ型经产道所致的感染。

【诊断】

1. 病史　母有疱疹病毒感染史，尤其是原发性生殖器疱疹病史，或有流产、死胎、死产史。

2. 临床表现

（1）全身感染症状：主要为内脏受侵，表现为肝炎[血清转氨酶升高和（或）黄疸、肝脾大]、肺炎（呼吸困难、发绀）、弥散性血管内凝血（紫癜、血小板减少、血尿、血便）、心包炎、循环衰竭以及全身中毒症状（精神萎靡、吸乳差、呕吐、腹泻、惊厥、昏迷）等。

（2）中枢神经系统受损表现：常表现为脑膜脑炎（昏迷、抽搐、视神经乳头水肿、囟门隆起等，脑脊液常呈病毒性感染之改变）。孕早期感染者可有小头畸形、脑钙化等。

（3）皮肤黏膜受损表现：常见皮肤疱疹，多于头皮及面部以成串疱疹出现。

（4）眼受损表现：常表现为角膜炎，亦可为结膜炎、视网膜炎等。重者因角膜受损形成瘢痕、脉络膜视网膜炎、白内障或眼萎缩而导致失明。

（5）口腔黏膜受损表现：口、舌、咽部黏膜反复出现疱疹、溃疡。

新生儿期出现 HSV 感染的全身症状，同时具有典型疱疹性皮疹，诊断并不困难。如双亲具有生殖器疱疹的历史有助于诊断。但当侵犯中枢神经系统及其他内脏器官，而又不具典型皮肤损害则诊断困难。为明确诊断，应做相应的 HSV 感染的实验室检查。

3. 实验室检查

（1）病毒学检查：从疱疹液、脑脊液、咽拭子或病理组织标本做病毒分离，阳性者可确诊；使用酶联免疫吸附试验（ELISA 法）或聚合酶链反应（PCR）技术进行 HSV-DNA 检测；用荧光抗体染色进行 HSV 抗原检测。

（2）病理学检查：疱疹液、皮损处涂片或组织切片染色后可发现典型的多核巨细胞与核内嗜酸性包涵体，可有助于诊断。

（3）血清中 HSV 抗体检测：IgG 抗体可因母亲血中 IgG 通过胎盘进入胎儿体内，故诊断价值不大，恢复期血清中 IgG 抗体效价高于急性期 4 倍以上有诊断价值。IgM 抗体可反映新生儿 HSV 感染情况。

【治疗】

1. 一般治疗 加强护理，保持皮肤损害部位清洁，防止继发细菌感染。结膜炎、角膜炎时局部可用 1% 碘苷或阿糖腺苷点眼。

2. 抗病毒治疗

（1）阿昔洛韦（无环鸟苷，acyclovir）：是目前推荐治疗新生儿 HSV 感染的主要药物。60mg/（kg·d），分 3 次静脉用药（20mg/kg，每 8 小时 1 次），疗程 14~21 天。较过去推荐使用的 30mg/（kg·d），生存率提高。

（2）阿糖胞苷（Ara-A）：可阻止 HSV-DNA 的合成，早期使用效果好。10~25mg/（kg·d），静脉滴注，每天一次，疗程 5~15 天。由于其毒性大、耐受性差，20 世纪 80 年代后临床已较少应用。

【预防】

本病预防较为困难，但以下措施可减少其发生：

1. 孕妇临产前均应进行生殖器疱疹的检测。如确定有生殖道 HSV 感染，且有病损宜采用剖宫产，避免经阴道分娩感染新生儿，剖宫产应在胎膜未破时进行，胎膜早破 4~6 小时后，新生儿有被上行感染的可能。

2. 新生儿出生后应避免和有活动性 HSV 感染的医护人员、亲属及新生儿接触。有 HSV 感染的新生儿应与其他新生儿隔离。丙种球蛋白被动预防新生儿感染 HSV 效果尚不肯定。

（张金晶 王亚娟）

第二节 新生儿梅毒

先天性梅毒（congenital syphilis）是梅毒螺旋体由母体经过胎盘进入胎儿血液循环中所致的疾病。发病可出现于新生儿期、婴儿期和儿童期。临床表现在2岁以内出现者称为早期先天性梅毒,2岁以上出现者为晚期先天性梅毒。

【病因及发病机制】

在妊娠的任何阶段梅毒螺旋体都可能通过胎盘感染胎儿。梅毒感染可致早产、死产、先天性感染或新生儿死亡,与母亲感染的时期及分娩前胎儿感染持续的时间有关。在妊娠的早、中期母亲感染而未经治疗者,常导致胎儿发病率高,而妊娠晚期感染者多数胎儿无症状。新生儿也可能在出生经过产道过程中接触感染部位而发病。未经治疗的原发性或继发性梅毒感染孕妇所生的婴儿几乎都有先天性梅毒感染。

【诊断】

1. 母亲病史 极为重要。必须详细询问父母性病史、验血史及治疗史,母亲生育史。如有怀疑,母亲应做梅毒血清学试验。

2. 临床表现 大多数新生儿刚出生后症状和体征不明显,于2~3周后逐渐出现。

(1) 早期先天性梅毒常见以下症状:

1) 一般表现:多为早产儿、低出生体重儿或小于胎龄儿。营养障碍、消瘦,皮肤黏膜松弛,貌似老人。可有发热、贫血、体重不增、烦躁、易激惹。

2) 皮肤黏膜损害:占30%~60%。可于出生时即发现,多出现在生后2~3周左右。皮疹为散发或多发性,呈多种形状如圆形、卵圆形或彩虹状,紫红或铜红色浸润性斑块,外周有丘疹,带有鳞屑。多见于口周、臀部、手掌、足跖,重者全身分布。掌跖部损害多表现为大疱或大片脱屑。口周病损呈放射状裂纹。

3) 鼻损害:常见梅毒性鼻炎,表现为鼻塞、张口呼吸,可有脓血样分泌物,鼻前庭皮肤湿疹样溃疡。如侵及鼻软骨及鼻骨,致日后鼻根下陷成马鞍鼻。侵犯喉部发生喉炎。

4) 骨损害:受累者占20%~95%,X线检查发现异常的更多。主要为长骨多发性、对称性损害,表现为骨炎、软骨炎、骨膜炎,肢体剧烈疼痛可导致假性瘫痪。

5) 肝脾大及全身淋巴结肿大:肝大可伴黄疸,肝功能损害。滑车上淋巴结肿大具有诊断价值。

6) 中枢神经系统梅毒:症状在新生儿期少见,多出现在生后3个月以后。可表现有低热、前囟突起、颈强直、惊厥、昏迷、角弓反张、脑积水等。脑脊液淋巴细胞增加,蛋白增高,糖正常。

7) 其他:约1/6患儿有全身水肿,其原因主要由于低蛋白血症、先天性肾病或梅毒性肾炎。少见的还有脉络膜视网膜炎、指甲炎、青光眼等。

(2) 晚期先天性梅毒:可发生结节性梅毒疹和梅毒瘤,楔状齿,马鞍鼻,骨膜增厚胫骨呈马刀状,膝关节肿痛、积液。单侧或双侧间质性角膜炎,视乳头萎缩,神经性耳聋以及慢性脑膜炎所致的智力低下、惊厥、瘫痪等。

(3) 隐性先天性梅毒:指临床无症状和体征,仅血清学反应呈阳性者(需排除假阳性)。

3. 实验室检查

(1) 梅毒螺旋体检查:取胎盘、脐带或皮肤黏膜病损的渗出物或刮取物涂片,在暗视野显微镜下查找螺旋体。

(2) 脐血 IgM 检查:梅毒婴儿较其他宫内感染 IgM 水平升高,但无特异性。

(3) 血清学试验:①非特异性非螺旋体抗体(NTA)试验:快速血浆反应素环状卡片试验(RPR)、性病研究实验室试验(VDRL),敏感度高,特异性低,易出现假阳性,一般作为筛查、定量试验、观察疗效、复发及再感染的指标。②特异性抗螺旋体抗体(STA)试验:用梅毒密螺旋体或其成分作抗原的试验方法,包括梅毒密螺旋体间接血凝试验(TPHA)、螺旋体荧光抗体吸收试验(FTA-ABS)、梅毒螺旋体制动试验(TPI)等。这些试验方法灵敏度低,特异度高,临床上可用于确诊先天性梅毒。

(4) 脑脊液检查:梅毒婴儿腰穿应作为常规。若脑脊液检查有淋巴细胞增加,蛋白质升高,VDRL 阳性,无论有无症状都可诊断神经梅毒。

(5) X 线检查:①骨骼变化:以长骨改变明显。表现有骨膜下层加厚,骨影局部稀疏,骨干骺端浓厚的致密带。②肺部:肺部炎性浸润。

【预防及治疗】

青霉素是治疗本病的首选药物,敏感,一般无耐药性,且能通过胎盘到达胎儿体内。

1. 母亲治疗　母亲在妊娠期间患有梅毒且接受足量青霉素治疗,其婴儿患梅毒的危险甚小。如果母亲治疗不当或情况不明,或妊娠晚期最后 4 周才开始治疗或使用的药物不是青霉素(如红霉素),则其所生的婴儿应该进行治疗。在妊娠期间接受梅毒治疗的孕妇,孕期每月需进行 NTA 定量试验。合理的治疗能使梅毒抗原滴度进行性下降。

2. VDRL 阳性的婴儿　VDRL 阳性的婴儿如果不能及时随访,即使婴儿体内可能为母体经胎盘转运的 IgG,也应该治疗。

3. 确定性治疗　水剂青霉素 G 10 万 ~15 万 U/(kg·d),前 7 天按 10 万 U/(kg·d),分 2 次肌注或静滴,之后按 15 万 U/(kg·d),分 3 次,疗程共 10~14 天;或普鲁卡因青霉素 G 5 万 U/(kg·d),每天 1 次肌注,疗程 10 天;或苄星青霉素 G 5 万 U/(kg·d),单次肌注。脑脊液正常者,主要选用苄星青霉素 G 或普鲁卡因青霉素 G,脑脊液异常者选用青霉素 G 5 万 U/(kg·d),肌注或静注,疗程 10~15 天。药物治疗要系统进行,治疗期间中断 1 天以上整个疗程需重新开始。

4. 隔离措施 已经确诊的先天性梅毒患儿应严格隔离，避免感染其他疾病或其他人被感染。

5. 随访 疗程完后需在2、4、6、9、12个月时追踪观察血清学试验，如治疗较晚者应追踪更久，直至VDRL滴度持续下降最终阴性。神经梅毒6个月后复查脑脊液。治疗6个月内血清滴度未出现4倍下降，应视为治疗失败或再感染，需重复治疗，剂量加倍。

【预后】

先天性梅毒在宫内或生后早期充分治疗者，预后良好；治疗过晚，病情严重者可死亡。

（张金晶 王亚娟）

第三节 新生儿人免疫缺陷病毒感染

人免疫缺陷病毒(human immunodeficiency virus，HIV)，又称艾滋病病毒，是一种感染人类免疫系统细胞的慢病毒，属反转录病毒。该病毒破坏人体的免疫能力，导致免疫系统失去抵抗力，从而导致各种疾病及癌症得以在人体内发生。新生儿人免疫缺陷病毒感染是由人免疫缺陷病毒感染所致，表现不典型，主要传播途径为母婴传播。

【感染途径】

母婴传播是新生儿HIV感染主要途径，通过产前、产时和产后三种方式感染。

1. 产前(宫内)感染 母血中HIV可直接感染绒毛膜细胞或胎膜破损缺口进入胎儿循环，胎盘间质中的Hofbauer细胞在传播中亦发挥重要作用。母体病毒载量、$CD4^+$细胞数、微量元素缺乏时影响母婴传播的危险因素。宫内传播约占母婴传播的23%。

2. 产时(分娩过程中)感染 分娩过程中，如应用会阴侧切术、胎儿头皮电极或阴道助产时可能导致胎儿皮肤或黏膜破损，通过接触母血及宫颈阴道分泌物而被感染。产时新生儿感染HIV的危险性最大，占母婴传播的65%。

3. 产后(喂养)感染 乳汁内的HIV可通过新生儿口腔或胃肠道感染新生儿，其危险性与母体因素及喂养时间有关，混合喂养易引起婴儿胃肠道损伤和炎症反应，使HIV感染危险性增大。母乳喂养感染HIV的新生儿占12%。

HIV感染后选择性破坏表达$CD4^+$分子的T细胞(主要是辅助性T细胞)，造成以$CD4^+$T细胞缺损、功能障碍为中心的严重免疫缺陷。

【诊断】

1. 病史 病史很重要。新生儿是否存在HIV暴露危险可通过对孕母进行 HIV 抗体检测来决定。产前未进行 HIV 抗体检测的孕妇要在产时或产后立即进行补测，也可通过对新生儿 HIV 抗体检测来评估新生儿是否存在 HIV 暴露危险。

2. 临床表现 HIV 感染临床经过包括急性感染期（窗口期）、潜伏期（无症状期）和晚期（艾滋病，AIDS）。HIV 感染新生儿出生时可无临床表现，即使存在也不特异、不典型，包括：

（1）生长迟缓：最常见，表现为营养不良、体重不增。

（2）发育异常和各种畸形：如小头畸形、鼻梁塌陷、短鼻、眼距增宽、眼裂缩小或前额方形等。

（3）口腔炎：以反复口腔假丝酵母菌感染最多见，其次为单纯疱疹病毒感染。

（4）血液系统：贫血、白细胞和（或）血小板减少。

（5）肝、脾、淋巴结肿大和腮腺肿大。

（6）肺部感染：最常见的是卡氏肺孢子菌肺炎，为死亡的主要原因。

（7）其他：持续发热、慢性腹泻、神经系统损害引起的脑病和恶性肿瘤及其他机会性感染等。

3. 实验室检查 国际艾滋病临床小组儿科病毒学委员会对新生儿 HIV 感染的诊断定义：

（1）HIV 感染母亲所分娩的新生儿在非母乳喂养情况下，若生后 48 小时 HIV-RNA 和（或）P_{24} 抗原阳性，可诊断为宫内感染。新生儿生后 7 天内 HIV-RNA 和（或）P_{24} 抗原阴性而 7~90 天阳性则为产时感染。

（2）HIV 感染母亲所分娩的新生儿在母乳喂养或混合喂养情况下，生后 90 天内 HIV-RNA 和（或）P_{24} 抗原阴性，90~180 天转阳者则为产后（母乳喂养）感染。

（3）若 18 个月以上婴儿 HIV 抗体阴性，可以完全排除 HIV 感染。

在诊断确立的同时，还应对患儿的感染状态、免疫学状态和临床状态进行分类，以指导临床治疗措施的选用及预后判断。

【治疗】

1. 抗病毒治疗

（1）核苷类反转录酶抑制剂（nucleoside analogue reverse transcriptase inhibitor，NRTI）：如齐多夫定、拉米夫定和双脱氧肌苷等，主要通过竞争性抑制 HIV-RNA 反转录，阻止病毒双链 DNA 合成而达到抑制病毒复制的目的。

（2）非核苷类反转录酶抑制剂（non-nucleoside analogue reverse transcriptase inhibitor，NNRTI）：如奈韦拉平、阿替韦定和地拉夫定等，主要通过直接结合反转录酶活性位点，使酶蛋白构象改变而导致酶失活。

(3) 蛋白酶抑制剂(protease inhibitor,PI):如利托那韦和奈非那韦等,主要通过氢键与蛋白酶的氨基酸残基结合,抑制蛋白酶活性,导致病毒不能正常装配,阻止 HIV 复制。

新生儿首选的方案为:2 种 NRTI+1 种 PI,或 2 种 NRTI+1 种 NNRTI。

2. 控制机会性感染

(1) 卡氏肺孢子菌肺炎:甲氧苄啶 - 磺胺甲噁唑(TMP-SMZ)是首选的预防药物,HIV 感染母亲所生新生儿应于 4~6 周时接受 TMP-SMZ 治疗,证实未感染后可停用。

(2) 念珠菌病及隐球菌病:严重 HIV 感染者接受氟康唑治疗可减少念珠菌及隐球菌感染的危险。重度复发性皮肤、黏膜、口咽、食管及阴道黏膜念珠菌感染新生儿应采用吡咯类药物进行抑制治疗。

(3) 巨细胞病毒感染:所有感染或暴露于 HIV 婴儿,在出生时或出生后早期应进行尿 CMV 培养,以确认有无先天性 CMV 感染。确认有 CMV 感染新生儿应进行抗 CMV 治疗。

3. 增强机体免疫力 存在低丙种球蛋白血症(IgG<400mg/dl)的 HIV 感染新生儿,应静脉注射人血免疫球蛋白(IVIG),以防发生严重细菌感染。对反复发生严重感染的 HIV 感染新生儿,在接受抗生素治疗的同时,也应考虑给予 IVIG。

【预防】

1. 产科干预 预防的重点是阻断母婴传播。对于要求继续妊娠的孕妇,给予产前咨询,妊娠中晚期可使用 AZT(双脱氧叠氮胸苷)降低母体病毒载量,胎膜破裂前行剖宫产或经阴道分娩前进行阴道冲洗,避免应用器械助产等均可减少胎儿感染机会。

2. 药物干预 对于 HIV 感染新生儿,早期即可发生严重免疫缺陷,需及早进行抗反转录病毒药物干预,以最大程度抑制病毒复制、减少耐药产生及保护免疫功能。

3. 人工喂养 减少产后 HIV 母婴传播风险。

(张金晶 王亚娟)

第四节 新生儿衣原体感染

新生儿衣原体感染(neonatal chlamydia infection)是由沙眼衣原体(chlamydia trachomatis,CT)所致,可引起包涵体结膜炎及 CT 肺炎。

【病因及发病机制】

衣原体感染是常见的性传播疾病。新生儿常在引导分娩的过程中由于母亲宫颈炎传染而发病。剖宫产新生儿衣原体感染非常少见，仅在有羊膜早破时发生。

【诊断】

1. 结膜炎临床表现 通常见于生后1周后，常在生后2~3周出现症状。一般眼部先出现浆液性渗出物，很快变为脓性。眼睑水肿明显，结膜充血显著并有增厚，病变以下睑结膜更重。有时可形成假膜。

2. 肺炎临床表现 衣原体肺炎在婴儿出生3个月内是最常见的肺炎之一，婴儿在分娩的过程中呼吸道可直接感染。约半数婴儿在发生肺炎同时或之前伴有眼结膜炎。肺炎常出现在生后的3~11周，几周后病情逐渐加重。最初常有1~2周的黏液样流涕，继之咳嗽、呼吸急促，95%以上的病例无发热。咳嗽具有特征性，呈发作性咳嗽而非持续性，影响睡眠和哺乳。婴儿可能有肺充血和呼吸暂停，多与衣原体感染后再继发感染有关。约1/3的患儿并发中耳炎。

3. 辅助检查

（1）实验检查：

1）直接涂片镜检：用吉姆萨染色后作显微镜检查，23%~90%可见胞质内包涵体及大量多核白细胞。

2）直接荧光抗体实验（DFA）：使用荧光标记的单克隆抗体对临床标本进行检测。

3）酶联免疫实验（EIA）：用酶标记的抗体检测标本中有无CT抗原。

4）细胞培养：可用气管或鼻咽吸取物、鼻咽拭子采集标本作细胞培养。

5）PCR：可将标本做核酸扩增。

6）沙眼衣原体IgM抗体：衣原体IgM抗体滴定度显著上升或高滴度（1∶32）提示衣原体感染。

7）DNA探针：DFA试验阳性、EIA试验阳性或DNA探针的阳性结果应通过衣原体培养或另一种不同的非培养实验来确认。

8）其他实验：在衣原体肺炎病例，白细胞计数正常，70%病例有嗜酸性粒细胞增多>300×10^6/L。血气分析显示轻~重度低氧。

（2）X线检查：肺过度膨胀，双侧弥漫性肺间质阴影或肺泡浸润。

【治疗】

1. CT结膜炎或肺炎 均首选红霉素20~50mg/（kg·d）分3次口服或静脉滴入，共用14天。这样不仅可以缩短病程，而且能够减少鼻咽部排菌的时间。

2. CT结膜炎 局部可用0.1%利福平或0.3%诺氟沙星或10%磺胺醋酰钠眼药水滴眼，每天4次，也可用0.5%红霉素眼膏共2周。

3. 阿奇霉素（azithromycin）比红霉素吸收好，半衰期长。剂量：10mg/（kg·d）

共服3天。

4. 衣原体感染没有必要实行隔离。

【预防】

高危母亲在分娩前应取标本进行衣原体培养并进行治疗。已知有衣原体感染而没有治疗的孕妇所生的婴儿应进行检查和口服红霉素14天。

（张金晶　王亚娟）

第五节　先天性弓形虫病

弓形虫病（toxoplasmosis）是由刚地弓形虫（toxoplasma gondii）引起的一种人兽共患传染病，也是艾滋病的重要合并症之一。先天性弓形虫病为全身性疾病，是引起小儿中枢神经系统先天畸形及精神发育障碍的重要病因之一。

【病因及发病机制】

弓形虫原虫发育过程需中间宿主和终宿主，几乎所有哺乳动物和人及某些鸟类为传染源，猫是重要宿主。孕妇初次感染后，只有在母体发生原虫血症时，通过胎盘传染给胎儿。弓形虫经血行播散可侵犯多个器官和组织，产生坏死灶，引起组织强烈炎症反应。当宿主产生抵抗力，虫体繁殖受抑制，形成不活动的组织包囊，成为慢性感染，一旦宿主免疫力降低，即可从包囊内逸出，致复发。弓形虫亦可作为抗原，引起过敏反应。

【诊断】

1. 病史　了解孕母感染史、阳性体征及实验室结果，以明确孕母有无感染存在。或母亲有自然流产、死胎、死产等不良孕产史。

2. 临床表现　先天性弓形虫病临床表现为全身性症状和系统性症状，急性型和慢性型表现。怀孕3个月内感染症状较重，常引起流产、早产或死胎。妊娠中期和晚期感染，新生儿可为隐性感染，亦可在出生时或生后数周出现先天感染的症状。

（1）全身性症状：主要表现为感染中毒症状和神经系统及眼等多器官病变。急性型常有发热、呕吐、斑丘疹或出血性皮疹（如紫癜）、贫血、黄疸、肝脾大、肺炎等。中枢神经系统感染受损最多见，表现为脑膜脑炎。其他有心肌炎、淋巴结肿大、水肿、肾炎等。出生缺陷常为宫内早期感染的结果，常见的有小眼球、小头畸形、无脑畸形及其他头面部、肢体、消化器官等发育畸形。

（2）内脏或系统性症状：多见于慢性型。

1）神经系统弓形虫病：脑膜脑炎可于出生时即出现症状，此多为重型。表现为前囟突起、呕吐、抽搐、昏迷、角弓反张，严重者可死亡。脑脊液常有异常，外观黄色，细胞数增加，淋巴细胞增多为主，蛋白质增高或正常。脑脊液循环受阻时出现阻塞型脑积水。脑皮质钙化较多见，脑性瘫痪、多发性神经炎、下丘脑综合征亦可见。神经精神发育障碍在存活婴儿中占90%。

2）眼弓形虫病：较多见，感染越早损害越重。常见小眼球、无眼球畸形。脉络膜视网膜炎是眼部损害最普遍的病变，葡萄膜炎、视神经萎缩、玻璃体浑浊等病变对视力损害明显。

3）肝脏弓形虫病：先天性弓形虫病约半数出现黄疸和肝脾大，病程长短不一，黄疸轻重不等，类似于病毒性肝炎或慢性肝炎表现。

4）其他系统弓形虫病：可有肺炎、心肌炎、肾炎、肾病综合征等。

3. 实验室检查

（1）血液、体液等涂片染色查见弓形虫滋养体。

（2）动物接种或组织细胞培养获阳性。

（3）在血清或体液中检出弓形虫循环抗原，常用双抗体ELISA法、生物素亲和素ELISA法、葡萄球菌A蛋白斑点结合法等。

（4）在血清或体液中，或在畸形围产儿标本中检出特异性弓形虫IgM抗体。

（5）应用弓形虫特异性DNA探针技术及聚合酶链反应技术可检出弓形虫DNA。

具有上述常规实验室检查中的任何一项，伴或不伴孕母感染史与临床症状，可诊断为先天性弓形虫病。

【治疗】

1. 一般治疗 加强护理，急性期对症治疗。

2. 基本药物治疗 磺胺嘧啶和乙胺嘧啶合用，是治疗本病最常用的方法，可抑制弓形虫滋养体的繁殖，用于急性期治疗。磺胺嘧啶100mg/（kg·d），分4次口服，疗程4~6周。乙胺嘧啶1mg/（kg·d），每12小时1次，2~4天后减半，疗程4~6周。用3~4疗程，每疗程间隔1个月。因使用乙胺嘧啶可引起叶酸缺乏，故应同时补充叶酸，5mg/次，每天3次。有报道应用阿奇霉素治疗先天性弓形虫病，但尚无统一的剂量和疗程。

3. 皮质激素 应用于脉络膜视网膜炎及脑脊液蛋白明显升高者（≥1g/dl），以减轻炎症反应，需同时应用抗弓形虫药物。

【预后】

先天性弓形虫病预后不良，病死率3%~12%，严重者新生儿期可死亡。存活者多有严重神经系统后遗症，如智力障碍、惊厥、严重视力缺陷、脑性瘫痪、脑积水及精神发育障碍等。

（张金晶　王亚娟）

第六节 新生儿细小病毒 B_{19} 感染

新生儿细小病毒 B_{19}（HPV-B_{19}）感染是由人细小病毒 B_{19} 感染所致的疾病，可引起流产、胎儿贫血、水肿和死亡等，与新生儿畸形、贫血、病理性黄疸、肝炎综合征、先天性心脏病及早产等有关。

【流行病学及发病机制】

HPV-B_{19} 感染在世界各地均有流行，全年均可发病，冬春季节多见。传染源为患者和病毒携带者，孕妇和学龄前儿童为主要易感人群。主要经呼吸道传播。妇女妊娠晚期发生 HPV-B_{19} 急性感染，可通过胎盘传给胎儿，导致胎儿流产、非免疫性胎儿水肿、死胎，甚至致畸。

【诊断】

1. 病史 母孕期 HPV-B_{19} 感染病史，或新生儿生后与病毒携带者密切接触史。

2. 临床表现 新生儿 HPV-B_{19} 感染来自母婴垂直传播和新生儿生后感染，可表现为新生儿肝炎综合征、贫血、血小板减少、先天性心脏病等。

（1）肝炎综合征：感染 HPV-B_{19} 后，新生儿可出现不同程度的肝脏损害、血清肝酶增高或高胆红素血症。

（2）贫血：外周血血红蛋白可降至 40g/L，网织红细胞计数为零，血促红细胞生成素升高。部分病例可表现为急性再生障碍性贫血或再障危象。

（3）血小板减少症：部分 HPV-B_{19} 可出现血小板减少症，可为（3~6）$\times 10^9$/L。

（4）其他：有报道 HPV-B_{19} 感染与先天性心脏病有关，但机制尚不明确。部分病例可合并 CMV 或 EB 病毒感染。

3. 实验室检查

（1）血清学检测：特异性 IgM 在感染后 3 天即可检出，2~3 周达高峰，可持续 2~3 个月，特异性 HPV-B_{19}-IgM 升高，或特异性 IgG 由阴转阳，或效价≥4 倍升高，均提示存在近期感染或急性感染。

（2）定量 PCR 检测：是目前诊断 HPV-B_{19} 感染的敏感和特异的方法，如 B_{19}-DNA 定量阳性，并≥10^4IU/ml 或逐渐上升，提示 B_{19} 病毒急性感染。

（3）骨髓检查：特征性的巨原红细胞，即“灯笼样巨原红细胞”为 HPV-B_{19} 感染的依据。在骨髓或其他组织中 B_{19} 病毒抗原阳性或检测出病毒颗粒，亦可诊断 B_{19} 病毒感染。

【治疗】

目前尚无有效的抗 HPV-B_{19} 的特异性治疗方法。对于孕妇感染、胎儿宫内感染及新生儿感染也无统一的治疗指南。应针对具体情况给予对症支持、宫内输血、免疫球蛋白疗法等治疗,并动态监测病情变化。

（张金晶　王亚娟）

第七节　新生儿破伤风

新生儿破伤风(neonatal tetanus)是由破伤风杆菌由脐部侵入引起的一种急性感染性疾病,由于接生人员的手或所用的剪刀、纱布未经消毒或消毒不严密,或出生后不注意脐部的清洁消毒。常在生后7天左右发病,临床上以全身骨骼肌强直性痉挛、牙关紧闭为特征。

【临床表现】

潜伏期3~14天,多为4~7天,此期愈短,病情愈重,病死率也愈高。早期症状为哭闹、口张不大、吃奶困难。随后发展为牙关紧闭、面肌紧张、口角上牵、呈“苦笑”面容,伴有阵发性双拳紧握。上肢过度屈曲,下肢伸直,呈角弓反张状。呼吸肌和喉肌痉挛可引起发绀、窒息。痉挛发作时患儿神志清楚为本病的特点,任何轻微刺激即可诱发痉挛发作。早期尚无典型表现时,可用压舌板检查患儿咽部,若越用力下压,压舌板反被咬得越紧,也可诊断。经合理治疗1~4周后痉挛逐渐减轻,发作间隔时间延长,能吮乳,完全恢复约需2~3个月。病程中常合并肺炎和败血症。

【诊断】

1. 诊断标准　①有不洁接生史;②牙关紧闭、“苦笑”面容、痉挛反复发作。

2. 按病情分轻度和重度

(1) 轻度:①潜伏期>7天;②开始期>24小时;③牙关紧闭、无频繁发作的全身痉挛。

(2) 重度:①潜伏期≤7天;②开始期≤24小时;③入院时体温≥39℃或体温不升者(腋温);④频繁自发痉挛发作发绀、角弓反张和(或)呼吸异常(不规则、暂停);⑤合并败血症、肺炎、硬肿症等。具备其中3条为重度(④为必要条件)。

【治疗】

控制痉挛、预防感染、保证营养是治疗中的三大要点,疾病初期的控制痉挛尤为重要。

1. 中和毒素　只能中和尚未与神经节苷脂结合的毒素。破伤风抗毒素(TAT)2万U,其中1万U肌注,1万U加入10%葡萄糖液50ml中,缓慢静脉滴入。之前一定要做皮试。若皮试阳性需脱敏。

2. 止痉　首选地西泮。重度首次缓慢静脉推注地西泮2~3mg,止痉后,插鼻胃管并保留胃管,给予地西泮计划治疗,轻度2.5~5mg/(kg·d),重度7.5~10mg/(kg·d),分6次鼻饲(与鼻饲牛乳同步),达到地西泮化。“地西泮化”

的标准，即患儿浅睡，咳嗽、吞咽反射存在，体检时无抽搐，仅在注射、穿刺或吸痰时出现短暂肌强硬，但无明显发绀，使患儿处于深睡状态。大剂量维持4~7天，逐渐减量，直至张口吃奶。痉挛解除才停药。用药期间注意观察药物副作用，如四肢松弛、呼吸浅表、反复呼吸暂停，及时调整剂量。在地西泮计划治疗过程中，再出现痉挛者，则临时辅用苯巴比妥钠、水合氯醛。

（1）苯巴比妥钠：首次负荷量为15~20mg/kg，缓慢静注；维持量为每天5mg/kg，分4~8小时1次，静注。可与地西泮交替使用。

（2）10%水合氯醛：剂量每次0.5ml/kg，胃管注入或灌肠，常作为发作时临时用药。

3. 控制感染　选用青霉素20万~40万U/次，加入10%葡萄糖液中静脉滴注，每天2次。甲硝唑7.5~15mg/kg/次加入葡萄糖液滴注，每天2次。合并其他细菌感染者，采用有效抗生素。

4. 维持营养　鼻饲母乳（牛奶）及多种维生素，乳量每次20~30ml，逐渐增加40ml。如痉挛窒息发作者，停止鼻饲、止痉后恢复鼻饲。供给热卡60~80kcal/（kg·d），不足部分静脉输注葡萄糖、复方氨基酸或血浆，维持水及电解质平衡。

5. 其他对症治疗　有呼吸衰竭表现：采用东莨菪碱每次0.03~0.05mg/kg，间隔10~30分钟，病情好转后延长使用时间，直至呼吸平稳、面色红润、循环情况良好停用。合并脑水肿用脱水剂或利尿剂。

6. 护理　保持环境清洁安静，禁止一切不必要的刺激，保持呼吸道通畅，必要时吸痰；频繁痉挛发作、面色发绀给氧。做好脐部皮肤护理，预防硬肿及皮肤感染（如尿布性皮炎）。鼻饲药物及奶液时严格按操作程序进行，一切操作和治疗集中进行。

【预防】

1. 严格执行新法接生，接生时必须严格无菌。

2. 接生消毒不严的新生儿，争取在24小时内剪去残留脐带的远端再重新结扎，近端用碘酒消毒，并注射TAT 1500U预防注射。

3. 对不能保证无菌接生的孕妇，于妊娠晚期注射破伤风类毒素。

（张金晶　王亚娟）

第八节　新生儿败血症

新生儿败血症（neonatal septicemia or sepsis）是指病原体侵入新生儿血液循环，并在其中生长、繁殖、产生毒素而造成的全身性反应。新生儿败血症起病隐匿，常缺乏典型的临床表现，但进展迅速，是新生儿时期一种最严重、最易引起死亡的感染性疾病。新生儿常见的病原体为细菌，也可为病毒、真菌或原虫等。

【病因及发病机制】

1. 易感因素

（1）母亲的病史：母亲妊娠及产时的感染史（如泌尿系统感染、绒毛膜羊膜炎等），母亲产道特殊细菌的定植，如B族链球菌（GBS）等。

（2）产科因素：胎膜早破、产程延长、羊水混浊或发臭，分娩环境不清洁或接生时消毒不严，产前、产时侵入性检查等。

（3）胎儿或新生儿因素：多胎，宫内窘迫，早产儿、小于胎龄儿，长期动静脉置管，气管插管，外科手术，对新生儿的不良行为如挑“马牙”、挤乳房等，新生儿皮肤感染如脓疱疮、尿布性皮炎及脐部、肺部感染等也是常见病因。

2. 病原菌 病原菌因不同日龄、不同地区和年代而异。我国以葡萄球菌和大肠埃希菌为主。

【诊断】

1. 临床表现 新生儿败血症的早期临床表现常不典型，早产儿尤其如此。表现为进奶量减少或拒乳、溢乳、嗜睡或烦躁不安、哭声低、发热或体温不升，也可表现为体温正常、反应低下、面色苍白或灰暗、精神萎靡、体重不增等非特异性症状。

一般状况：由于细菌毒素作用表现为精神食欲欠佳，哭声减弱、体温不稳定、体重不增等常出现较早，且进展较快、较重，不需很长时间即可进入不吃、不哭、不动、面色不好、精神萎靡、嗜睡。

（1）全身表现：

1）体温改变：可有发热或低体温。

2）少吃、少哭、少动、面色欠佳、四肢凉、体重不增或增长缓慢。

3）黄疸：有时是唯一表现，严重时可发展为胆红素脑病。

4）休克表现：四肢冰凉伴发花，股动脉搏动减弱，毛细血管充盈时间延长，血压下降，严重时可有弥散性血管内凝血（DIC）。

（2）各系统表现：

1）皮肤、黏膜：硬肿症，皮下坏疽，脓疱疮，脐周或其他部位蜂窝织炎，甲床感染，皮肤烧灼伤，瘀斑、瘀点，口腔黏膜有挑割伤。

2）消化系统：厌食、腹胀、呕吐、腹泻，严重时可出现中毒性肠麻痹或坏死性小肠结肠炎（NEC），后期可出现肝脾大。

3）呼吸系统：气促，发绀，呼吸不规则或呼吸暂停。

4）中枢神经系统：易合并化脓性脑膜炎，表现为嗜睡、激惹、惊厥、前囟张力及肌张力增高等。

5）心血管系统：感染性心内膜炎，感染性休克。

6）血液系统：可合并血小板减少、出血倾向。

7）泌尿系统感染。

8）其他：骨关节化脓性炎症、骨髓炎及深部脓肿等。

2. 实验室检查

（1）细菌学检查：

1）细菌培养：尽量在应用抗生素前严格消毒下采血做血培养，疑为肠源性感染者应同时作厌氧菌培养，有较长时间用青霉素类和头孢类抗生素者应作 L 型细菌培养。怀疑产前感染者，生后 1 小时内取胃液及外耳道分泌物培养，或涂片革兰染色找多核细胞和胞内细菌，必要时可取清洁尿培养、脑脊液、感染的脐部、浆膜腔液以及所有拔除的导管头均应送培养。

2）病原菌抗原及 DNA 检测：用已知抗体测体液中未知的抗原，对 GBS 和大肠埃希菌 K1 抗原可采用对流免疫电泳、乳胶凝集试验和酶联免疫吸附试验等方法，对已使用抗生素者更有诊断价值；采用 *16S rRNA* 基因的聚合酶链反应（PCR）分型、DNA 探针等分子生物学技术，以协助早期诊断。

（2）非特异性检查：

1）白细胞（WBC）计数：WBC 减少（$<5\times10^9/L$），或 WBC 增多（≤3 天者 $WBC>25\times10^9/L$；>3 天者 $WBC>20\times10^9/L$）。

2）白细胞分类：杆状核细胞 / 中性粒细胞（L/T）≥0.16。

3）C- 反应蛋白（CRP）：≥8μg/ml（末梢血）。有条件者可作血清前降钙素（PCT）或白细胞介素 6（IL-6）测定。

4）血小板 $\leq100\times10^9/L$。

5）微量血沉≥15mm/h。

3. 诊断标准 依据 2003 年中华医学会儿科学分会新生儿学组制定的新生儿败血症诊疗方案。

（1）确定诊断：具有临床表现并符合下列任一条：

1）血培养或无菌体腔内培养出致病菌。

2）如果血培养标本培养出条件致病菌，则必须与另次（份）血或无菌体腔内或导管头培养出同种细菌。

（2）临床诊断：具有临床表现且具备以下任一条：

1）非特异性检查≥2 条。

2）血标本病原菌抗原或 DNA 检测阳性。

【治疗】

1. 抗生素治疗

（1）一般原则：

1）临床诊断败血症，在使用抗生素前收集各种标本，不需等待细菌学检查结果,即应及时使用抗生素。

2）根据病原菌可能来源初步判断病原菌种,病原菌未明确前可选择既针对革兰阳性（G^+）菌又针对革兰阴性（G^-）菌的抗生素,可先用两种抗生素,但应掌握不同地区、不同时期有不同优势致病菌及耐药谱,经验性地选用抗生素。

3）一旦有药敏结果,应作相应调整,尽量选用一种针对性强的抗生素;如临床疗效好,虽药敏结果不敏感,亦可暂不换药。

4）一般采用静脉注射,疗程10~14天。合并GBS及G^-菌所致化脓性脑膜炎者,疗程14~21天。

（2）主要针对G^+菌的抗生素:

1）青霉素与青霉素类:①链球菌属:首选青霉素G;②葡萄球菌属（金黄色葡萄球菌和凝固酶阴性葡萄球菌）:耐酶青霉素如苯唑西林、氯唑西林。

2）第一、二代头孢菌素:①第一代:头孢唑林对G^+和G^-部分作用,不易进入脑脊液;头孢拉定对G^+和G^-球菌作用好,但对G^-杆菌作用较弱。②第二代:头孢呋辛对G^+菌比第一代稍弱,对G^-菌及β-内酰胺酶稳定,对G^-菌更有效。

3）万古霉素:二线抗G^+菌抗生素,主要针对耐甲氧西林葡萄球菌（MRS）。

（3）主要针对G^-菌的抗生素:

1）三代头孢:对G^-菌最小MIC,极易进入血脑屏障。不宜单用,因为对金黄色葡萄球菌、李斯特杆菌弱,对肠球菌完全耐药。

2）氨基糖苷类:针对G^-菌,对葡萄球菌较好,但进入脑脊液差。因其易造成耳毒性、肾毒性,如有药敏试验的依据且有条件监测其血药浓度的单位可以慎用,并注意临床监护,但在我国基本不用。

3）哌拉西林:对G^-菌及GBS敏感,易进入脑脊液。

4）氨苄西林:虽广谱,但对大肠埃希菌耐药率高。

5）氨曲南:为单环β-内酰胺类抗生素,对G^-菌作用强,β-内酰胺酶稳定,不良反应少。

（4）其他:

1）针对厌氧菌:甲硝唑。

2）其他广谱抗生素:①亚胺培南+西司他丁:二、三线,新型β-内酰胺类抗生素,对G^+和G^-需氧和厌氧菌有强大杀菌作用,对产超广谱β-内酰胺酶的细菌有较强的抗菌活性,不易通过血脑屏障,可引起惊厥;②帕尼培南+倍他米隆:另一新型碳青霉烯类抗环丙沙星:三代喹诺酮;③头孢吡肟:四代头孢,对G^+和G^-均敏感,对β-内酰胺酶稳定,不易发生耐药。

2. 清除感染灶

（1）脐炎局部用3%过氧化氢、2%碘酒及75%酒精消毒，每天2~3次。

（2）口腔黏膜亦可用3%过氧化氢，每天2次。

3. 保持机体内、外环境的稳定

（1）注意保暖、热卡供给及水电解质平衡。

（2）纠正低氧、酸中毒。

4. 增强免疫功能及其他疗法　早产儿及严重感染者可用静注免疫球蛋白(IVIG)200~600mg/kg，每天1次，3~5天。

【预防】

产前筛查，鉴定出有高危因素的妇女（发热和有绒毛膜炎），并在其分娩时进行干预。对有高危因素妇女娩出的婴儿给予适当的治疗。

（张金晶　王亚娟）

第九节　新生儿化脓性脑膜炎

新生儿化脓性脑膜炎（neonatal purulent meningitis）是因化脓性细菌引起的颅内化脓性感染。多继发于败血症。

【病因及发病机制】

1. 病原菌　一般认为与败血症一致，但并非完全如此，因有些脑膜炎可无败血症，病原菌可直接侵入脑膜或只有短暂的菌血症后即引起脑膜炎。1周以内感染以革兰阴性杆菌为主，尤以大肠埃希菌最多，其他如变形杆菌、铜绿假单胞菌、克雷伯杆菌、不动杆菌、沙门菌等均可为化脑病原菌；1周后感染者则以革兰阳性球菌为主，尤以葡萄球菌多见，其次为肺炎球菌、链球菌等。国外以GBS最多，其他如李斯特杆菌及大肠埃希菌性脑膜炎均易见到。至于脑膜炎双球菌、流感杆菌性脑膜炎则很少见。

2. 感染途径

（1）产前感染：极罕见，如母亲患李斯特菌菌血症时，该菌可通过胎盘感染胎儿导致流产、死胎、早产。

（2）产时感染：患儿常有胎膜早破、产程延长、难产等病史。

（3）产后感染：为国内新生儿化脑最常见的感染途径。病原菌以金葡菌最多，大肠埃希菌次之，多由脐部、受损皮肤与黏膜、呼吸道、消化道、泌尿道等侵入血液循环再到达脑膜。

【诊断】

1. 病史

（1）宫内感染有孕母妊娠晚期感染史、羊水早破18小时以上或羊膜绒毛膜炎病史。

（2）产时感染有产程中吸入被病原菌污染的产道分泌物或断脐不洁史。

（3）生后感染多因密切接触者有呼吸道感染史。新生儿败血症、脐炎、皮肤感染史以及反复接受侵入性操作史。

2. 临床表现

（1）一般表现：与败血症相似，但常常更重。

（2）特殊表现：

1）神志改变：烦躁、精神萎靡、嗜睡、易激惹、惊跳、突然尖叫等。

2）眼部的异常：双眼无神，双目发呆，落日眼，眼球震颤或斜视。

3）颅内压增高表现：前囟紧张、饱满或隆起，骨缝分离，由于新生儿颈肌发育很差，颈项强直较少见，常缺乏脑膜刺激征。

4）惊厥：30%~50% 可出现惊厥。可仅表现眼睑或面肌小抽动如吸吮状，一侧或局部肢体抽动，可出现划船、踏车样动作，亦可出现阵发性发绀、呼吸暂停等。

3. 实验室检查

（1）脑脊液检查：

1）压力：>2.94~7.84kPa（30~80mmH_2O）。

2）外观：混浊或毛玻璃样，也可血性，少数可清晰。

3）白细胞：>20 × 10^6/L。

4）蛋白：足月儿：>0.1~1.7g/L；早产儿：>0.65~1.5g/L。若 >6g/L，预后差。

5）葡萄糖：<1.1~2.2mmol/L（20~40mg/dl）或低于同期血糖的 50%。

（2）涂片及培养：是确诊病原菌的可靠依据。

（3）血常规：白细胞增多，以中性增高为主，多见核左移及中毒颗粒。血红蛋白及血小板减少。

（4）免疫学检查：乳胶凝集试验、对流免疫电泳、免疫荧光技术检查可测定菌体抗原。脑脊液鲎溶解物试验阳性者可确诊为革兰阴性细菌感染。

4. 头颅 B 超及 CT 检查　可以帮助诊断脑室膜炎、硬脑膜下积液、脑脓肿、脑积水等，还可随访疗效。用于尽早发现及监测并发症。

【治疗】

1. 抗菌治疗　选择能通过血脑屏障良好的抗生素。越早越好，当病原菌尚未明确前，可根据本地区的常见病原菌选用抗生素，应选用易透过血脑屏障、毒性小的杀菌药物；静脉给药；用药后 48~72 小时应复查脑脊液，如病程无好转，则需更换抗生素；培养阳性者则按药敏选药。疗程 2~3 周。

2. 肾上腺皮质激素的应用　对控制脑水肿，减少炎症渗出及并发症，减轻中毒症状等均有作用。地塞米松每天 0.6mg/kg，每 6 小时一次，连用 4 天。

3. 脱水剂的应用　有严重颅压高症状者需用 20% 甘露醇，每次 0.25~1g/kg，每天 2~3 次，或加用呋塞米每次 1mg/kg，静注。

4. 一般治疗和支持疗法　加强护理，及时对症处理，可予丙种球蛋白支持治疗。

【并发症及处理】

1. 硬膜下积液　硬膜下穿刺，每次放液不超过 15~20ml，每天或隔天一次，至症状消失为止。有积脓者可注入抗生素。保守疗效不好者可手术治疗。

2. 脑室炎　侧脑室穿刺注入抗生素。

3. 梗阻性脑积水　引流手术。

【预防】

预防新生儿感染是预防本病的关键。

（张金晶　王亚娟）

第十节　新生儿脐炎

新生儿脐炎（neonatal omphalitis）是因断脐时或出生后处理不当，脐残端被细菌侵入、繁殖所引起的急性炎症，也可由于脐血管置保留导管或换血时被细菌污染而导致发炎。

【病因】

新生儿脐炎可由任何化脓菌引起。常见的化脓菌是金黄色葡萄球菌，其次为大肠埃希菌、铜绿假单胞菌、溶血性链球菌等。脐带创口未愈合时，爽身粉等异物刺激可引起脐部慢性炎症而形成肉芽肿。

【诊断】

1. 临床表现

（1）轻者脐轮与脐周皮肤轻度红肿，伴脓性分泌物。

（2）重者脐部及脐周明显红肿发硬，脓性分泌物较多。向周围扩散可致蜂窝织炎、皮下坏疽、腹膜炎及深部脓肿。

（3）慢性脐炎常形成脐肉芽肿。

2. 鉴别诊断　脐部具有炎症表现即可诊断。注意与脐肠瘘（卵黄管未闭）、脐窦和脐尿管瘘进行鉴别。

【治疗】

1. 轻者局部用 2% 碘酒及 75% 酒精清洗，每天 2~3 次。

2. 脐周有扩散或有全身症状者，除局部消毒处理外，还需应用抗生素。

3. 慢性肉芽肿可用硝酸银涂擦，大肉芽肿可用电灼、激光治疗或手术切除。

【预防】

断脐应严格无菌，生后勤换尿布，保持脐部清洁、干燥。护理治疗要无菌操作。

（张金晶　王亚娟）

第十一节　新生儿鹅口疮

鹅口疮（neonatal thrush）是由白色念珠菌所致的口腔黏膜炎症，又称口腔念珠菌病（oral moniliasis）。新生儿时期常见本病。

【病因】

1. 乳具消毒不严，乳母乳头不洁，或喂奶者手指污染。
2. 出生时经产道感染。
3. 长期使用广谱抗生素或肾上腺皮质激素。
4. 慢性腹泻。
5. 经医护人员手的传播，院内交叉感染。
6. 接触感染念珠菌的食物、衣物和玩具。

【诊断】

1. 临床表现　本病特征是在口腔黏膜上出现白色如凝块样物，常见于颊黏膜、上下唇内侧、齿、牙龈、上颚等处，有时波及咽部。白膜不易拭去，强行剥落后，局部黏膜潮红、粗糙，并可溢血，白膜又迅速生成。患处无疼痛感，不影响吸吮，无全身症状，偶可表现拒乳。

当全身抵抗力下降时，病变可蔓延至咽后壁、食管、肠道、喉头、气管、肺等处，出现呕吐、呛奶、吞咽困难、声音嘶哑、呼吸困难等症状。

2. 实验室检查　可取白膜少许置玻璃片上，加10%氢氧化钠一滴，在显微镜下可见到念珠菌菌丝及孢子。或通过念珠菌培养确诊。

【治疗】

健康新生儿一般可自限。轻症治疗可用2%碳酸氢钠（小苏打）溶液，清洁口腔。再用制霉菌素鱼肝油涂口腔黏膜，每天3~4次，2~3天便可治愈。切忌用粗布强行揩擦或挑刺口腔黏膜，以免局部损伤，加重感染。

【预防】

新生儿的用具要严格消毒，护理人员接触婴儿前要洗手，母亲喂奶前应洗净乳头。

（张金晶　王亚娟）

第四章

新生儿消化系统疾病

第一节　新生儿消化系统常见症状

一、新生儿呕吐

呕吐(neonatal vomiting)是新生儿期常见症状之一,是由消化道及其他有关的器官借助一系列复杂的神经反射来完成的。

【病因】

引起呕吐的原因很多,内科疾病包括:喂养不当、咽下综合征、消化道出血、胃食管反流(GER)、贲门失弛缓、幽门痉挛、新生儿便秘、新生儿坏死性小肠结肠炎(NEC)、颅内压升高(颅内感染、缺氧缺血性脑病、颅内出血、颅内占位性病变)等;外科疾病包括:食管闭锁及食管气管瘘、肥厚性幽门狭窄、胃扭转、肠旋转不良、肠闭锁、先天性巨结肠、肛门直肠闭锁及狭窄等。

【诊断】

在诊断思路方面首先要区别呕吐的类型,根据呕吐的发病时间、伴随症状、相应体征以及特点鉴别是内科性或外科性呕吐,是否伴有机械性或梗阻性肠麻痹等,从而尽早明确诊断。

1. 呕吐类型

(1) 溢乳:为哺乳后从口角溢出乳汁,不属于真正的呕吐。

(2) 一般呕吐:常伴恶心,每次吐不重,多为胃内容物,多见于喂养不当、胃肠道感染或全身感染的伴随症状。

(3) 反复呕吐:无规律性,呕吐一般不含胆汁,主要见于GER。

(4) 喷射性呕吐:突然发生,呕吐量较大,随日龄增加呕吐物可为奶样、乳酪样，有酸味，不含胆汁。主要见于大量空气吞入、胃扭转、幽门梗阻，在颅内压增高性疾病时可呕吐大量含胆汁液。

2. 呕吐发生时间 生后7天内发病的早期新生儿呕吐重点考虑食管闭锁、咽下综合征、GER、胎粪性便秘、胃扭转等；生后7天后发病的中晚期新生儿呕吐应考虑肥厚性幽门狭窄、肠梗阻、NEC等。

3. 呕吐伴随症状

（1）呕吐物颜色：清淡或半透明色黏液，可能是食管内容物；伴有酸味，有奶汁或凝块，多来自胃内；乳凝块多，伴酸臭味，有规律性，多为幽门梗阻；呕吐物为绿色，可能为较高位肠梗阻，首先要除外先天畸形，如呈均匀绿色，应考虑是否有肠旋转不良，也可能由于败血症所致；吐物为粪性有臭味，多为低位梗阻，结合腹部情况考虑是否为麻痹性肠梗阻或胎粪性腹膜炎；吐物带血首先考虑消化道黏膜出血，如出血量多、色鲜红，多为新鲜活动性出血，呈紫褐色、咖啡色为陈旧性出血。

（2）呕吐与腹型：上腹膨隆，下腹塌陷，表明梗阻位置较高，如看到胃蠕动波可能为幽门性梗阻，伴有肠型、蠕动波为空肠梗阻；腹部膨隆呈球形，皮肤紧张发亮、静脉曲张，则是低位肠梗阻；肠鸣音亢进或减弱，气过水声，梗阻多在回肠末端、结肠部位。肠鸣音消失，则是麻痹性肠梗阻的表现。

（3）呕吐与排便：呕吐同时伴有稀便、水样便、蛋花汤样便等排出，为肠功能紊乱、消化不良、肠炎等引起；伴血便，内科首先要考虑肠道感染、出血性疾病、应激性溃疡、过敏性肠炎等；外科则主要检查有无NEC、肛门直肠炎症、肛裂、肠道畸形；伴排便逐渐减少到停止，膨隆不减轻，则可能为完全性肠梗阻；伴排便为不完全性肠梗阻，肛诊时有气体溢出，则为麻痹性肠梗阻。

4. 辅助检查

（1）腹部平片。

（2）胃肠造影检查。

（3）24小时胃食管pH动态监测。

（4）腹部B超检查。

（5）胃镜检查。

【处理原则】

1. 病因治疗 首先除外外科性呕吐，以免延误手术时机，再针对病因治疗，如改善喂养方式、积极控制感染、外科疾病及早手术等。

2. 对症治疗

（1）禁食水及静脉补液：呕吐较轻者不需禁食，呕吐严重者在确诊前应禁食，给予肠道外营养，保证能量摄入量。

（2）体位：采用抬高床头或侧卧位。

（3）洗胃：可用温生理盐水或1%碳酸氢钠洗胃。

（4）解痉止吐：幽门痉挛可在每次奶前15~20分钟滴入1：（1000~2000）的阿托品，从1滴开始，逐步增加剂量直到用药后面部潮红表示用量已足。小剂量红霉素（1~3mg/kg）作为促进胃肠动力药也在新生儿较多使用。

（5）胃肠减压：呕吐剧烈、频繁伴严重腹胀者，可持续胃肠减压。

（6）纠正水、电解质紊乱。

二、新生儿呕血、便血

呕血和便血（neonatal hematemesis and melena）统称为消化道出血，是新生儿常见急症，出血量可多可少，严重危害新生儿的健康和生命安全。

【病因】

包括吞咽母血、全身性出凝血性疾病（重症感染、硬肿、新生儿出血症等）、消化道疾病（如反流性食管炎、急性胃黏膜病变、急性胃肠炎、肠梗阻、奶粉不耐受、先天性巨结肠、乙状结肠、直肠及肛门疾病等）。

【诊断】

1. 排除假性呕血和便血 对生后48小时内发病的患儿的第一次上消化道出血血样进行碱变性（APT）试验，可鉴别血液是否来自母亲血，以除外咽下综合征。

2. 出血的初步定位 如呕血与黑便同时存在可能是上消化道出血；呕血带胆汁时可能是下消化道上段出血；洗胃后胃抽取液带有鲜血时为胃以上出血，应注意排除操作损伤；黑便、果酱样便、咖啡色便不伴呕血提示小肠或右半结肠出血；鲜红色便或暗红色便提示左半结肠或直肠出血；血与成形便不相混或便后滴血提示病变在直肠或肛门。

3. 内外科疾病的鉴别诊断

（1）内科性出血的特点：有围产期缺氧史及感染史；除新生儿出血症外，一般呕血量不多；一般为麻痹性肠梗阻；常有消化道以外的症状和体征；X线平片多无异常特征。

（2）外科性出血的特点：有羊水过多史；反复呕血，常伴水和电解质紊乱；呕吐物含胆汁及粪汁；无胎便或量极少；有腹胀、肠梗阻表现；X线平片、钡剂造影可见各种消化道病变的特征。

4. 判断疾病的程度 出血量的多少应根据以下来判断：

（1）呕血、便血情况：呕吐咖啡色物，一般出血量不大；呕吐红色或暗红色，出血量较大；呕血同时有暗红色血便，出血量大。

（2）生命体征：心率增快、血压下降出现休克表现提示出血量大，急性失血超过总血容量的1/5可出现循环衰竭表现。

(3) 实验室检查:需动态观察血色素以评估出血量,除外肾衰竭后,血尿素氮(BUN)升高也提示出血量较大。

5. 辅助检查 血常规、血型、便常规+潜血、便培养、凝血功能、肝肾功能、APT试验、腹部立位片、钡剂造影(宜在非出血期进行)、内镜检查等。

【处理原则】

1. 禁食水及静脉补液。

2. 对症治疗 新生儿出血症可予维生素K_1治疗。抗感染,纠正休克,并予酚磺乙胺、凝血酶等药物治疗。可输新鲜同型血10~20ml/kg补充凝血因子。

3. 留置胃管 胃肠减压,予1%碳酸氢钠洗胃,也可予100ml冷盐水+8ml去甲肾上腺素,10~20ml/次,保留30分钟再吸出,以达到止血目的;也可通过胃管注入云南白药等止血,注入黏膜保护剂蒙脱石散、磷酸铝凝胶等。

4. 抑酸制剂 必要时可静点西咪替丁15~20mg/(kg·d)加入生理盐水20ml,15~30分钟滴注,每天1~2次。

5. 内镜下止血治疗。

6. 手术治疗 内科保守治疗无效,疑有胃肠道坏死或穿孔时需手术探查和治疗。

三、新生儿腹胀

腹胀(neonatal abdominal distention)是新生儿期常见的症状,表现为腹部局部或全腹部膨隆,或伴有腹壁皮肤紧张发亮,常与呕吐相伴行。

【病因】

一般分为生理性腹胀和病理性腹胀两种。生理性腹胀可能与新生儿以腹式呼吸为主、消化道产气多、肠管平滑肌及腹壁横纹肌张力低下有关,表现为奶后的轻微腹胀、哭闹或哺乳时吞下较多气体引起的腹胀,无其他症状属于生理性。病理性腹胀以感染性疾病居首位,还包括机械性肠梗阻、麻痹性肠梗阻、腹水、气腹、腹部占位性病变等。

【鉴别诊断】

1. 机械性肠梗阻 有较规律的阵发性哭闹,伴呕吐,吐后哭闹暂缓解,呕吐物常含胆汁、血液或粪汁,无或仅有少量粪便、气体排出,腹部可见肠型,肠鸣音增强或有气过水声,病变局部有明显压痛或(和)包块。腹部立位片可见2个以上肠腔内液平面等特征性改变,晚期可合并麻痹性肠梗阻。

2. 麻痹性肠梗阻 腹部弥漫性膨隆,肠型轮廓不清或有粗大而松弛的管型,腹壁有轻度水肿,晚期可呈紫蓝色,肠鸣音明显减弱或消失。常为各种疾病的晚期合并症。

3. 腹水 一般引起全腹弥漫性膨隆，根据腹水的性质可分为渗出性腹水（化学性、感染性）和漏出性腹水（乳糜性、尿液性、胆汁性、胰液性、血性等）。腹腔穿刺检查对明确腹水性质和来源有诊断价值。

4. 气腹 可有面色苍白或发绀、呼吸窘迫、心动过速或过缓等病情迅速恶化表现，腹部立位片可见腹腔、膈下游离气体。

5. 辅助检查 血常规、尿便常规、电解质检查，腹部X线立位平片，消化道钡剂造影，腹部B超等。

【处理原则】

1. 治疗原发病 控制感染，改善通气，纠正水、电解质紊乱，保证能量及液体入量。外科疾病需及时手术。

2. 对症治疗 严重腹胀者可禁食水并持续胃肠减压。保持肠道菌群平衡。清洁灌肠、肛管排气等。

（陈 慧 王慧欣）

第二节 新生儿咽下综合征

咽下综合征（neonatal swallowing syndrome）在新生儿期不少见，主要特点为新生儿出生后即出现呕吐，进食后呕吐加重，呕吐内容物为羊水，也可带血，持续1~2天后多自愈。

【病因及发病机制】

在分娩过程中，胎儿如吞入羊水量过多，或吞入被胎粪污染或已被感染过的羊水，或含较多母血的羊水，均可刺激新生儿的胃黏膜，而引起呕吐。

【诊断】

1. 症状 常于生后尚未开奶即开始呕吐，吐出物呈泡沫黏液样，有时带绿色，为被胎粪污染的羊水，有时含咖啡色血样物。开始喂奶后呕吐常加重，吃奶后即吐出。但一般情况好，无呛咳，也无发绀等症状。胎便排出正常，有时可排黑便，大便潜血阳性。

2. 体征 一般腹部不胀，看不到胃型或肠型，也无其他异常体征。通常在1~2天内，将咽下的羊水及产道内容物以及血液吐净后，呕吐即停止。

3. 鉴别诊断 吐血量多时需与新生儿自身消化道出血相鉴别，如新生儿应激性溃疡、新生儿出血症也可有呕血症状。可做APT试验，取患儿呕吐物或大便中血性标本，加水搅匀，使之溶血，沉淀后，取上清液5份加1%氢氧化钠1份。1~2分钟后观察，若呈棕黄色，表示血液来自母体，因成人血红蛋白遇碱则变性。若呈红色，表示血液来自新生儿本身，因新生儿血以胎儿血红蛋白为主，具有抗碱性，不变色。经以上试验，如证明为母血，可确诊为本病。

【治疗】

此病一般不需治疗，吞入液体吐净后，1~2 天内自愈。呕吐重者可用 1% 碳酸氢钠溶液或 1/2 张温盐水洗胃，洗 1~2 次后，呕吐即可停止。

（陈　慧　王慧欣）

第三节　新生儿胃食管反流

胃食管反流（gastroesophageal reflux，GER）是指胃内容物，包括从十二指肠流入胃的胆盐和胰酶等反流入食管的一种常见临床症状，分为生理性和病理性两种。前者是由于哭闹、吸吮、胃胀气引起食管下括约肌反射性松弛，而使食物进入食管内或胃内过多气体通过食管排出体外，往往发生在喂奶时或喂奶后。后者是由于食管下括约肌的功能障碍和（或）与其功能有关的组织结构异常，以致食管下括约肌压力低下而出现的反流，可引起一系列临床症状，长期反流导致反流性食管炎，支气管、肺部并发症，营养不良等成为胃食管反流病（GERD）。

【病因及发病机制】

其发病与下列因素有关：

1. 食管下括约肌防反流屏障功能低。
2. 食管廓清能力降低。
3. 食管黏膜的屏障功能破坏。
4. 胃、十二指肠功能失常。

胃食管反流时由于酸性胃液反流，食管长期处于酸性环境中，可发生食管炎、食管溃疡、食管狭窄、反流物吸入气管可引起反复发作的支气管肺炎、肺不张，也可引起窒息、猝死综合征。

【诊断】

1. 临床表现　85% 的患儿生后 1 周内即出现呕吐症状，表现为溢乳、轻度呕吐或喷射性呕吐，呕吐较顽固。80% 的患儿出现体重不增，以致营养不良。并发反流性食管炎时可出现呕血。呕吐物被吸入可致肺部合并症。常与其他先天性疾病伴发，如食管裂孔疝、先天性食管闭锁等。

2. 辅助检查

（1）食管钡剂造影。

（2）食管 24 小时 pH 值监测。

（3）胃食管放射性核素闪烁扫描。

（4）消化道 B 超检查。

（5）其他：食管抗阻检测、食管内镜检查、食管测压等。

【治疗】

1. **内科治疗**

（1）体位：是一种有效而简单的治疗方法，以抬高床头30°为宜，俯卧位或左侧卧位，通过食物重力作用使反流物的量减少，而且反流物容易被清除。

（2）饮食及喂养：少食多餐、喂稠厚食物可减少胃内容物，减少反流机会，减少呕吐，减少哭闹时间，延长睡眠时间。

（3）药物治疗：当保守治疗不能缓解时，可以考虑药物治疗，目前多采用增加食管下括约肌张力、抑制胃酸分泌、增加食管蠕动、加速胃排空等方面药物。

（4）促胃肠动力药：①多巴胺D2受体拮抗剂：如多潘立酮，每次0.3mg/kg，每天2~3次，奶前30分钟口服，连续7~10天；②红霉素及其衍生物：为非肽类胃动素受体兴奋剂，一般用小剂量3~6mg/（kg·d），分3次口服或静脉给药；③5-羟色胺受体4（5-HT_4受体）激动剂：属苯酰胺类药物，如西沙比利（普瑞博思），可通过兴奋肠道肌间神经丛5-HT_4受体起作用，能释放乙酰胆碱，促进全胃肠道的动力，小剂量西沙比利每次0.09~0.25mg/kg，每6小时一次经肠给药，与西咪替丁合用可增加其生物利用度，但忌与红霉素合用。

（5）抑酸药：①抑制胃酸分泌：H_2受体阻滞剂，如西咪替丁每次3~5mg/kg，日服2~4次；雷尼替丁每次3~4mg/kg，日服2次；法莫替丁每次1~2mg/kg，日服2次。质子泵抑制剂有奥美拉唑0.5~0.8mg/（kg·d），埃索美拉唑0.5~1.0mg/（kg·d），每天1次服用。②中和胃酸：铝碳酸镁，较少用于新生儿。

（6）黏膜保护剂：能增加黏膜对酸的抵抗力及促进黏膜上皮修复，常用蒙脱石散，每次1/3袋，日服3次。磷酸铝10~15mg/（kg·d），分3~4次服用。

2. **外科治疗**　绝大多数GER经内科治疗症状可以改善，仅不足1%的患儿需抗反流外科手术。手术指征包括：内科保守治疗6周无效；有严重并发症（消化道出血、营养不良、生长迟缓），严重食管炎或缩窄形成，有反复呼吸道并发症等。经腹腔镜行胃底折叠术有效率达94%，且并发症少。

（陈　慧　王慧欣）

第四节　新生儿腹泻病

新生儿腹泻病（neonatal diarrhea）是新生儿时期常见疾病之一，易导致水、电解质紊乱，对新生儿健康威胁甚大。其中感染性腹泻可引起产院新生儿室或医院新生儿病室内暴发流行。

【病因及发病机制】

1. **感染性**

（1）细菌性：大肠埃希菌是引起新生儿腹泻最常见的细菌，致病性大肠埃希菌(EPEC)及肠毒素性大肠埃希菌(ETEC)是新生儿腹泻的常见病原体,侵袭性大肠埃希菌(EIEC)引起的腹泻多为散发性。

(2) 病毒性:以轮状病毒为多见。

(3) 真菌性:多发生在长期应用抗生素后,以白色念珠菌为多见。

(4) 寄生虫:滴虫、梨形鞭毛虫都可引起新生儿腹泻。

2. 非感染性

(1) 喂养不当或肠道外感染。

(2) 吸收不良。

3. 抗生素相关性腹泻 是指由于应用抗生素导致肠道菌群失调,而继发的腹泻。多发生于应用抗菌药物后5~10天,早在用药第1天迟至停药后6周发病,症状多为水样、糊状便,轻重不等,轻微自限性腹泻至播散性结肠炎,严重者可合并电解质紊乱和酸碱平衡失调,甚至发生假膜性肠炎。

【诊断】

1. 临床表现

(1) 消化道症状:轻症表现为一般消化道症状,一天腹泻次数多在10次以下,偶有呕吐、食欲缺乏,全身情况尚好,可有轻度脱水及酸中毒。重者可急性起病,也可有轻型病例发展而成,腹泻一天10次以上,呕吐频繁,短时间内即可出现明显脱水、酸中毒及电解质紊乱。

(2) 全身情况:重症患儿可出现全身症状。如高热或体温不升、精神萎靡、腹胀、尿少、四肢发凉、皮肤发花等。部分病例可并发坏死性小肠结肠炎。也有的病例可先以全身症状起病,然后出现消化道症状,类似败血症表现。

(3) 脱水、酸中毒:新生儿失水程度的估计与婴儿一样,分为轻度、中度和重度。新生儿酸中毒症状不典型,常表现为面色灰暗、唇周发绀、鼻翼扇动和(或)唇色樱红、呼吸深快等。

2. 实验室检查

(1) 细菌性腹泻早期大便培养阳性率较高,疑有败血症或其他部位感染者应及时作相应的检查、培养及药物敏感试验。病毒性腹泻可在病程5天内做粪便病毒分离,或双份血清病毒抗体测定,直接检测大便标本中轮状病毒抗原的酶免疫试验是最敏感的方法。真菌性腹泻大便镜检可见真菌孢子及菌丝,大便真菌培养可获阳性结果。

(2) 血气及血生化测定:新生儿电解质紊乱或酸碱失衡缺乏典型的临床表现,故应及时测定血气、血电解质或心电图。

(3) 肠道吸收功能的试验。

(4) 过敏原测试。

【治疗】

治疗原则：预防脱水，纠正脱水，继续饮食，维持肠黏膜屏障功能。

1. 饮食及营养维持　一般腹泻只需继续喂母奶，或用新生儿配方奶，稀释成1∶1或2∶1（奶∶水），奶量从少量开始逐步增加。对于慢性迁延性腹泻多有乳糖不耐受，可用替代食品：

（1）无乳糖婴儿配方奶粉：以麦芽糖糊精或葡聚糖类替代乳糖的无乳糖婴儿配方奶，其他成分不变。

（2）豆奶：以黄豆为基础的经特殊制造的配方奶，黄豆不含乳糖、蛋白质以黄豆蛋白为主，但不宜长期服用。

2. 液体疗法

（1）预防脱水：口服补液盐（ORS）。每包内含氯化钠（食盐）3.50g+碳酸氢钠（苏打）2.5g+氯化钾1.5g+葡萄糖粉20g，加水1000ml稀释，为2/3张液，张力过高，新生儿应慎用。如需用应稀释到1/2张为妥，凡频繁呕吐或出现脱水症状者均应静脉补液。

（2）第一天补液：

1）液体总量（表1-4-1）：应包括累积损失量、生理需要量和异常继续丢失量（新生儿细胞外液多，体表面积大，累积损失量和维持量均相对较多。胎龄、日龄越小，需要量相对越多）。

表1-4-1　第一天补液总液量

脱水程度	累积损失	继续丢失	生理需要	24小时补液总量（ml/kg）	24小时补钠量（mmol/L）
轻度	50	10	80~100	120~150	5~10
中度	80~100	20	80~100	150~200	10~15
重度	100~120	40	80~100	200~250	15~20

注：体重<2500g者补液总量增加50ml/kg，光疗或远红外辐射热暖床者，补液总量可增加15~20ml/kg

2）液体配制及输液速度：新生儿腹泻常用液体及张力见表1-4-2。

表1-4-2　所需液体的张力

脱水程度	总张力	累积损失	继续丢失	生理需要
等渗	1/2~2/3	1/2	1/2~1/3	1/5
低渗	2/3~等张	2/3	2/3~1/2	1/5
高渗	1/3~1/5	1/3	1/3	1/5

A. 2∶3∶1 液（0.9% 氯化钠∶5% 或 10% 葡萄糖∶1.4% 碳酸氢钠）为 1/2 张液。

B. 2∶1 液（0.9% 氯化钠∶1.4% 碳酸氢钠）为等张液。

C. 1∶1 液（0.9% 氯化钠∶5% 或 10% 葡萄糖）为 1/2 张液。

D. 10% 葡萄糖维持液（0.9% 氯化钠 20ml、5% 或 10% 葡萄糖 80ml、15% 氯化钾 1ml），为 1/3 张液。

速度：以均匀速度于前 8 小时内输入总液量的 1/2（约每小时 8~10ml/kg），后 16 小时输入剩余液量（约每小时 5~6ml/kg）。

重度脱水或有明显周围循环障碍者，先以 2∶1 等渗（0.9%NaCl∶1.4%$NaHCO_3$）20ml/kg 于 1 小时内静脉快速滴入扩容，并从总液量中扣除，有条件者可输血浆 10ml/kg。

新生儿在输注葡萄糖时要注意速度，以每分钟 8~12mg/kg 为宜（所以糖的浓度以 5%~7.5% 为宜）。

3）钾的补充：见尿补钾。按 0.15%~0.2%KCl 加入输注液内（每 100ml 液体中加 10%KCl 1.5~2ml）时间不应短于 6 小时，停止输液后给予口服补钾，10%KCl 1~2ml/(kg·d)，分 6 次口服（每天 3~4mmol/kg），连续 4~5 天，有明显低钾血症者按低血钾处理。

4）纠正酸中毒：轻度酸中毒不需另加碱性药物，中重度酸中毒可酌情先以 1.4% 碳酸氢钠（代替 2∶1 等渗液）20ml/kg 扩容。

5% 碳酸氢钠（ml）=-BE × 体重（kg）× 0.5 或

=（22- 所测 HCO_3^-mmol/L）× 体重（kg）× 0.5

先给 1/2 量以 2.5 倍注射用水稀释成等渗液，快速静脉滴注（其输入量应从总液量中扣除）。5% 碳酸氢钠 1.7ml=1mmol，以后根据临床及血气酌情补充余量。

5）异常继续丢失量：过多者可酌情增加补液量和速度，反之可适当减少。

6）补钙：重度脱水酸中毒纠正后可给予 10% 葡萄糖酸钙 2ml/kg 加等量的葡萄糖液静脉快速滴注，每天一次，连续 2 天。

（3）第 2 天以后的补液：如脱水已经基本纠正，只需要再补充异常继续损失量（宜用 1/2 张含钠液）及生理维持量（宜用 1/5 张含钠液），可混合配成 1/3~1/4 张含钠液（所含的 1/3~1/4 张含钠液中 0.9% 氯化钠占 2/3，1.4% 碳酸氢钠占 1/3），一般按 120~150ml/kg（包括口服入量）补给，氯化钾浓度仍为 0.15%~0.2%。

补液期间每天记出入量及体重，有条件者可监测血 pH、HCO_3^-、血细胞比容及电解质。

3. 控制感染

（1）对细菌感染性腹泻：针对不同病原，选用高效窄谱抗生素，达到杀灭病原菌而又避免破坏其他肠道菌群，以起到间接保护肠黏膜屏障的目的。有条件可根据便培养细菌药敏试验，选用敏感抗生素，否则可选用氨苄西林、阿莫西林、多黏菌素 E、小檗碱或庆大霉素，但后者对小儿有一定的肾和耳毒性等副作用，虽口服吸收量较少，但其用药剂量不应过大、疗程不宜过长。严重者可选用三代头孢菌素（头孢他啶、头孢哌酮、头孢氨噻肟、头孢呋肟）或新型喹诺酮类药物。

（2）病毒性肠炎：不必使用抗生素。

（3）真菌性肠炎应停用抗生素，给予制霉菌素，每次 12.5 万 ~25 万 U，每天 2~3 次口服；或克霉唑 20~30mg/(kg·d)分 3 次口服；或咪康唑 10~20mg/(kg·d)分 3 次口服或静脉滴注。

（4）对于抗生素相关性腹泻，应停用抗生素，如病情不允许也应换用抗生素，选用对梭状芽胞杆菌敏感的药物，如甲硝唑、万古霉素。

4. 肠黏膜保护剂的应用 作用为吸附病原体和毒素，维持肠细胞的吸收和分泌功能，使腹泻水分减少，还可与肠道黏液糖蛋白相互作用，增强其屏障作用。蒙脱石散 0.5g/ 次，第一天 3 次，以后每天 2 次。

5. 微生态疗法 目的在于恢复肠道正常菌群，重建肠道天然生物屏障保护作用，常见有双歧杆菌乳杆菌三联活菌（金双歧）、地衣芽胞孢杆菌活菌（整肠生）等。

【预防】

1. 一旦发现腹泻病例，必须立即隔离，以免造成感染的蔓延。
2. 健全消毒隔离制度，认真做到接触每个患儿前认真洗手。
3. 提倡母乳喂养。

（陈 慧 王慧欣）

第五节 新生儿坏死性小肠结肠炎

新生儿坏死性小肠结肠炎（neonatal necrotizing enterocolitis，NEC）是新生儿尤其是早产儿常见的消化道急症，早产儿、小于胎龄儿发病者较多，多在生后 24 小时 ~10 天内发病，以生后 3~10 天为发病高峰。

【病因】

一般认为是由多因素综合作用所致：

1. 早产儿肠道功能不成熟、血供调节能力差、胃酸低、肠蠕动弱、食物易滞留及发酵，致病菌易繁殖，肠道对各种分子和细菌的通透性高，肠道内分泌型 IgA（SIgA）低下，易受到细菌的侵入。

2. 感染及其炎症反应，内毒素、前列腺素、白三烯等多种炎症介质参与

NEC 的发病过程。

3. 窒息、呼吸窘迫、休克等均可引起使肠壁的缺氧缺血和再灌注损伤。

4. 人工喂养儿肠黏膜缺乏 SIgA 保护，容易受细菌的侵袭。

5. 高渗溶液对肠黏膜的直接损害。

6. 其他疾病，如新生儿肺炎、败血症、低血糖、酸中毒等均可引起肠黏膜的损伤而诱发本病。

【诊断】

1. 临床表现 较多发生在出生后 3~10 天，其起病形式不一：大多表现为腹胀、肠麻痹、胃潴留增加，可伴有体温不稳、呼吸暂停、心动过缓等非特异性症状；有少数起病急骤，表现为呼吸衰竭、循环衰竭、便血、腹膜炎及 DIC。

目前 NEC 的临床分期主要参照 Bell 分期标准：

（1）第一期：可疑 NEC：症状较轻；腹胀、胃潴留增加，对食物不耐受可伴有体温不稳、呼吸暂停、心动过缓；腹部 X 线平片可见肠道充气、功能性改变、无肠壁囊样积气。

（2）第二期：可确诊 NEC：症状同第一期，大多有便血及呕血，腹胀更明显，有的患儿有代谢性酸中毒及血小板减少，X 线平片可见肠壁囊样积气。

（3）第三期：重型 NEC：生命体征不稳定（SIRS、低血压、心动过速或过缓、呼吸暂停、低体温），代谢性酸中毒、DIC、中性粒细胞减少、毛细血管渗出和多器官功能不全，病情突然恶化往往提示肠穿孔，若出现高度腹胀、腹壁红肿或极度腹壁压痛，常提示腹膜炎。

2. 辅助检查

（1）实验室检查：

1）血常规及 CRP：感染性血象，白细胞计数可以正常、升高或降低，后者提示病情严重。血小板多降低，约半数患儿血小板计数低于 $60\times10^9/L$，血小板降低者死亡率高。CRP 多数升高。

2）大便常规：镜检可见红细胞、白细胞、潜血试验阳性。

3）血气分析：可有代谢性酸中毒，病情严重者呼吸性酸中毒及 PaO_2 降低。

4）细菌培养：血、粪、腹腔穿刺液可培养出相应细菌。1/3 患儿血培养阳性。

5）其他检查：目前进行的呼吸道氢气、尿液血液中 D 乳酸盐，粪便中 α_1-抗胰蛋白酶含量测定有助于 NEC 的诊断。

（2）X 线检查：NEC 的早期 X 线表现不典型，主要以动力性肠梗阻表现为主，小肠充气扩张且分布不均匀，部分小肠襻表现为无特征性的展开，部分肠管呈连续管型，一旦怀疑本病应立即拍腹部 X 线平片，并每 8~12 小时复查 1 次，动态观察变化，典型征象如下：

1）肠胀气：小肠为主，有多个液平（立位腹平片），肠曲间距增宽。

2）肠壁囊样积气：肠壁黏膜下层及浆膜下可见多囊状、泡沫状、线状、环状透亮影，为较特征性改变，肠袢固定表明该段肠壁病变重。

3）门静脉积气：自肝门向肝内呈树枝状透亮影，可在4小时内消失，提示预后不良。

4）腹膜外积气或胃壁积气：有时可见。

5）可有腹腔积液或气腹影，仰卧位水平透照可显示病发肠穿孔所致游离气体。

6）如果出现肠袢固定扩张，提示肠道全层坏死，动力消失。

（3）腹部B超：可见肠壁增厚、肠壁积气、门静脉积气、腹水和胆囊周围积气。

【治疗】

1. 基本处理　凡考虑为NEC时下列各点为基本处理方法：

（1）禁食，胃肠减压。

（2）密切观察生命体征及腹围变化。

（3）观察胃肠道出血情况（胃肠减压吸出血性液体及便血）。

（4）每6~8小时腹部X线检查，待病情好转后检查间隔时间可延长。

（5）抗生素常选用氨苄西林及庆大霉素，厌氧菌感染用甲硝唑。

（6）维持水电解质、酸碱平衡。

（7）抽血送培养，必要时大便培养。

（8）随访血常规、血小板、血电解质、血浆蛋白及血气分析。

（9）纠正贫血，血细胞比容保持在0.4左右。

2. 除上述基本处理外，对第一期（可疑NEC）的细菌培养若阴性，且小儿一般情况也恢复正常，且腹部平片也正常，则处理3~4天后可停用抗生素并开始恢复进食。可先试喂5%糖水，无呕吐及腹胀再喂少量稀释的乳汁，若能耐受逐渐增加摄入量。若有呕吐、腹胀等症状，则应暂停哺乳一次，然后再减量试喂。

第二期除上述基本处理外，抗生素应用一般不少于10天，禁食也在10天以上，当腹部平片恢复正常后7天可开始进食，注意点同上。有的患儿因病变较广泛，恢复期有继发性乳糖酶缺乏，进食乳品后出现腹胀、腹泻，应暂时改为不含乳糖的代乳品。禁食期间予静脉营养。缺氧时供氧。

第三期除上述处理外，要加强呼吸管理，必要时予机械通气。由于感染重、肠壁水肿、腹腔渗出，要重视补液，输血浆10ml/kg以维持血容量，血压下降时除补充血容量外，尚可滴注多巴胺5~10μg/（kg·min）。当PaO_2、$PaCO_2$正常而代谢性酸中毒不能纠正时，要考虑血容量不足。

凡是考虑肠穿孔、右下腹部块状物、腹壁红肿或经内科保守治疗无效者，均应请外科医师会诊。

【预防】

1. 预防早产、防治感染。

2. 重视并正确处理诱发坏死性小肠结肠炎的因素，如围产期窒息、感染、红细胞增多症、脐动脉插管等。

3. 提倡母乳喂养。

4. 肠道酸化处理。

5. 肠道微生态制剂。

（陈 慧 王慧欣）

第六节 新生儿胆汁淤积综合征

新生儿胆汁淤积综合征（neonatal cholestasis）是由于肝细胞不能正常合成胆汁酸，或由于胆管系统功能异常不能有效地将胆汁排泄导致胆红素、胆酸及胆固醇在血液及肝外组织蓄积的临床过程。

【病因及发病机制】

常见原因包括梗阻性、遗传代谢性、感染性及中毒性疾病，其中胆道闭锁、特发性婴儿肝炎最常见。

1. 肝细胞性 新生儿肝炎（各型肝炎病毒、巨细胞病毒、EB病毒等）、新生儿败血症等感染性疾病、药物及中毒等。

2. 肝后性梗阻 包括胆道闭锁、胆总管囊肿、胆囊结石、胆汁浓缩、囊性纤维化病、新生儿胆总管硬化等。

3. 遗传代谢病 α_1-抗胰蛋白酶缺乏、酪氨酸血症、半乳糖血症、尼曼-皮克病、新生儿垂体功能低下、囊性纤维化病等。

【诊断】

一旦诊断胆汁淤积即应尽快明确病因，但快速、有效地诊断新生儿胆汁淤积的病因往往较难。

1. 临床表现 黄疸是最常见的临床表现，发生率达92%，还包括大便颜色变浅、尿色加深、肝大或质地改变等，皮肤瘙痒在新生儿期较少见。

2. 胆红素测定 2004年北美儿科胃肠、肝病、营养学会对新生儿胆汁淤积的定义如下：如果总胆红素 <5mg/dl，直接胆红素 >1.0mg/dl 为异常；如果总胆红素 >5mg/dl，直接胆红素 > 总胆红素的20% 为异常。我国采用结合胆红素≥26μmol/L（1.5mg/dl）作为新生儿胆汁淤积性黄疸的诊断标准，仅总胆汁酸升高不能作为胆汁淤积的诊断标准。

3. 病理检查 美国儿科学会推荐对诊断不明的胆汁淤积患儿、诊断胆道闭锁考虑外科手术的患儿应行经皮穿刺肝脏活检。

4. 影像学检查

(1) 放射性核素扫描:注射核素24小时后肠道内无核素显影为异常,可反映胆道梗阻或肝细胞功能障碍。

(2) 肝胆系统磁共振显像(MRCP):近年应用逐渐增多,可准确地除外胆道闭锁。

(3) 十二指肠吸引:若十二指肠引流液中不含胆汁,应注意胆道梗阻或肝细胞功能障碍。

(4) 内镜逆行性胆总管胰腺显影(ERCP)。

(5) 腹部超声。

5. 其他 血清谷氨酰胺转肽酶(GGT)、血清胆汁酸、谷丙转氨酶、谷草转氨酶等。

6. 针对原发病病因的检查 除前述有关胆汁淤积症诊断及肝活检病因诊断外,还应根据可能的原发病进行针对性检查,如针对遗传代谢性疾病的特异酶学、基因检查,各类可能的感染性疾病的系统检查,如针对败血症进行的血培养、急性期反应蛋白的监测,针对病毒感染的血清病毒抗体检查等。有时病因会有所交叉及重叠,如胆道闭锁合并CMV感染,因此,对胆汁淤积症患儿应全面进行病因学评估。

【治疗】

1. 病因治疗 采用内科和外科方法对确定的导致胆汁淤积的原发病进行治疗。

(1) 胆道闭锁或其他导致胆道梗阻的畸形:一旦确诊,应积极、尽早治疗。手术效果与胆道闭锁类型、手术时间有关。肝门肠吻合术(Kasai手术)可缓解胆汁在肝脏的淤积,减轻对肝脏的损害,手术越早预后越好。根据早期治疗与否及治疗效果,成长期肝移植也是治疗选择之一。

(2) 感染:尽快明确病原,有针对性地选用适宜的抗感染药物。治疗中除注意原发感染的治疗外,还应注意药物不良反应、继发感染的预防与治疗。

(3) 胃肠外营养相关性胆汁淤积:需综合治疗。加强高危人群的管理,如早产儿系统管理、围术期管理,在安全、合理的前提下,尽可能减少胃肠外营养比例,缩短胃肠外营养时间,选用新生儿适宜的胃肠外营养成分。

2. 对症治疗

(1) 保肝、利胆:熊去氧胆酸是外源性胆汁酸,可促进胆汁流动,剂量10~30mg/(kg·d)。有肝功受损可应用促肝细胞生长素、谷胱甘肽、肝水解肽、门冬氨酸鸟氨酸、复方甘草酸苷等保肝药。

（2）其他：对较重病例，注意肝功能异常导致的各种合成、代谢功能不足，注意补充脂溶性维生素；检测凝血功能，对凝血功能异常者进行矫正，以及合理的营养支持。

3. 预防　加强产前保健，及时发现母亲存在的可能导致婴儿发生宫内感染的情况并积极治疗；出生后密切观察，早期发现及治疗存在的各种感染性疾病；对黄疸患儿注意家族史的询问，对突变位点明确的疾病考虑产前咨询及必要的产前诊断。早期治疗时全面分析病情并评估治疗的利弊，注意药物不良反应并严密观察；积极开展肠道内营养，肠道外营养时注意营养素来源的选择、合适的配比，必要的营养素如牛磺酸、胆碱的添加等。

（陈　慧　王慧欣）

第五章

新生儿黄疸

第一节 黄疸概述

新生儿黄疸是新生儿期常见症状之一，尤其是一周内的新生儿，既可以是新生儿正常发育过程中的生理现象，也可以是多种疾病的主要表现。胆红素重度升高或虽然不很高，但同时存在缺氧、酸中毒、感染等高危因素时，可引起胆红素脑病，死亡率高，幸存者多存在远期神经系统后遗症。因此，需及时正确判断黄疸的性质，早期诊断和早期治疗。

【胆红素代谢】

1. 胆红素的形成 胆红素是血红素降解的最终产物，其来源有三个方面：

（1）衰老红细胞的血红蛋白。

（2）旁路血红素。

（3）其他：肝脏和其他组织内含血红素的血色蛋白。

2. 胆红素在血清中存在的形式及其生理特性

（1）未结合胆红素：与血清蛋白呈可逆性联结的胆红素，又称为间接胆红素。

（2）游离胆红素：未与血清蛋白呈可逆性联结的胆红素。

（3）结合胆红素：主要为胆红素单葡萄糖苷酸和胆红素双葡萄糖苷酸，又称为直接胆红素。

（4）与血清白蛋白共价联结的游离胆红素，又称 delta 胆红素。

3. 胆红素在肝内代谢过程

（1）肝细胞对胆红素的摄取。

（2）肝细胞对胆红素的转化。

（3）胆红素的代谢与肝肠循环。

【新生儿胆红素代谢特点】

新生儿胆红素代谢与成人不同,其特点:

1. 胆红素生成增多 因为新生儿红细胞寿命短;旁路和其他组织来源的胆红素增多;新生儿红细胞数量过多。

2. 肝细胞摄取胆红素能力低下。

3. 肝细胞结合胆红素的能力不足。

4. 肝细胞排泄胆红素的功能不成熟。

5. 肝肠循环增加。

总之,由于新生儿的胆红素生成增多,肝功能不成熟,肝肠循环的特点,都容易导致血胆红素浓度增高,临床易出现黄疸。

【诊断】

1. 病史 黄疸出现时间;母妊娠史、家族史、孕周、出生体重、父母血型、分娩过程、用药史;喂养方式、新生儿食欲、大小便情况、体重增加情况。

2. 体格检查 需在光线明亮的环境下评估黄疸。注意黄疸色泽、分布情况、患儿一般情况、有无贫血体征、肝脾大、神经系统症状。

3. 实验室检查

(1) 胆红素检测:新生儿黄疸诊断重要指标。

(2) 其他实验室检查:根据不同的病因进行相应的检查。如红细胞、血红蛋白、网织红细胞;血型;Coombs 试验;红细胞脆性试验;尿三胆检查;高铁血红蛋白还原率;感染相关检查;肝功能;基因检测等。

4. 影像诊断

(1) 超声:腹部 B 超。

(2) 放射性核素肝扫描:胆道闭锁。

(3) CT:胆道系统疾病、脂肪肝、肝内糖原累积病。

(4) MRCP(磁共振胰胆管造影):胆道系统疾病。

5. 其他

(1) 肝活检:新生儿期少做。

(2) 呼气中一氧化碳测定:可早期预测血胆红素生成的速度。

(3) 听、视功能电生理检查:脑干听觉诱发电位、闪光视觉诱发电位,用于早期预测胆红素毒性所致脑损伤。

【治疗】

1. 干预治疗的指征 见表 1-5-1、表 1-5-2。

美国儿科学会依据不同出生时龄胆红素水平绘制的风险分区图,将新生儿胆红素水平分为高危、高中危、低中危、低危 4 个区(图 1-5-1),根据小时胆红素的值进行干预。其中 >95 百分位为高危区,在此区域发生严重高胆红素血症和胆红素脑病的风险会大大增加。

表 1-5-1 足月儿黄疸推荐干预方案

时龄(h)	血清总胆红素水平 μmol/L(mg/dl)			
	考虑光疗	光疗	光疗失败换血 *	换血加光疗
<24	≥102.6(6)	≥153.9(9)	≥205.2(12)	≥256.5(15)
~48	≥153.9(9)	≥205.2(12)	≥290.7(17)	≥342(20)
~72	≥205.2(12)	≥256.5(15)	≥342(20)	≥427.5(25)
>72	≥256.5(15)	≥290.7(17)	≥376.2(22)	≥427.5(25)

表 1-5-2 早产儿黄疸推荐干预方案 μmol/L(mg/dl)

	24h		48h		≥72h	
	光疗	换血	光疗	换血	光疗	换血
<28w/1000g	≥85.5 (5)	≥119.7 (7)	≥119.7 (7)	≥153.9 (9)	≥119.7 (7)	≥171 (10)
28~31w/1000~1500g	≥102.6 (6)	≥153.9 (9)	≥153.9 (9)	≥222.3 (13)	≥153.9 (9)	≥256.5 (15)
32~34w/1500~2000g	≥102.6 (6)	≥171 (10)	≥171 (10)	≥256.5 (15)	≥205.2 (12)	≥290.7 (17)
35~36w/2000~2500g	≥119.7 (7)	≥188.1 (11)	≥205.2 (12)	≥290.7 (17)	≥239.4 (14)	≥307.8 (18)
36w/>2500g	≥136.8 (8)	≥239.4 (14)	≥222.3 (13)	≥307.8 (18)	≥256.5 (15)	≥342 (20)

2. 光照疗法

(1)光疗指征:各种原因所致的高未结合胆红素血症;早产儿治疗需积极;高危新生儿应放宽光疗指征;极低出生体重儿预防性光疗。

(2)光疗副作用:发热、腹泻、皮疹、青铜症、DNA 损伤、眼。

3. 换血疗法

(1)换血指征:

1)产前诊断基本明确为新生儿溶血病者出生时脐带血血红蛋白低于120g/L,伴水肿、肝大、心衰。

2)早期新生儿血清胆红素超过指南中换血标准。

3)有早期胆红素脑病症状者。

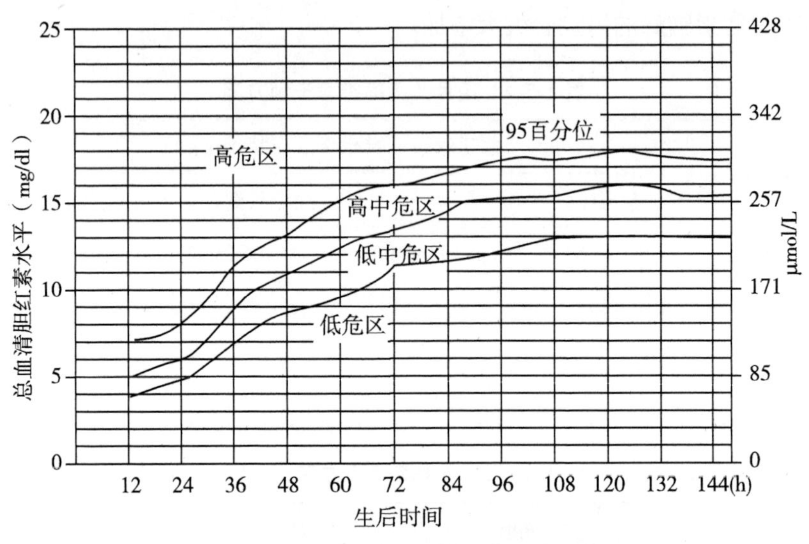

图 1-5-1 不同出生时龄胆红素风险分区图

4）早产儿及前一胎有死胎、全身水肿、严重贫血等病史者，可酌情降低换血标准。

（2）血液选择：见表 1-5-3。

表 1-5-3 换血的血源选择

新生儿	换血的血源选择
Rh 溶血病有抗 D 者	1. Rh 阴性，ABO 型同儿 2. Rh 阴性，O 型血 3. 无抗 D IgG 的 Rh 阳性，ABO 型同儿 4. 无抗 D IgG 的 Rh 阳性，O 型血
Rh 溶血病有抗 C、E 者	1. Rh 型同母，ABO 型同儿 2. Rh 型同母，O 型血 3. 无抗 C、E 等 IgG 的任何 Rh 血型，ABO 型同儿 4. 无抗 C、E 等 IgG 的任何 Rh 血型，O 型血
ABO 溶血病	1. O 型红细胞、AB 型血浆 2. O 型血 3. 同型血
不明原因的高胆红素血症	1. 同型血 2. O 型血

4. 药物治疗

（1）酶诱导剂。

（2）阻断肠肝循环。

（3）白蛋白。

（4）静脉注射免疫球蛋白。

（5）锡 - 原卟啉。

（6）肾上腺皮质激素。

（刘 颖 钟 雁）

第二节 新生儿生理性黄疸

新生儿生理性黄疸（physiologic jaundice）是新生儿早期由于胆红素的代谢特点所致，除外各种病理因素，血清未结合胆红素增高到一定范围的新生儿黄疸。肉眼观察，50% 的足月儿和 80% 的早产儿可见黄疸。

【临床表现】

足月儿生理性黄疸多于生后 2~3 天出现，4~5 天达高峰，黄疸程度轻重不一，轻者仅限于面颈部，重者可延及躯干、四肢，粪便色黄，尿色不黄，一般无不适症状，也可有轻度嗜睡或食欲缺乏，黄疸持续 7~10 天消退；早产儿多于生后 3~5 天出现黄疸，5~7 天达高峰。早产儿由于血浆白蛋白偏低，肝脏代谢功能更不成熟，黄疸程度较重，消退也较慢，可延长到 2~4 周。

【诊断】

早期新生儿约有 50%~80% 可出现生理性黄疸，但此期间有许多病理因素（包括溶血因素、感染因素、围产因素等）可引起病理性黄疸。因此，对早期新生儿出现黄疸时，不能只依据血清总胆红素（TSB）值，必须结合临床其他因素，作出正确的诊断。

新生儿生理性黄疸传统的 TSB 值诊断标准，足月儿不超过 220.6μmol/L（12.9mg/dl），早产儿不超过 256.5μmol/L（15mg/dl）。

【治疗】

生理性黄疸不需特殊治疗，多可自行消退。但临床工作中应结合胎龄、体重、病理因素、监测血胆红素，及时诊断，并给予相应的干预及治疗措施。

（刘 颖 钟 雁）

第三节 新生儿病理性黄疸

新生儿病理性黄疸（neonatal pathological jaundice）是在新生儿时期出现皮肤、巩膜黄染超过正常生理范围，其病因特殊而复杂，严重者可引起胆红素脑病，常导致死亡和严重后遗症。

【分类】

1. 按发病机制

(1) 红细胞破坏增多(溶血性、肝前性)。

(2) 肝脏胆红素代谢功能低下(肝细胞性)。

(3) 胆汁排出障碍(梗阻性、肝后性)。

2. 按实验室测定总胆红素和结合胆红素浓度的增高程度

(1) 高未结合胆红素血症。

(2) 高结合胆红素血症。

【病因】

1. 胆红素生成过多　由于红细胞破坏增多,胆红素生成过多,引起未结合胆红素增高。

2. 肝细胞摄取和结合胆红素能力低下,可引起未结合胆红素增高。

3. 胆红素排泄异常　由于肝细胞、胆管对胆红素排泄功能障碍引起。

4. 肠-肝循环增加　如先天性肠道闭锁、巨结肠、饥饿、喂养延迟等。

【诊断】

1. 诊断要点　新生儿黄疸出现下列情况之一时要考虑为病理性黄疸:

(1) 生后24小时内出现黄疸,血清总胆红素>102μmol/L(6mg/dl)。

(2) 足月儿血清总胆红素>220.6μmol/L(12.9mg/dl),早产儿>255μmol/L(15mg/dl)。

(3) 血清结合胆红素>26μmol/L(1.5mg/dl)。

(4) 血清总胆红素每天上升>85μmol/L(5mg/dl)。

(5) 黄疸持续时间较长,超过2~4周,或进行性加重。

2. 实验室检查　根据不同的病因进行相应的检查,见有关章节。

3. 鉴别诊断　需与生理性黄疸鉴别。

【治疗】

采取措施降低血清胆红素,以防止胆红素脑病的发生。可采用光疗、换血、输注白蛋白及其他药物治疗。同时要针对不同的病因进行治疗。

(刘　颖　钟　雁)

第四节　新生儿溶血病

新生儿溶血病(hemolytic disease of the newborn)是指由于母婴血型不合引起的胎儿或新生儿同族免疫性溶血性疾病,临床以胎儿水肿和(或)黄疸、贫血为主要表现,严重者可致死或遗留严重后遗症,是新生儿溶血性疾病中相当重要的病因。至今人类已发现的红细胞血型系统有26个,虽然有多个血型系统均可发生新生儿溶血,但其中 ABO 血型不合是引起新生儿溶血病的最常见病因,其次为 Rh 血型不合。

一、Rh 血型不合溶血病

【病因及发病机制】

因胎儿红细胞的 Rh 血型与母亲不合,若胎儿红细胞所具有的抗原恰为母体所缺少,当胎儿红细胞通过胎盘进入母体循环,因抗原性不同使母体产生相应的血型抗体,此抗体(IgG)又通过胎盘进入胎儿循环作用于胎儿红细胞并导致溶血。

【诊断】

1. 症状及体征 本病的临床症状是由溶血所致,症状的轻重程度和母亲抗体的量、抗体与胎儿红细胞的结合程度及胎儿的代偿能力等因素有关,常见的症状如下:

(1) 胎儿水肿:多见于病情重者。水肿的发生与低血浆蛋白有关。这类患儿胎盘的重量与新生儿出生体重之比可达 1∶(3~4)(正常为 1∶7)。

(2) 黄疸:具有出现早、上升快的特点,其黄疸的程度与溶血程度及肝脏形成结合胆红素的能力有关。特别应注意有少数患儿在病程恢复期可出现“胆汁瘀积综合征”。

(3) 贫血:程度不一,与溶血的程度有关,特别应注意晚期贫血。患儿在生后 2~6 周发生明显贫血,血红蛋白 <80g/L,称为晚期贫血。

(4) 肝脾大:程度不一,与骨髓外造血有关。

(5) 低血糖:见于重度 Rh 溶血病患儿,因大量溶血致还原型谷胱苷肽增高,进而刺激胰岛素释放。

(6) 出血倾向:见于重症者,与血小板减少、毛细血管缺氧性损害有关。

2. 实验室检查

(1) 生前检查:

1) 母血抗体测定或定胎儿血型:Rh 阴性的孕妇应查其丈夫的血型,若不合应测抗体。第一次测定一般在妊娠第 16 周进行。

2) 羊水检查:胎儿溶血程度愈重,羊水含胆红素就愈高,故此检查结果对进一步处理方法的决定有参考价值。

3) B 超检查:主要观察有无胎儿水肿、腹水,胸腔积液,肝脾是否肿大,胎盘有无水肿,羊水量等。

(2) 生后检查:生后诊断的主要依据是血清特异性免疫抗体的检测。

1) 改良直接抗人球蛋白试验(Coombs 试验):充分洗涤后的受检红细胞盐

水悬液与“最适稀释度”的抗人球蛋白血清混合,检测新生儿红细胞膜上结合的血型抗体,如有红细胞聚集则为阳性,表明红细胞已致敏。

2)抗体释放试验:首先通过加热使新生儿红细胞膜结合的母体血型抗体释放至释放液中,再将释放液与同型成人红细胞混合,发生凝结为阳性,该试验检测新生儿红细胞是否已致敏。

3)游离抗体试验:检测新生儿血清、母体血清中有无血型抗体存在及其类型。

4)血常规检查:包括血型、血色素、网织红细胞。

3. 鉴别诊断 需与其他血型不合溶血病鉴别。

【治疗】

除极少数重症患儿在宫内已开始接受治疗以减轻病情、防止死胎,绝大多数 Rh 溶血病患儿的治疗在生后进行。

1. 产前治疗 目的是纠正贫血、减轻病情。

(1)母亲血浆置换术。

(2)胎儿宫内输血。

(3)母或胎儿注射 IVIG。

(4)提前分娩。

2. 新生儿治疗

(1)胎儿期重度受累者,出生时有胎儿水肿、腹水、贫血、心功能不全者,应尽快做交换输血。

(2)出生后一旦明确诊断,可给静脉滴注丙种球蛋白,按 0.5~1g/kg,阻断新生儿单核 - 巨噬细胞系统 Fc 受体,抑制溶血过程,减少胆红素产生和减少交换输血。

(3)出生时一般情况尚正常,但生后很快出现黄疸,应采取措施降低血清胆红素,以防止胆红素脑病的发生。可采用光疗、交换输血并辅以药物治疗,如输注白蛋白治疗。

(4)纠正贫血:早期重度贫血者往往胆红素很高,需交换输血;晚期贫血若患儿症状严重时,可适当少量输血,输入的血最好没有引起发病的血型抗原。

【预防】

目前,对于新生儿溶血病的预防仅限于 RhD 抗原。通过给 Rh 阴性孕妇注射 RhD IgG 来预防 Rh(抗 D)溶血病已取得满意效果。近来主张对所有未致敏的 Rh 阴性孕妇在妊娠 28 周时注射一剂 RhD IgG(300μg),如果新生儿为 Rh 阳性,出生时再注射一剂。

二、ABO 血型不合溶血病

ABO 血型不合溶血病在新生儿母婴血型不合溶血病中最常见，主要发生在 O 型产妇、胎儿为 A 型或 B 型。本病第一胎也可发病，约占 40%~50%。

【诊断】

1. 症状及体征 与 Rh 溶血病相比较，症状较轻，以黄疸为主要症状。如不及时处理也可发生胆红素脑病。贫血、肝脾大程度均较轻，发生胎儿水肿者更为少见。

2. 实验室检查 根据病史、临床检查怀疑本病时应做血清学检查以确诊。先确定母婴 ABO 血型不合，然后做改良直接 Coombs 试验、抗体释放试验及游离抗体试验。其中改良直接 Coombs 试验和（或）抗体释放试验阳性均表明小儿的红细胞已致敏，可以确诊，若仅游离抗体阳性只能表明小儿体内有抗体，并不一定致敏，此时应参考母游离抗体效价，若母抗体效价≥1∶64 则有意义。

3. 鉴别诊断 需与其他血型不合溶血病鉴别。

【治疗】

治疗原则同 Rh 溶血病，重点是降低血清胆红素，防止胆红素脑病。

（刘 颖 钟 雁）

第五节 新生儿母乳性黄疸

母乳性黄疸（breast milk jaundice）其主要特点是新生儿母乳喂养后未结合胆红素升高，临床出现黄疸。

【病因及发病机制】

母乳性黄疸的病因及发病机制迄今尚未完全明确。最近认为本病是在多种因素作用下，由新生儿胆红素代谢的肠 - 肝循环增加所致。

1. 新生儿肠 - 肝循环增加学说

（1）喂养方式：生后一周内纯母乳喂养正常新生儿，出现黄疸，血清胆红素超过传统的生理性黄疸标准值，称早发型母乳性黄疸。其发病原因常与能量摄入不足、喂养频率及哺乳量少有关，其发病机制与肠蠕动少、肝肠循环增加有关。

（2）母乳成分：生后一周以上纯母乳喂养正常新生儿，出现黄疸，血清胆红素超过传统的生理性黄疸标准值，称晚发型母乳性黄疸。其发病机制推测可能与母乳中 β- 葡萄糖醛酸苷酶（β-glucuronidase，β-GD）含量高，在肠道内通过水解结合胆红素成为未结合胆红素，使回吸收增加，导致黄疸。

（3）肠道菌群：母乳喂养儿缺乏转化结合胆红素的菌群，使肠 - 肝循环的负担增加，导致黄疸。

2. 遗传因素 近年来，通过分子生物学技术的研究，发现胆红素代谢与尿苷二磷酸葡萄糖醛酸转移酶（UGT）UGT_1 基因突变有关，此遗传因素可以发生于母乳喂养儿，使母乳性黄疸加重或迁延时间延长。

【诊断】

1. 症状及体征 主要为母乳喂养的新生儿出现黄疸，足月儿多见，黄疸在生理期内（2 天 ~2 周）发生，但不随生理性黄疸的消失而消退。以未结合胆红素升高为主，其分型见表 1-5-4。患儿的一般情况良好，生长发育正常。

表 1-5-4 新生儿母乳性黄疸分型

	早发型	迟发型
喂哺乳类	母乳	母乳
黄疸出现时间	出生后 2~3 天	出生后 6~7 天
黄疸高峰时间	出生后 4~7 天	出生后 2~3 周
黄疸消退时间	—	6~12 周

2. 实验室检查 目前尚缺乏实验室检测手段确诊母乳性黄疸。

3. 诊断标准 根据其临床特点，诊断标准包括：

（1）足月儿多见，纯母乳喂养或以母乳喂养为主的新生儿。

（2）黄疸出现在生理性黄疸期，TSB>220.6μmol/L（12.9mg/dl）；或黄疸迁延不退，超过生理性黄疸期限仍有黄疸，TSB>34.2μmol/L（2mg/dl）。

（3）详细采集病史、查体和各种必要的辅助检查，认真将各种可能引起病理性黄疸的病因逐一排除。

（4）一般情况好，生长发育正常。

（5）停母乳 1~3 天后黄疸明显消退，血清胆红素迅速下降 30%~50% 左右。

4. 鉴别诊断

（1）各种原因引起的新生儿黄疸。

（2）先天性甲状腺功能减退。

（3）半乳糖血症。

（4）遗传性葡萄糖醛酸转移酶缺乏症。

【治疗】

本病确诊后无需特殊治疗，对于足月健康儿，一般不主张放弃母乳喂养，而是在密切观察下鼓励母乳少量多次喂哺。门诊监测胆红素的浓度，一旦高达 256.5μmol/L（15mg/dl）以上时停母乳改配方乳并进行光疗。在实际临床工作中要结合日龄、胎龄等具体情况分析，监测血胆红素。胎龄、日龄愈小，治疗宜积极。

【预后】

一般认为母乳性黄疸预后良好。

（刘 颖 钟 雁）

第六节 新生儿胆红素脑病

胆红素脑病（bilirubin encephalopathy）是描述胆红素毒性所致的基底节和不同脑干核损伤的中枢神经系统表现。

【病因及发病机制】

1. 胆红素进入脑内　未结合胆红素进入脑并造成脑损伤的机制尚不清楚。目前认为有多种机制：

（1）胆红素的产生超过血液与组织间的正常缓冲能力。

（2）胆红素联结白蛋白或其他蛋白的能力发生改变。

（3）血脑屏障的破坏增加了中枢神经系统对胆红素的通透性。

（4）其他因素。

2. 胆红素在细胞水平的毒性。

【诊断】

1. 症状及体征　胆红素脑病患儿黄疸多较严重，全身皮肤黏膜呈重度黄染，此病多见于生后 4~10 天，发生胆红素脑病的血清胆红素阈值依生后日龄而异，足月儿多在 342~427.5μmol/L（20~25mg/dl）以上。当存在早产、窒息、呼吸困难或缺氧，严重感染、低白蛋白血症、低血糖、低体温、酸中毒或体重低于 1.5kg 等高危因素时，血清胆红素低于临界值亦可发生胆红素脑病。

胆红素脑病的典型症状：以往将胆红素脑病分为 4 期：警告期、痉挛期、恢复期和后遗症期，现多将前三期称为急性胆红素脑病，第四期称为慢性胆红素脑病（核黄疸），见表 1-5-5。

表 1-5-5 胆红素脑病临床症状分期表

		Van Praagh 分期	北京市儿童医院分期	时限
新生儿期	1. 警告期	肌张力减退 嗜睡 吸吮反射弱	黄疸突然明显加深 嗜睡 吸吮反射弱、发热	约 12~24h

续表

		Van Praagh 分期	北京市儿童医院分期	时限
新生儿期	2. 痉挛期	发热(80%) 痉挛	痉挛或松弛、发热 呼吸衰竭	约 12~24h
	3. 恢复期	上述症状消失	症状消失	约 2 周
1 个月后	4. 后遗症期	持久性锥体外系神经异常	持久性锥体外系神经异常	

胆红素毒性的后遗症也可发生在新生儿期从未出现过急性胆红素脑病的婴儿。另外,早期流行病学研究提示有些新生儿可有亚临床型胆红素脑病的后遗症,如仅表现轻度运动功能障碍和(或)认知功能异常。

2. 实验室检查

(1) 血清胆红素浓度的测定:一旦发现胆红素浓度超过 256.5μmol/L 就该密切注意神经系统症状的出现。

(2) 磁共振(MRI):急慢性胆红素脑病的诊断可通过磁共振影像确定。

【预防及治疗】

防止新生儿高胆红素血症的发生是预防胆红素脑病的要点。药物疗法、光照疗法和换血疗法均能降低血清胆红素。

1. 产前预防。

2. 产后预防

(1) 治疗各种合并症。

(2) 药物疗法:酶诱导剂如苯巴比妥。

(3) 光照疗法、换血疗法。

3. 已发生核黄疸者,根据各期表现给予对症治疗。后遗症期可指导早期干预智能和运动发育。

(刘 颖 钟 雁)

第七节 新生儿肝炎综合征

新生儿肝炎综合征是指新生儿期以阻塞性黄疸、肝脾大、肝功能异常为特征的一种综合征。由于病因较多,对每一病例的确切原因难以确定,故常称为新生儿肝炎综合征。

【病因】

1. 感染因素

(1) 嗜肝病毒:以乙型肝炎病毒最常见,其次为丙型肝炎病毒。

(2) 非嗜肝病毒：最常见为巨细胞病毒，其次为EB病毒、风疹病毒、单纯疱疹病毒、肠道病毒。

(3) 其他感染因素：细菌、弓形虫、梅毒螺旋体。

2. 胆汁排泄障碍 可由肝脏内外胆管发育不全、胆汁黏稠、肝脏或胆道肿物等引起。

3. 家族中遗传代谢性缺陷病

(1) 糖代谢障碍：如半乳糖血症、遗传性果糖不耐症、糖原累积病Ⅳ型等。

(2) 氨基酸代谢障碍：如酪氨酸血症等。

(3) 脂类代谢障碍：如尼曼-皮克病、戈谢病、二羟酸尿症等。

(4) 其他代谢障碍：如胆酸代谢异常、遗传性血色病和α_1-抗胰蛋白酶缺乏症等。

【临床表现】

主要表现为黄疸。生理性黄疸持续不退或退而复现，可伴低热、呕吐、腹胀、厌食、体重不增等，出生后可有正常颜色大便，以后渐转为淡黄色、灰白色或白陶土色，尿色深黄，肝脏增大，少数重症者病程较长可致肝硬化、肝功能衰竭。

【实验室检查】

1. 肝功能检查。

2. 胆汁淤积相关检查 胆红素、血清胆汁酸、γ-谷氨酰转肽酶、甲胎蛋白等。

3. 病原学检测。

4. 代谢病筛查 血、尿串联质谱（MS/MS）或尿气相色谱/质谱（GC/MS）分析检测。

5. 影像学检查。

6. 其他 血常规、凝血功能、甲状腺功能等。

【诊断】

根据病史和流行病学史、症状体征及实验室检查即可诊断本病。

【鉴别诊断】

应与先天性胆道闭锁鉴别。

【预防及治疗】

1. 预防 疫苗接种，高危儿免疫阻断。

2. 治疗

(1) 病因治疗。

(2) 营养供给。

(3) 对症治疗：保肝治疗，肾上腺皮质激素，中草药，利胆药。

（刘 颖 钟 雁）

第六章 新生儿神经系统疾病

第一节　新生儿惊厥

新生儿惊厥(seizures in newborn)是新生儿期常见的症状。可由多种原因引起,表现亦多种多样,有些预后良好,而有些则表明病情凶险,还可能影响新生儿脑的发育,产生神经系统后遗症。

【病因及发病机制】

1. 围产期合并症　窒息缺氧或产伤,引起缺氧缺血性脑病(hypoxic-ischemic encephalopathy,HIE)或颅内出血(intracranial hemorrhage,ICH)。HIE主要见于足月儿,惊厥常发生在生后第一天,可表现为微小型惊厥、多灶性甚至强直型惊厥。ICH包括蛛网膜下腔出血、硬膜下出血和脑实质出血,多与产伤有关,已较少见。值得注意的是,早产儿窒息缺氧后常发生脑室内出血,出血量多者常在1~2天内病情恶化死亡。

2. 感染　先天宫内感染、围产期感染或生后感染,可引起脑炎、败血症、脑膜炎或脑膜脑炎。病原多为细菌或病毒。新生儿化脑症状常不典型,易漏诊,临床诊断败血症和惊厥的患儿均应做脑脊液检查。先天宫内病毒感染的患儿常有全身多脏器功能损害表现,如小头畸形、黄疸、肝脾大、皮肤出血点、瘀点、瘀斑、血小板减少、白内障、视网膜脉络膜炎、耳聋等。

3. 代谢紊乱　这些疾病惊厥常表现为局灶性或多灶性阵挛型惊厥。原因有:低血糖、低血钙、低血镁、低血钠或高血钠、胆红素脑病、维生素B_6依赖症、遗传代谢缺陷(先天性酶缺陷)等。

4. 药物相关性惊厥　包括药物中毒和撤药综合征。

5. 其他　先天脑发育不全、染色体病、基因缺陷病等,如良性家族性惊厥、色素失禁症、神经纤维瘤等。

【诊断】

1. 病史 母孕期病史及用药史、家族遗传史、围产期窒息史、生后喂养情况、黄疸情况、有无感染等。

2. 临床表现 出现不同的惊厥表现(惊厥类型):

(1) 微小型:最常见,26%~50% 的新生儿惊厥表现为微小惊厥,可由多种病因引起,可与其他发作类型同时存在,可损伤脑组织。表现为呼吸暂停、眼强直性偏斜、反复眨眼、吸吮、咀嚼、单一肢体的固定姿势、上下肢游泳及踏车样运动等。

(2) 局灶性阵挛型:身体某个部位局限性阵挛,常起自一个肢体或一侧面部,然后扩大到身体同侧的其他部位,通常意识清醒或轻度障碍,无定位意义,多见于代谢异常,有时为蛛网膜下腔出血或脑挫伤引起。大多预后较好。

(3) 多灶性阵挛型:由一个肢体移向另一个肢体或身体一侧移向另一侧的游走性、阵挛性抽动。常伴意识障碍,可影响呼吸引起发绀,常见于 HIE、ICH、中枢神经系统感染等,亦反映神经系统损害较重。

(4) 强直型:四肢强直性伸展,有时上肢屈曲、下肢伸展伴头后仰,常伴呼吸暂停和双眼上翻、意识不清。是疾病严重的征象,表示有脑器质性病变而不是代谢紊乱引起的。常见于胆红素脑病、严重中枢神经系统病变,如晚期化脓性脑膜炎、重度颅内出血或早产儿较大量脑室内出血等,预后不好。

(5) 全身性肌阵挛型:表现为肢体反复屈曲性痉挛,有时躯干也有同样痉挛。此型在新生儿少见,表示有弥漫性脑损害,预后不良。脑电图(EEG)显示暴发抑制类型和逐渐演变成高峰节律紊乱。

3. 体征

(1) 接生时需认真检查脐带胎盘有无畸形、感染、老化等表现。

(2) 体格检查:除观察了解惊厥发作的临床表现、神经系统体征外,还要注意有无其他部位的畸形(如:小头畸形,皮肤的改变如皮疹、黄疸、色素沉着或脱失,有无感染灶、有无眼部发育异常、有无特殊气味等)。

4. 实验室检查

(1) 全血细胞计数、血小板计数、出凝血时间、凝血酶原时间等,对于评价感染或出血有意义。

(2) 生化检查:血糖、血生化、肝肾功能、血气分析、血乳酸、血氨、尿筛查及血串联质谱测定等,协助诊断各种代谢紊乱导致的惊厥。

(3) 血培养、血 TORCH-IgM 或 PCR 测定;脑脊液检查,包括涂片、常规、生化和细菌培养;脑脊液 TORCH-IgM 或 PCR 测定;在诊断感染及除外中枢神经系统感染非常必要。

(4) 影像学检查:头颅 CT、头颅 B 超及磁共振检查,对于判断惊厥的解剖学上的病因，如出血、梗死、先天畸形和先天性感染是重要的方法。

（5）脑电图：对病因诊断意义不大，但对于了解病情及预后有一定参考价值。目前采用床边视频脑电图进行动态监护，可同时录下异常放电和惊厥动作，减少漏诊。

（6）眼底检查（注意有无先天白内障、视网膜脉络膜炎等）。

（7）对于原因不明且临床惊厥持续难止者，可于临床发作时试用维生素 B_6 100mg 静脉注射协助诊断。

5. 鉴别诊断

（1）惊跳（抖动、震颤）：大幅度、高频率、有节律的活动，特别是一打开包的时候，肢体束缚被解除，皮肤受到寒冷刺激而出现，有时见踝部、膝部和下颌抖动，有时见于 HIE、低血钙、低血糖患儿，正常新生儿亦可见。与惊厥鉴别：发生时无眼球凝视、斜视等；在弯曲抖动的肢体时，发作立即停止；可因声音、皮肤刺激或牵拉某一关节而诱发，而惊厥是自发的；不伴有 EEG 的异常。

（2）早产儿原发呼吸暂停：应与惊厥引起的呼吸暂停、阵发性发绀鉴别。原发呼吸暂停为：呼吸暂停 >20 秒，伴心率下降、发绀，无眼球活动改变，刺激后缓解，用呼吸兴奋药有效。

（3）周期性呼吸：呼吸暂停 <10 秒，无心率下降、发绀等，暂停后，出现一次深长呼吸，有周期性变化。

（4）活动睡眠期：新生儿 50% 的睡眠时间为活动睡眠，可表现呼吸不规整，眼球转动，有肌肉活动，如张口、笑、咂嘴、睁眼等，而在清醒时消失，注意与微小惊厥鉴别。

【治疗】

1. 一般治疗 保暖，保持呼吸道通畅，监护生命体征，维持水电及酸碱平衡。

2. 病因治疗 尽量去除或缓解引起惊厥的原发病因。

（1）HIE、ICH：维持内环境稳定，限制液量，降低颅内压，控制惊厥发作。

（2）低血糖：新生儿血糖低于 2.6mmol/L，应予治疗。10% 葡萄糖 2~4ml/kg，缓慢静脉输入，并以 4~8mg/（kg·min）的输糖速度维持输液，同时密切检测血糖，维持血糖在正常水平（2.6~6.5mmol/L）。加奶后，可逐渐减少输糖量。顽固性低血糖需要积极查找病因，必要时可加用激素治疗。

（3）低血钙：10% 葡萄糖酸钙 2ml/kg+10% 葡萄糖等量稀释，静推 1ml/min，6~8 小时 1 次。病情缓解后减 1/2 量，血钙正常 3 天后改口服。葡萄糖酸钙输注速度不应超过 0.5ml/min（50mg/min），应在心电监护下给药，同时尽量避免药物外渗（应签署知情同意书）。

（4）低血镁：低血钙者可同时有低血镁，给 25%~50% 硫酸镁 0.2~0.4ml/kg，静脉缓慢输入或深部肌肉注射。静脉给药时需注意检测呼吸及血压。

3. 抗惊厥药物治疗

（1）苯巴比妥钠：首选药，负荷量 15~20mg/kg，静注或肌注，可分 2 次给。如果为惊厥持续状态，可予苯巴比妥 5~10mg/kg，每隔 15~30 分钟一次，直至发作停止或累计量达到 40mg/kg。惊厥停止后 12~24 小时给维持量 5mg/（kg·d），分 2 次给药，间隔 12 小时。如果惊厥发作频繁或持续，应静脉注射苯巴比妥，当病情稳定后，可改为口服。注意监测苯巴比妥血清浓度，有效血浓度为 20~40μg/ml，有个体差异。累积负荷量大于 20mg/kg 时，尤其是静脉注射或联合其他抗惊厥药时，可能会导致呼吸抑制或血压下降，应密切观察患儿情况。

（2）苯妥英钠：作用快、效果好。负荷量 10~20mg/kg，缓慢静注，负荷量可分两次静注，间隔 20~30 分钟。12 小时后可给维持量 3~4mg/（kg·d），分 2 次静注或口服。有效血浓度 15~20μg/ml，应监测血浓度，且不宜长期使用。

（3）氯硝西泮：安全有效，每次 0.05mg/kg，缓慢静注（2~5 分钟），20 分钟后可重复一次。半衰期较长，平均 9 小时，每天可用 2~3 次。

（4）地西泮：因其可抑制新生儿的呼吸，现已少用。剂量 0.3~0.5mg/（kg·次），缓慢静注，可 15~20 分钟后重复。

（5）水合氯醛：剂量每次 50mg/kg，口服或加等量生理盐水后灌肠。注意有消化道出血时，应避免使用。

4. 脱水剂　现已很少使用。如有占位效应的颅高压，必要时可给 20% 甘露醇，每次 0.25~0.5g/kg，每 8 小时或 6 小时一次。

【预后】

1. 胎龄越小，惊厥的发生率和死亡率越高。

2. 与病因有关，早产儿脑室内出血，低血糖，核黄疸，发育畸形，重度 HIE，化脓性脑膜炎（晚期）等预后差。

3. 与惊厥类型有关，强直型惊厥、肌阵挛性惊厥等预后不良，微小型约有 1/2 预后不良。

4. EEG 表现　EEG 显示波形平坦或低电压，预后极差；暴发抑制波形的预后也差；脑电图异常持续时间超过 1 周不恢复，预后不好。

5. 其他与预后不良的相关因素

（1）Apgar 评分：5 分钟≤6 分，生后需要 5 分钟的正压复苏，生后 5 分钟仍肌张力低下。

（2）早期出现惊厥，惊厥持续超过 30 分钟；或≥3 天惊厥难以控制，用抗惊厥药效果不好或需用多种抗惊厥药。

（3）惊厥间歇期有明显意识障碍及神经学异常。

（4）影像学检查显示颅内明显器质性病变。

（李 耿 刘 红）

第二节 新生儿缺氧缺血性脑病

新生儿缺氧缺血性脑病（neonatal hypoxic-ischemic encephalopathy，HIE）是指在围产期窒息而导致脑的缺氧缺血性损害。临床出现一系列脑病表现。本症不仅严重威胁着新生儿的生命，并且是新生儿期后病残儿中最常见的病因之一。

【病因及发病机制】

缺氧是新生儿缺氧缺血性脑病的主要病因，缺氧缺血性损伤可发生在围产期各个阶段。生前、出生时、生后均可发生。缺氧后可引起脑血流动力学改变、脑细胞能量代谢障碍、自由基损伤、细胞内钙超载、兴奋性氨基酸堆积以及神经细胞凋亡等，多种发病机制交互作用，逐渐导致不可逆的脑损伤。

【诊断】

1. 症状及体征

（1）轻度：生后24小时内症状最明显，以后逐渐减轻。无意识障碍。其特点为过度兴奋状态，如易激惹、对刺激反应过强，肌张力正常或增高，拥抱反射活跃，颅神经检查正常，前囟不紧张，无惊厥发生，脑电图正常。很少留有神经系统后遗症。

（2）中度：患儿有意识障碍，如嗜睡或意识迟钝、出现惊厥、拥抱反射减弱、肌张力减退、呼吸暂停，前囟可饱满，脑电图检查可异常。

（3）重度：生后即处于浅昏迷或昏迷状态，呼吸不规则、暂停或呼吸衰竭，生后12小时之内开始惊厥，浅反射及新生儿反射均消失，肌张力低下，瞳孔对光反射消失，前囟膨隆，脑电图呈现暴发抑制波形，死亡率高，幸存者多留有神经系统后遗症。

2. 诊断标准（中华医学会儿科学分会新生儿学组2004年11月修订）

（1）临床表现：是诊断HIE的主要依据，同时具备以下4条者可确诊，第4条暂时不能确定者可作为拟诊病例。

1）有明确的可导致胎儿宫内窘迫的异常产科病史以及严重的胎儿宫内窘迫表现[胎心<100次/min，持续5分钟以上，和（或）羊水Ⅲ度污染或者在分娩过程中有明显窒息史]。

2）出生时有重度窒息：指Apgar评分1分钟≤3分，并延续至5分钟时仍≤5分；和（或）出生时脐动脉血气pH≤7.00。

3）出生后不久出现神经系统症状，并持续至24小时以上，如意识改变

(过度兴奋、嗜睡、昏迷),肌张力改变(增高或减弱),原始反射异常(吸吮、拥抱反射减弱或消失),病重时可有惊厥,脑干症状(呼吸节律改变、瞳孔改变、对光反应迟钝或消失)和前囟张力增高。

4) 排除电解质紊乱、颅内出血和产伤等原因引起的抽搐,以及宫内感染、遗传代谢性疾病和其他先天性疾病所引起的脑损伤。

(2) 辅助检查:可协助临床了解 HIE 时脑功能和结构的变化及明确 HIE 的神经病理类型,有助于对病情的判断,作为估计预后的参考。

1) 脑电图:在生后 1 周内检查。表现为脑电活动延迟(落后于实际胎龄)、异常放电、缺乏变异、背景活动异常(以低电压和暴发抑制为主)等。早期脑电图很重要,不仅能评估脑病的程度和明确癫痫发作,还可能有助于判断早期预后。动态脑电图对判断预后也有帮助。生后 1 周脑电图检查好转,结合临床状况改善,可能有较好的远期结局。

有条件时,可在出生早期进行振幅整合脑电图(aEEG)连续监测,与常规脑电图相比,具有经济、简便、有效和可连续监测等优点。

中度 ~ 重度 HIE aEEG 的表现如下:①轨迹不连续,表现为下缘低于 5mV 和上缘高于 10mV;②暴发抑制模式,特点是背景波振幅极小(0~2mV)且没有变化,伴偶尔的暴发放电(>25mV);③连续低电压模式,特点是连续的低电压背景(<5mV);④非活动模式,检测不到皮层活动;⑤癫痫发作,通常在上缘和下缘出现突发的上升(放电)。

虽然正常 aEEG 并不一定意味着大脑正常,但是 aEEG 严重或中度异常可能预示脑损伤和预后不良。

2) 颅脑 B 超:可在 HIE 病程早期(72 小时内)开始检查。有助于了解脑水肿、脑室内出血、基底核、丘脑损伤和脑动脉梗死等 HIE 的病变类型。脑水肿时可见脑实质不同程度的回声增强,结构模糊,脑室变窄或消失,严重时脑动脉搏动减弱;基底核和丘脑损伤时显示为双侧对称性强回声;脑梗死早期表现为相应动脉供血区呈强回声,数周后梗死部位可出现脑萎缩及低回声囊腔。B 超具有可床旁动态检查、无放射线损害、费用低廉等优点。但需有经验者操作。

3) 头颅 CT:待患儿生命体征稳定后检查,一般以生后 4~7 天为宜。脑水肿时,可见脑实质呈弥漫性低密度影伴脑室变窄;基底核和丘脑损伤时呈双侧对称性高密度影;脑梗死表现为相应供血区呈低密度影。有病变者 3~4 周后宜复查。要排除与新生儿脑发育过程有关的正常低密度现象。CT 图像清晰、价格适中,但不能作床旁检查,且有一定量的放射线。

4) 头颅 MRI:对 HIE 病变性质与程度评价方面优于 CT,对矢状旁区和基底核损伤的诊断尤为敏感,有条件时可进行检查。常规采用 T_1WI,脑水肿时可见脑实质呈弥漫性高信号伴脑室变窄；基底核和丘脑损伤时呈双侧对称性高信号；脑梗死表现为相应动脉供血区呈低信号；矢状旁区损伤时皮质呈高信号、皮质下白质呈低信号。弥散成像（DWI）所需时间短，对缺血脑组织的诊断更敏感，病灶在生后第1天即可显示为高信号。MRI可多轴面成像、分辨力高、无放射性损害，但检查所需时间长、噪声大，检查费用高。

（3）监测脏器功能：

1）肾功能检查：血清肌酐、BUN和肌酐清除率。重度HIE可有肾功能不全，甚至急性肾衰。

2）心肌酶和肝酶：能辅助评估心脏和肝脏缺氧缺血性损伤的程度。如有心肌酶和肝酶不正常时，应警惕是否有其他脏器的缺氧缺血性损伤。心肌肌钙蛋白Ⅰ可反映HIE的严重程度。

3）凝血功能：包括凝血酶原时间、部分凝血活酶时间和纤维蛋白原。

4）动脉血气：出生时的脐血血气分析可以反映患儿缺氧的严重程度。

5）有发热或惊厥者应做腰穿除外CNS感染。

（4）特殊感官的评估：

1）筛查听力：需要机械通气的HIE患儿发生耳聋的风险增加，因此应该做全面的听力测试。

2）视网膜及眼科检查。

（5）临床分度：HIE的神经症状在出生后是变化的，症状可逐渐加重，一般于72小时达高峰，随后逐渐好转，严重者病情可恶化。临床应对出生3天内的新生儿神经症状进行仔细的动态观察，并给予分度。HIE的临床分度见表1-6-1。

表1-6-1 HIE临床分度

项目		轻度	中度	重度
意识		兴奋抑制交替	嗜睡	昏迷
肌张力		正常或稍增高	减低	松软或间歇性伸肌张力增高
原始反射	吸吮反射	正常	减弱	消失
	拥抱反射	活跃	减弱	消失
惊厥		可有肌阵挛	常有	有，可呈持续状态
中枢性呼吸衰竭		无	有	明显
瞳孔改变		正常或扩大	常缩小	不对称或扩大，对光反射迟钝或消失

续表

项目	轻度	中度	重度
EEG	正常	低电压,可有痫样放电	暴发抑制,或等电位线
病程及预后	症状在72小时内消失,预后好	症状在14天内消失。可能有后遗症	症状可持续数周。病死率高。存活者多有后遗症

3. 鉴别诊断 需与新生儿颅内出血、新生儿中枢神经系统感染、先天性遗传代谢病等鉴别。

【治疗】

1. 支持疗法

(1)维持良好的通气、换气功能,大多数重度HIE患儿最初几天需要呼吸支持。机械通气的作用是维持血液气体和酸碱状态在生理范围内,防止缺氧、高氧、高碳酸血症和低碳酸血症。尤其是低碳酸血症可能会导致严重的脑血流灌注不足和细胞碱中毒,与神经发育的不良预后有关。可酌情应用5%碳酸氢钠纠正代谢性酸中毒,24小时之内使血气分析达到正常范围。

(2)维持各脏器血液灌流,使心率和血压保持在正常范围,研究显示平均动脉压>35~40mmHg时,才能避免脑灌注减少。严重HIE患儿常因心肌功能不全、毛细血管渗漏综合征和低血容量发生低血压。因此需要正确治疗低血压。多巴胺或多巴酚丁胺可以增加HIE患儿的心输出量。多巴胺2~5μg/(kg·min),静脉输注,如效果不佳,可加用多巴酚丁胺2~5μg/(kg·min)及保护心肌、改善心肌能量代谢的药物等。

(3)维持血糖在正常高值(5.0mmol/L),以保证神经细胞代谢所需能源,避免发生低血糖和高血糖,因为两者都可能加重脑损伤。及时监测血糖,调整静脉输入葡萄糖浓度,一般6~8mg/(kg·min),必要时可8~10mg/(kg·min)。根据病情尽早开奶或喂糖水,保证热卡摄入。必要时可给予静脉营养。

2. 对症处理

(1)控制惊厥:首选苯巴比妥,负荷量为10mg/kg,止惊效果不好时,可10分钟后追加5~10mg/kg,12小时后给维持量5mg/(kg·d),根据临床及脑电图结果增加其他止惊药物并决定疗程,如苯妥英钠、10%水合氯醛,地西泮类药物等。应用多种抗惊厥药物时,可明显抑制呼吸,应密切观察呼吸情况,必要时进行呼吸支持。

(2)降颅压:如有颅压高表现,可应用甘露醇0.25~0.5g/kg,静脉推注,酌情6~12小时一次,必要时加呋塞米0.05~0.1mg/kg,争取2~3天内使颅压明显下降。

3. 亚低温治疗(略)。

4. 新生儿期后的治疗及早期干预 对脑损伤较严重的患儿,应有计划地进行随访和早期干预。可在出院后及早开始康复训练,早期可进行婴儿操(抚触)及视听训练,之后根据患儿情况,在康复医师的指导下进行系统的康复治疗,多数患儿能恢复正常生长发育。

【预后】

1. 大多数患儿经治疗和康复训练可获得良好的预后。

2. 预后不良的相关因素

(1) 围产期缺氧严重,复苏时间 >10 分钟。

(2) 临床症状出现早并病情较重,生后 24 小时之内出现惊厥,惊厥不易控制,有明显意识障碍;有脑干症状,如中枢性呼吸衰竭,瞳孔反射消失;神经系统症状及体征恢复缓慢等。

(3) 临床辅助检查异常程度:

1) 影像学异常改变严重并且在 10~14 天仍未恢复,3~4 周后出现脑软化、脑空洞或萎缩性病变。

2) 脑电图改变严重,表现为暴发抑制波形或低电压、电静息等;或脑电图改变在 2 周后未恢复正常。

3) NBNA 评分:在生后 14 天评分值仍≤35 分,预后不良。

(李 耿 刘 红)

第三节 新生儿颅内出血

新生儿颅内出血是新生儿期常见的严重疾患,死亡率高,严重者常有神经系统后遗症,主要出血类型为硬膜下出血、蛛网膜下腔出血、脑室周围 - 脑室内出血、脑实质出血、小脑出血及丘脑、基底节出血。

【病因】

病因可分为缺氧性及产伤性。

一、早产儿脑室周围 - 脑室内出血

【诊断】

1. **病史** 妊娠分娩史、成熟程度、缺氧复苏史等。

2. **症状及体征** 早产儿脑室周围 - 脑室内出血的早期临床常见特征是呼吸窘迫,依出血程度不同在临床上表现有三种类型:

（1）临床无表现型：此型最为常见，无临床症状或体征，多在早产儿生后常规头颅B超筛查中发现。

（2）断续进展型：症状在数小时至数天内断续进展。先表现为大脑皮层兴奋性增高，如烦躁不安、易激惹、惊厥等，继而出现皮质抑制症状，如神志异常、四肢肌张力低下、呼吸异常，可存活或进一步恶化死亡。

（3）急剧恶化型：发生在严重出血的小儿，最为少见。在数分钟至数小时内病情急剧进展，出现意识障碍、呼吸暂停、抽搐、眼球固定、肌张力严重低下、血压下降、难以纠正的酸中毒，可在短时间内死亡。

3. 实验室检查 主要为影像学检查，颅脑B超对此类出血具有特异性的诊断价值，优于CT和MRI。

（1）影像学检查根据出血发生发展的过程及血液在脑室内充填的量而判断出血程度。

Ⅰ度：单纯室管膜下生发基质出血或伴极少量脑室内出血，旁矢状面探查出血占脑室面积10%以下。

Ⅱ度：出血进入脑室，所占脑室面积为10%~50%。

Ⅲ度：脑室内出血伴脑室扩大，所占脑室面积>50%。

Ⅳ度：脑室扩大同时伴脑室旁损伤或发生出血性梗死。

（2）在脑室周围-脑室内出血诊断的同时，不应忽视对颅内常见合并症的诊断，如脑室扩大所致白质损伤、脑室周围出血性梗死、出血后梗阻性脑积水。

4. 鉴别诊断 需与新生儿缺氧缺血性脑病、新生儿中枢神经系统感染、先天性遗传代谢病等鉴别。

【治疗】

目前尚无特异治疗方法，主要为对症治疗，防止继续出血及保护脑细胞。

1. 加强护理 保暖、保持安静，减少干扰，避免剧烈哭闹，保证液量及热卡供给。

2. 对症治疗 可应用维生素K_1、输新鲜血等，应用镇静剂控制惊厥、可选用适当抗生素预防感染及应用保护脑细胞的药物等。

3. 其他 反复腰穿放脑脊液可降低颅压、维持脑的血流灌注，并可去除血及蛋白，以减少粘连，防止脑积水，但此法尚存争议。

4. 脑积水的治疗 尚无满意的治疗方法，必要时考虑进行外科分流术。

二、硬膜下出血

【诊断】

1. 病史 妊娠分娩史、成熟程度、缺氧复苏史等。

2. 症状及体征

(1) 严重后颅凹出血:可压迫脑干,短时间内危及生命。神经系统症状在生后立即出现,可有中枢性呼吸衰竭。

(2) 下矢状窦出血:此处出血范围不等,症状不一。

(3) 上矢状窦出血:当出血量少时,临床症状轻微,仅表现为易激惹;出血量增多时,生后 2~3 天左右出现局限性脑损伤表现;部分患儿新生儿期无异常表现,但由于慢性硬膜下渗出,至 6 个月左右发展为头围增大。

3. 实验室检查 影像学检查:CT、MRI 可显示出血的部位、范围,对后颅凹出血显示最佳,头颅 B 超有助于下矢状窦附近中央部位出血的诊断。

【治疗】

早期以对症维持生命体征为原则,对硬膜下积液者可做冠状缝硬膜下穿刺抽出积液,以减轻颅内压。若 10 天以后液量无显著减少,则需考虑进行开放引流或硬脑膜下腔分流术。

三、原发性蛛网膜下腔出血

【诊断】

1. 病史 妊娠分娩史、成熟程度、缺氧复苏史等。

2. 症状及体征 一般分为三种类型:

(1) 出血量很少,仅有极轻的或无临床征象,如易激惹、肌张力低下,多于一周内恢复,此种类型最为常见。

(2) 由于出血而致惊厥,常始于生后 2 天,间歇性发作,发作期间表现正常。

(3) 大量蛛网膜下腔出血并急剧进展,血液存留于脑间隙及后颅凹,可危及生命。

3. 实验室检查 影像学检查:首选 CT 检查确诊。

【治疗】

基本同其他类型颅内出血。

四、小脑出血

【诊断】

1. 病史 妊娠分娩史、成熟程度、缺氧复苏史等。

2. 症状及体征 由于病因及出血量不同,症状出现可于生后 1 天至 2~3 周不等,严重者可有脑干受压表现,出现严重呼吸功能障碍,短时间内死亡。

早产儿较足月儿预后凶险程度更高。

【治疗】

积极对症治疗,对严重病例适时地外科手术治疗除去积血是挽救生命的唯一途径。

五、足月儿脑室内出血

【诊断】

1. 病史 妊娠分娩史、成熟程度、缺氧复苏史等。

2. 症状及体征 出现时间及程度均不同,与缺氧性脑损伤的神经系统症状、体征也难以截然分开。

【治疗】

同早产儿脑室内出血。

(靳 绯)

第四节 新生儿脑卒中

新生儿脑卒中(neonatal stroke)又称新生儿脑梗死(neonatal cerebral infarction),是指生后28天内新生儿的脑血管一个或多个分支因各种原因发生梗死,导致脑组织相应供血区域的缺血性损伤。新生儿脑卒中分为出血性和缺血性两类,临床以缺血性卒中多见。由于新生儿脑卒中在出生时多无特异临床症状,往往于生后数月才出现运动或认知功能障碍,因此,早期诊断比较困难,治疗往往滞后。虽然97%新生儿脑卒中患儿可以存活,但57%遗留有运动或认知功能障碍,严重影响了患儿的生存质量。

【发病率及危险因素】

新生儿脑卒中的发病率为1/4000,并呈增加趋势。新生儿脑卒中的病因繁多,包括新生儿产前、产时及产后等诸多因素,如产伤、窒息、心脏及血管异常、缺血缺氧、血液凝固性异常、遗传代谢性疾病、感染性疾病等。

【诊断】

1. 临床表现 惊厥是新生儿脑卒中早期最常见的症状,生后12小时已经开始出现惊厥,多为病灶对侧躯体局部抽搐,有时也会存在不同程度的意识障碍、肌张力和原始反射异常等非特异性症状和体征。惊厥常发生于大脑前、中、后动脉主干血管供血区大面积严重梗死的病例;而当梗死区病变并不十分严重或仅为脑血管分支供血区发生梗死时,不一定表现出惊厥。

2. 辅助检查 神经影像学检查是新生儿脑卒中的重要辅助诊断手段,包括传统的头颅超声、头颅CT、头颅磁共振成像(MRI)等。

(1)头颅B超检查:可进行早期床旁检查,具有无创、方便、经济的特点,常作为首选的筛查方法。病变早期在超声中表现为梗死部位强回声反射,病变晚期梗死部位脑组织逐渐坏死液化,呈现低回声或无回声。

(2)头颅CT:能证实新生儿动脉缺血性梗死的数目、体积、血管分布区域以及病灶区域是否存在出血。早期典型CT表现为局灶性低密度影,脑结构界限模糊,可对发病后24小时内的病变进行早期初步诊断,晚期则可出现典型的楔形病灶。但由于CT放射污染大,目前不作为新生儿脑卒中影像学诊断的首选方法。

(3)MRI检查:目前新生儿脑卒中影像学诊断的"金标准",可以了解具体脑损伤部位、范围及其周围脑水肿情况。

其他检查包括血常规、心电图、EEG、血沉、凝血因子Ⅴ、Ⅷ、Ⅻ、纤维蛋白溶酶原等。

3. 鉴别诊断 由于新生儿脑卒中临床症状和体征缺乏特异性,在临床上与缺氧缺血性脑病、中枢神经系统感染、先天性遗传代谢病等不易鉴别,单纯依赖临床表现作出诊断极易造成漏诊及误诊。因此,对于具有高危发病因素的新生儿,生后早期应常规进行头颅超声筛查,并且借助其他影像学检查手段,方可对新生儿脑卒中作出早期诊断。

4. 评估 新生儿脑卒中常发生在类似健康的足月新生儿,早期症状轻微或无症状,临床诊断比较困难。因此,对高危新生儿应早期进行脑卒中的评估,有利于早期诊断。评估内容见表1-6-2。

表1-6-2 新生儿脑卒中评估内容

病史
母亲疾病史(药物滥用)
妊娠期疾病(自然流产,先兆子痫,胎儿生长受限,多胎妊娠,胎盘疾病)
产伤,围产期窒息
家族史(早期心血管疾病等)
影像学
常规MRI和DWI、MRA;如不能完成MRI,应作CT
如不能完成CT,应作超声
脑电图(EEG)
实验室检查
血常规
PT/PTT、抗凝血酶Ⅲ、凝血因子、凝血酶原20210A突变
蛋白C、蛋白S

续表

纤维蛋白溶酶原(PAI 突变)
同型半胱氨酸(MTHFR 突变)
抗磷脂抗体
脂蛋白 A
尿检查
有机酸和氨基酸
其他
胎盘病理学
与母亲凝血功能障碍相关的检查

5. 诊断流程 脑卒中的诊断流程:①了解患儿是否有头颈外伤史、感染史、不明原因发热等;②了解母亲药物使用情况,家族中有无发育迟滞、凝血功能紊乱;③仔细询问与早期心血管疾病、血栓形成疾病相关的家族史;④体格检查应特别注意生命体征、意识状态等改变;⑤影像学检查包括 MRI 和 MRA 或 CT。

【治疗】

目前,对新生儿脑卒中以支持和对症治疗为主。

1. 急性期治疗

(1) 急性期以支持和对症治疗为主:惊厥是新生儿脑卒中早期常见的症状,频繁惊厥可加重脑损伤,早期积极有效地控制惊厥是减轻脑损伤的重要治疗措施。因此,应早期给予抗惊厥药物(如苯巴比妥)控制惊厥。降低颅内压可通过限制液体入量、应用呋塞米或甘露醇脱水等措施减轻脑水肿。

(2) 颅内血肿引流:脑实质内血肿导致严重颅内高压时,应及时实施手术进行引流。另外,如患儿脑室内出血导致进行性脑水肿加重,对其实施脑室引流,有利于新生儿脑卒中的康复。

(3) 抗凝治疗:对于新生儿动脉缺血性和脑静脉窦血栓性脑卒中,目前尚无很好的治疗措施。抗凝治疗的应用尚缺乏安全性和有效性评价,目前不主张常规使用。

(4) 补充治疗:血小板明显减少所致颅内出血时,应及时补充血小板;凝血因子缺乏,应及时采用补充疗法;虽然维生素 K 缺乏是一个世界范围的问题,但维生素 K 在新生儿脑卒中治疗中并不作为常规使用。

2. 慢性期治疗 慢性期主要提倡尽早进行康复治疗。促进肢体功能的恢复,改善感觉障碍,预防和纠正不良的习惯性运动。

【预防】

由于新生儿脑卒中复发少见,不提倡长期预防性使用低分子肝素等药物,但是对于具有血栓形成高危因素(如复杂性先天性心脏病)的新生儿,再次发生动静脉栓塞的风险高,应对其采取预防性治疗措施。同时,应积极预防和纠正脑卒中患儿的脱水和贫血,以避免静脉窦血栓形成和脑卒中复发。

(王亚娟)

第七章

新生儿心血管系统疾病

第一节　新生儿心律失常

新生儿心律失常（neonatal arrhythmia）可发生于宫内或生后，各种心律失常都可发生。新生儿心律失常起病隐匿，症状不典型，常被忽略，部分心律失常患儿就诊时已出现休克、心力衰竭、呼吸衰竭甚至惊厥，损害脏器功能。

【病因及发病机制】

新生儿心脏传导系统发育未成熟是导致心律失常的病理生理学基础，部分是胎儿心律失常的延续。

1. 常见病因　各种器质性心脏病如先天性心脏病等，感染，窒息缺氧，水电解质紊乱，心导管检查及心外科手术，药物及原因不明等。

2. 类型

（1）窦性心律失常：窦性心动过速、窦性心动过缓、窦性停搏、病态窦房结综合征。

（2）异位搏动及异位心律：期前收缩、室上性心动过速、心房颤动、心房扑动、室性心动过速、心室扑动及颤动。

（3）传导异常：窦房传导阻止、房室传导阻滞、束支传导阻滞、预激综合征。

3. 发病机制

（1）激动起源失常。

（2）激动传导失常：①传导阻滞；②折返：折返是室上性快速心律失常发生的常见机制。

（3）激动起源失常伴传导失常：此类的有并行心律、反复心律、异位心律合并传出阻滞等。

4. **新生儿心律失常的发病特点**

(1) 功能性及暂时性心律失常多见。

(2) 传导系统紊乱发生率高。

(3) 常可自行消失,预后较年长儿及成年人好。

(4) 预后取决于引起心律失常的原发病。

【诊断】

1. **临床表现** 本病的临床表现缺乏特异性,常见呕吐、发绀、气促、吐沫、拒乳、呼吸困难、面色苍白、烦躁、惊厥等,部分患儿可无特殊表现,仅在查体中发现。严重者可出现并发症,如心力衰竭、休克、晕厥及脑栓塞、猝死等。

2. **实验室检查**

(1) 心电图及 24 小时动态心电图检查:

1) 窦性心动过速:符合窦性心律特点,足月儿 >190 次 / 分,早产儿 >195 次 / 分。

2) 窦性心动过缓:符合窦性心律特点,足月儿 <90 次 / 分,早产儿略低于足月儿。

3) 窦性心律不齐:符合窦性心律特点,同一导联 P-P 间期不等,P-R 间期差 >0.12 秒。

4) 窦性停搏:窦性心律中出现一个较长时间的间歇,期间无心电图波形,如患儿房室交界区功能正常,可出现逸搏及逸搏心律。

5) 窦房阻滞:一度为传导延迟;二度为部分不能下传,类似房室传导阻滞,分为Ⅰ型和Ⅱ型;三度为完全不能下传,心搏停止。

6) 窦房结功能不良:反复出现窦性心动过缓、P 波形态异常、窦性停搏、窦房阻滞、慢快综合征(即在过缓心律的基础上间断出现室上性的快速异位心律如室上性心动过速,心房扑动、颤动等)等。确诊靠阿托品试验和食管心房调搏测窦房结功能。

7) 房性期前收缩:P′ 波提前形态与窦性 P 波不同,P′-R 间期 >0.10 秒,期前出现的 P′ 波后可继以正常的 QRS 波或不继以 QRS 波(未下传)或继以轻度畸形的 QRS 波(室内差异传导),不完全性代偿间歇。

8) 交界性期前收缩:QRS 提前出现形态与正常相同,QRS 前后无 P′ 波或有逆传 P 波(P′-R 间期 <0.10 秒,R-P′ 间期 <0.20 秒),完全性代偿间歇。

9) 室性期前收缩:提前出现的 QRS 波其前无 P 波,QRS 波宽大畸形时限 > 0.10 秒,T 波与主波方向相反,完全性代偿间歇。

10) 阵发性室上性心动过速:3 个或 3 个以上连续而快速的室上性(房性或交界性)期前收缩,R-R 间期规则,房性者可有 P′ 波,结性者无 P′ 波或有逆传的 P′,但因心率过速,P′ 波常不易辨认,故统称为阵发性室上性心动过速。

QRS 形态多数正常,但可因室内差异传导而变形,发作时心跳过速可造成心肌供血不足致 ST 段降低、T 波低平或倒置。

11) 阵发性室性心动过速:3 个以上连续的室性期前收缩 QRS 波宽大畸形 T 波与主波方向相反可见与 QRS 波无关的窦性 P 波心室率 150~200 次 / 分。

12) 房室传导阻滞:①一度房室传导阻滞:表现 P-R 间期延长,正常新生儿 P-R 间期最高值为 0.12 秒,超过此值可考虑为一度房室传导阻滞。②二度房室传导阻滞:分为Ⅰ型及Ⅱ型,Ⅰ型为 P-R 间期逐渐延长,最后窦性激动完全受阻,QRS 脱落,以后又再下传周而复始;Ⅱ型为 P-R 间期恒定,QRS 成比例脱落。③三度房室传导阻滞:P 与 QRS 互不相关,心室率慢而规则,40~60 次 / 分,QRS 波形状取决于次级节律点的位置,位置越低,QRS 越宽大畸形,预后越差。

(2) 超声心动图检查:排除先天性心脏病、心肌炎以及监测心脏功能。

【治疗】

1. 治疗原则 首先要了解心律失常的性质及发生心律失常的原因,同一性质的心律失常可由不同病因引起,对血流动力学的影响因患儿具体情况而不同,而且病情发展的趋势个体差异大,绝不能单纯根据心律失常的心电图诊断进行治疗处理,应注意以下几点:

(1) 明确心律失常的性质:不同性质的心律失常,治疗不同。偶发性期前收缩无需治疗,而阵发性室性心动过速、完全性房室传导阻滞等,可引起血流动力学改变,可发生心力衰竭或发展为心室颤动,则需紧急处理。

(2) 查明病因和诱因并及时纠正:在明确心律失常性质的同时,应通过病史体检及其他有关实验室资料的分析,了解发生心律失常的病因及诱因。有些心律失常在临床上找不到明确的病因,心脏检查正常,此类心律失常预后较好,不一定用抗心律失常药物。

(3) 了解心律失常对血流动力学的影响:同一类型的心律失常造成血流动力学的影响因患儿基本情况而异,应监测血压,做心脏超声监测心功能。

(4) 了解抗心律失常药:如药理作用、用法、剂量、药效出现时间、维持时间、适应证以及副作用,才能合理使用恰到好处。

(5) 注意及时对症治疗:如给氧、纠正酸碱平衡、控制心力衰竭、抗感染等。

(6) 严重心律失常:如完全性房室传导阻滞、室性心动过速、心室颤动等,病情重,变化快,应密切监测心电图变化,做好急救准备,如电击复律、心肺复苏及人工心脏起搏器等。

2. 心律失常治疗

(1) 窦性心动过速:多见于健康儿,一般不需治疗,如为某些疾病引起者应治疗原发病。

(2) 窦性心动过缓:针对原发病,严重者(心率 <70 次 / 分)可给阿托品,

每次 0.01~0.03mg/kg，静脉注射，可每 15 分钟重复一次，可用 2~3 次；异丙肾上腺素，静脉滴入，0.05~0.5μg/(kg·min)，从最小剂量开始，缓慢增加剂量至有效量[最大剂量 2μg/(kg·min)]，提高心率。

(3) 窦房结功能不良：应积极治疗原发病，同时给予药物营养心肌，如维生素 C、辅酶 Q10、三磷腺苷等。对心率过缓的窦房阻滞、窦性停搏，可给阿托品、异丙肾上腺素提高心率，严重者应给予起搏器治疗。

(4) 阵发性室上性心动过速：半数以上不伴器质性心脏病，多数预后较好。但发作时如不及时治疗，可发生心力衰竭而危及生命，为“需紧急治疗的良性心律失常”。因此，应积极治疗。

1) 刺激迷走神经：新生儿常用潜水反射法，即用冰水浸湿的毛巾或冰水袋(用薄的橡皮囊做成)敷盖于患儿整个面部 10~15 秒，给以突然的寒冷刺激通过迷走神经反射而终止发作，一次无效，间隔 3~5 分钟可再试 1 次。

2) 药物治疗：①地高辛：是常用的药物，对合并心力衰竭者也有效。用快速饱和法：足月儿饱和剂量 0.03mg/kg，早产儿 0.02mg/kg，静脉给药，首次剂量为 1/2 饱和量，余量分 2 次，8 小时内进入。②普罗帕酮(心律平)：是广谱高效抗心律失常药，静脉给药，每次 1~1.5mg/kg，加入 5%~10% 葡萄糖 20ml 中缓慢静脉注射，如无效 20 分钟后可再重复 1 次。③普萘洛尔(心得安)：为 β- 肾上腺素受体阻断剂，更适用于室上性心动过速伴有预激综合征或 QRS 波增宽者，每次 0.1mg/kg 加入 10% 葡萄糖 20ml 中缓慢静脉注射。④三磷腺苷(ATP)：快速静脉注射，每次 3~5mg，5 秒内快速推入。

以上药物静脉注射时必须同时心脏监护，一旦心率突然下降转为窦性心律，则应即刻停止推药，以防发生心搏骤停，刺激迷走神经可以与药物，尤其是洋地黄配合进行。对有严重传导阻滞的患儿以上药物要慎用。

3) 电击复律：药物治疗无效者，也可采取电击复律，即用体外同步直流电击术，剂量为 5~15 瓦秒，在心电监护下进行。术前应停用洋地黄 1~2 天。

用以上方法转律后，为预防复发，可用地高辛维持治疗 6 个月 ~1 年。

(5) 阵发性室性心动过速：新生儿少见，是需要紧急处理的严重的心律失常，应积极治疗。首先为病因治疗，抗心律失常药物：①利多卡因，每次 1mg/kg 加入 5%~10% 葡萄糖 20ml 中，静脉缓慢推注，必要时 5~10 分钟后可再重复 1 次，转律后静脉点滴，维持按每分钟 0.02~0.05mg/kg；②苯妥英钠，尤其对洋地黄中毒引起者，每次 2~4mg/kg 溶于生理盐水 20ml 中缓慢推注，如无效 5~10 分钟后可重复 1 次；③普罗帕酮(心律平)或普萘洛尔(心得安)，静脉注射。如药物治疗无效，可用电击转复。

(6) 期前收缩：无原发病者，一般预后较好，常在 1 个月内消失。有原发病者应治疗原发病。无症状者，一般不需要治疗，但如频繁发生，有发展为心动过速倾向者，应给抗心律失常药物治疗。常用普罗帕酮，每次 5mg/kg，3~4 次 / 天，口服。

（7）房室传导阻滞：

1）针对原发病进行病因治疗。

2）如心率过慢或有症状者，药物治疗：①异丙基肾上腺素，0.1mg 加入 5%~10% 葡萄糖 50~100ml 中静脉点滴，根据心率调整滴数。②阿托品，每次 0.01~0.03mg/kg 肌内或静脉注射。③获得性三度房室传导阻滞，如由心肌炎引起，可加用皮质激素治疗；如异丙基肾上腺素、阿托品等无效者，可考虑经导管临时心脏起搏，待炎症消退，阻滞减轻或消失后可停用。

3）先天性三度房室传导阻滞，如无症状不需治疗，但如出现下列情况即应安装永久性心脏起搏器：①新生儿心室率过慢 <50 次 / 分，尤其是出现心源性脑缺血综合征者；②三度房室传导阻滞，QRS 时限延长，并出现心力衰竭者。

【预后】

病因不同，心律失常类型不同预后不同。一般来说，心律失常随原发病的治愈、病因的排除，心律失常也多得到治愈。如有器质性心脏病，出现并发症者，病死率相对较高。

【预防】

预防先心病；防治电解质紊乱和酸碱失衡；积极治疗原发病，如各种胃肠疾患、甲状腺功能减退症、尿毒症、神经系统因素、低温、麻醉与药物中毒等。

（刘靖媛　刘　红）

第二节　新生儿先天性心脏病

先天性心脏病（neonatal congenital heart malformation）是由于胚胎时期心血管发育异常所致畸形。

1. 症状　新生儿先心病的临床表现多不典型，常因发绀、呼吸急促、喂养困难、难治性肺炎、反复心力衰竭、缺氧发作或发现心脏杂音来就诊。

2. 体征

（1）发绀：应区分发绀类型，即中央型、周围型及差异型，认识到新生儿发绀可见于其他许多疾病，如呼吸系统疾病（肺部换气不足）、血液疾病（异常血红蛋白增多）或中枢神经系统疾病（颅内出血）。而新生儿先心病的发绀特点多为中央型持续发绀，并且吸氧难以缓解，多见于复杂型心血管畸形。

（2）呼吸类型：新生儿患心脏病者，呼吸可有减慢、深沉、肋下凹陷、呻吟样呼吸甚至呼吸暂停等表现。气促多见于肺血增多、肺静脉梗阻、左心梗阻病变等先心病；过度呼吸见于右室流出道梗阻性先心病或完全性大动脉转位。

（3）心音：第二心音的性质有助于诊断，单一第二心音见于肺动脉闭锁、左心发育不良综合征、永存动脉干等。第二心音明显分裂可发生于完全性肺静脉异位引流。正常新生儿可闻及第三心音，但出现奔马律见于心力衰竭。

（4）心脏杂音：出生 1~2 天的新生儿常有心脏杂音，如新生儿期多次听诊仍可闻及心脏杂音往往提示有心脏疾患，但听不到杂音也不能否认先心病的存在。不能单凭心脏杂音判断心脏病性质。

（5）脉搏及血压测定：新生儿的桡动脉、足背动脉及股动脉均可触及。四肢搏动均弱者提示左心发育不良综合征、严重主动脉瓣狭窄或重症心肌炎。怀疑先心病患儿均应测量四肢血压。

（6）肝脏肿大：是右心室负荷增加的表现，左右两叶对称分布为水平肝，常为心脾综合征的表现之一。

3. 辅助检查

（1）X 线检查：胸部正位、左前斜 / 左侧位片为先心病基本检查方法，通过平片提供先心病的线索为：①心脏位置（正常位、右位及不定位心）；②肺血管（肺纹理正常、肺血量增多或肺血量减少）；③心脏大小及形态；心胸比例 >0.58~0.60 应考虑心脏增大，判断左右心房、心室增大情况；④主动脉弓（左位或右位）；⑤胸廓骨性结构。

（2）心电图：心率、节律、电轴、右心或左心室的电压有助于诊断。新生儿期生理性右室肥大常和病理性右室肥大相重叠。新生儿右室肥大征象为：TV_1 直立（3 天后）；V_1 呈 qR 型，RV_1>25mm，R/S>6；新生儿左室肥大征象为：SV_1>10mm，V_1R/S<1，RV_6>15mm，QV_6>3mm。心电轴：新生儿额面心电轴普遍右偏，平均为 135°，+30° 以下为电轴左偏，+180° 以上为电轴右偏，大部分发绀型先心病呈电轴右偏，而电轴左偏者常提示三尖瓣闭锁、肺动脉闭锁、右室发育不良，共同心房、单心室、大动脉转位伴主动脉缩窄等。

（3）超声心动图：二维及多普勒（彩色）超声心动图能够实时地显示心脏的结构、血流分布及进行心功能测定，为新生儿先心病的诊断提供了安全可靠、准确率高、重复性强的无创性诊断手段。新生儿时期超声图像清晰，常用剑突下、胸骨旁及胸骨上探查，危重患儿可在床旁进行探查。

（4）心导管检查及选择性心血管造影：多数新生儿先心病可以从临床表现和超声心动图检查明确诊断，可以省去心导管和心血管造影的检查。当需要进一步获得先心病血流动力学资料或大血管及其分支的精确诊断有困难时，侵入性心导管检查结合选择性心血管造影是不可缺少的手段。

（5）放射性核素心血管造影术：应用高锝酸钠（sodium pertechnetate）^{99m}Tc 215μCi/kg 快速注入周围静脉后用 γ 照相机置于心脏及右肺上部测量放射性，通过电子计算机处理，显示 ^{99m}Tc 在肺部的稀释曲线，可用来估测心内的分流，静脉连接的解剖关系，梗阻时肺血流分布情况，心室功能及心肌缺血情况。

（6）血气分析：动脉血气可作为评估氧合状况的可靠方法，需在动脉穿刺取血样。一般选择桡动脉穿刺。

（7）其他：电生理检查、数字减影心血管造影术、X线、增强CT及磁共振等。

4. 治疗

（1）休息（必要时予镇静剂）：控制室温及湿度，酌情供氧。

（2）饮食：预防误吸，酌情控制液体量[60~100ml/（kg·d）]。

（3）综合治疗：纠正低血糖、贫血、酸中毒、控制感染及其有关因素，酌用利尿剂、洋地黄，必要时使用机械通气，腹膜透析，减轻心脏后负荷。根据病情选用扩血管药物、儿茶酚胺类药物、前列腺素E等。

（4）介入性导管术：

1）房间隔球囊导管造瘘术：辅助治疗完全性大动脉转位等先心病，促进心房水平左向右分流，使缺氧得以改善，得以生存等待外科根治手术。

2）球囊瓣膜及血管成形术：治疗重症肺动脉瓣狭窄、主动脉缩窄等，以缓解发绀或心力衰竭。

（5）外科手术：危重型新生儿先心病需要急诊手术治疗，如严重肺动脉瓣口狭窄、完全性大动脉转位、完全性肺静脉异位引流等。动脉导管未闭伴心衰经内科治疗无改善者可作结扎术，左向右大分流的室间隔缺损、房间隔缺损、房室隔缺损等，在新生儿期可先采取保守治疗，临床观察，待数月后进行根治术。

一、完全性大动脉转位

完全性大动脉转位（complete transposition of great arteries，C-TGA）是新生儿期最常见的发绀型先心病，其发病率约占新生儿先心病的13%。完全性大动脉转位是指主动脉和肺动脉互换位置，即主动脉位于肺动脉的右前方，出自解剖右心室，肺动脉位于主动脉的左后方，出自解剖左心室。本病不仅占新生儿发绀型先心病的首位，也是出生2个月内婴儿心力衰竭的首要原因。

【诊断】

1. 症状　本病以男婴多见，出生体重往往大于正常，症状主要为生后早期呈现发绀、气促、低氧血症、酸中毒以及充血性心力衰竭。临床症状取决于伴发畸形的程度及类型。室间隔完整型TGA病人生后发绀明显，如心房内分流很小，动脉导管自然关闭，则出生后即出现严重发绀，吸入纯氧无改善。但如心房内分流大，同时伴有动脉导管未闭及室间隔缺损，则发绀较轻，由于体肺循环间的大量混合，发绀不明显。但早期可出现充血性心力衰竭。如合并较大室间隔缺损及左心室流出道狭窄，则肺血减少，低氧血症、心衰症状较轻。

2. 体征 发绀；心前区轻微膨隆；完全性大动脉转位时，由于主动脉靠近胸壁，可听到主动脉瓣关闭产生的单一响亮的第二音。新生儿TGA中半数均存有动脉导管未闭（PDA），但只有少数大型PDA呈现连续性杂音或舒张中期隆隆样杂音、洪脉等。30%~50%完全性大动脉转位伴室间隔完整者无心脏杂音。伴大型室间隔缺损者，胸骨左缘可闻及全收缩期杂音。若伴有左室流出道狭窄时，往往可闻及喷射性杂音。肝可增大，呼吸快。

3. 辅助检查

（1）动脉血气：PaO_2在20~30mmHg，吸氧后无好转。

（2）心电图：呈现电轴右偏，右房扩大，右室肥厚，伴大型室间隔缺损，肺血增多者可表现为双室肥厚。由于严重缺氧，ST段及T波可能出现缺血性改变。

（3）X线检查：初生时无特殊，心脏进行性扩大。前后位示：心脏轮廓呈蛋型。心底部大血管影狭窄及肺血管影增加。

（4）超声心动图：应用二维超声及多普勒超声心动图能对本病作出明确诊断。两大动脉根部呈前后平行排列，多个平面探查可以辨认右前方的主动脉根部行程长，向上延伸为主动脉弓，并出自右心室，而左后方的肺动脉干行程短并分叉为左右肺动脉，且出自左心室。超声多普勒心动图还可以探测来源于房间隔缺损、卵圆孔未闭、室间隔缺损及动脉导管未闭的分流。

（5）心导管及心血管造影：虽心导管检查可用来诊断大动脉转位及其伴随畸形，但在新生儿期心导管检查术主要用于姑息性球囊导管房间隔撕裂术，以扩大心房之间的交通，改善血氧饱和度。右室、左室和升主动脉的选择性双相造影，可用来确诊，尚可观察左室流出道梗阻情况及冠状动脉的类型。

【治疗】

1. 非手术治疗 室间隔完整的TGA出生后很快进入危急状态，必须入ICU严密观察，纠正水电解质、酸碱失衡，对症支持治疗。呼吸循环功能衰竭者应用呼吸机、血管活性药物等维持呼吸循环。室间隔完整的TGA应用前列腺素E_1（PGE_1）维持PDA开放。合并肺炎、心衰的病人，在控制肺炎的同时，强心、利尿、扩血管，控制出入量。

2. 手术治疗 近年来主张早期进行解剖根治术，一般手术年龄不要超过3个月，大于6个月可能出现肺血管梗死性病变及严重肺动脉高压而失去手术机会。

二、房间隔缺损

房间隔缺损（atrioventricular septal defect，ASD）是左右心房之间的间隔发

育不全，遗留缺损造成血流可相通的先天性畸形。约占先天性心脏病的10%。房间隔缺损根据胚胎发育可分为继发孔型及原发孔型缺损两大类，前者居多数。

【诊断】

1. 症状 房间隔缺损对于循环、呼吸系统的影响主要取决于房水平分流量的大小，临床症状的出现相对于其他“左向右”分流的先心病较晚。轻者在新生儿期可无症状，多数患儿在早期有反复上呼吸道感染或肺炎病史，往往因其他原因就诊时发现心脏杂音而确诊。多数在成年后出现活动后气急，心悸、易疲劳、呼吸道反复感染，甚至右心衰竭。

2. 体征 体检时在胸骨左缘第2~3肋间的肺动脉瓣闻及较柔和的、吹风样收缩期杂音，第二心音分裂随年龄增大才明显。

3. 辅助检查

（1）X线检查：肺血增多，右心室增大，肺动脉段突出，主动脉结缩小。

（2）心电图：电轴右偏，严重者出现右心室肥厚。

（3）超声心动图：是确诊的主要手段，可提示房间隔回声脱失。

【治疗】

1. 一般治疗 适当限制液体入量，80~100ml/(kg·d)，如合并心衰，可予强心、利尿、血管活性药等。

2. 房间隔缺损有自动关闭的可能，有报道1岁内50%可以自行关闭。诊断明确后，分流量大者均应择期手术修补，以终止左向右分流，避免引起肺动脉高压和心内膜炎。手术年龄以5岁左右为宜。合并心内膜炎者必须在感染控制3~6个月后才考虑手术，合并心衰者先积极内科治疗控制心衰、病情稳定后再手术。

3. 手术禁忌证 病变进入晚期，肺动脉压力和阻力重度增高，或有右向左分流时，应为手术禁忌。

三、室间隔缺损

室间隔缺损（ventricular septal defect，VSD）是最常见的先天性心脏畸形。单纯性室缺占先心病中的25%~50%，在复合性畸形中约占2/3。

【诊断】

1. 症状 缺损小者，可无症状。缺损大者，在出生后很早即可出现呼吸急促、体重不增、喂养困难、多汗，易患肺部感染，易导致心力衰竭及肺动脉高压，当肺动脉高压严重时，患儿可出现发绀。有时因扩大的心脏压迫喉返神经，引起声音嘶哑。

2. 体征 体检心界增大,心尖搏动弥散,胸骨左缘第2、4肋间可闻及Ⅲ~Ⅳ/Ⅵ级粗糙的全收缩期杂音,向四周广泛传导,可于杂音最响部位触及收缩期震颤。但新生儿出生1~2周时,由于肺动脉压力偏高,左向右分流量较小,杂音可不明显。

3. 辅助检查

(1) X线检查:小型室间隔缺损心肺X线检查无明显改变,或只有轻度左心室增大或肺充血;大型室间隔缺损心外形中度以上增大,肺动脉段明显突出,肺血管影增粗,左、右心室增大,左心房往往也增大,主动脉弓影较小。

(2) 心电图:小型缺损心电图可正常或表现为轻度左心室肥大;大型缺损以左心室增大为主,合并肺动脉高压时常为左、右心室合并增大。

(3) 超声心动图:有确诊价值。在主要切面如四腔心、主动脉短轴及左心室流出道切面均可见室间隔连续回声中断。多普勒彩色血流显像可直接见到分流的位置、方向和区别分流大小,还能确诊多个分流的存在。

【治疗】

1. 非手术治疗 限液80~100ml/(kg·d),合并心衰时液体限制在60~80ml/(kg·d),并给予强心、利尿、扩血管等。

2. 手术治疗

(1) 手术适应证:缺损小者,无反复呼吸道感染,生长发育良好者,可暂观察,建议5岁前完成手术治疗。中至大型室间隔缺损易出现反复呼吸道感染,心功能不全,营养发育迟缓,或合并中度及以上的肺动脉高压者应在婴儿期甚至新生儿期尽早手术。

(2) 手术禁忌证:严重肺动脉高压,出现艾森门格综合征患儿不宜行VSD修补术。

(3) 手术方法:外科手术或介入封堵闭合缺损。

【并发症】

室间隔缺损易并发肺炎、充血性心力衰竭、肺水肿及亚急性细菌性心内膜炎。膜部和肌部的室间隔缺损均有自然闭合的可能(约占20%~50%),一般发生于5岁以下,尤其是1岁以内。干下型室间隔缺损未见自然闭合者,且容易发生主动脉瓣脱垂。

四、动脉导管未闭

动脉导管未闭(patent ductus arteriosus,PDA)是常见的先心病之一。动脉导管位于肺动脉分叉与降主动脉起始处之间,将肺动脉与主动脉相连。足月儿大多在生后一天动脉导管功能性闭合,生后1岁左右解剖闭合。在生后

7~10天内可由于缺氧等原因而重新开放。早产儿由于动脉导管肌肉发育不全，管壁薄，对氧使导管收缩的作用反应差，再加上早产儿肺发育不成熟，易发生低氧血症和酸中毒，故PDA的发生率高达18%~80%。动脉导管开放后，由于在导管处存在左向右分流，肺血增多，回心血量增多，可导致肺水肿和心功能不全等。

【诊断】

1. 症状

（1）分流量小者症状不明显。

（2）分流量大：气促、呛咳、心率增快、多汗、喂养困难、体重不增、肝脏增大，易合并呼吸道感染和心力衰竭。严重者发生肺水肿、肺动脉高压或肺出血，早产儿可成为呼吸机依赖者。

2. 体征　心前区心尖搏动明显，胸骨左缘2~3肋间可闻收缩期杂音，少数病人为连续性杂音，也有约10%的病人听不到杂音，脉压增宽，足背动脉可触及水冲脉等。

早产儿机体各种调节机制尚不完善，对脉压增宽，舒张期体循环血供减少的耐受较差，即使分流量不太大，也可导致坏死性小肠结肠炎、肾功能减低、心肌供血不足及颅内出血。故对于早产儿，如动脉导管粗大，应尽早关闭动脉导管。

3. 实验室检查

（1）心电图：分流量大者出现左室舒张期负荷过重图形，即左胸前导联见高的R波和深的Q波，T波高耸直立，ST段可有抬高。合并肺动脉高压者表现左、右室肥大。

（2）胸片：心影增大，肺血增多，肺纹理增重，从肺门呈放射状（肺充血）分布，肺动脉段突出，主动脉结增宽。

（3）超声心动图：肺动脉分叉与降主动脉之间见异常通道分流，彩色多普勒可在导管处见到左向右分流，并可测量动脉导管的长度和宽度。

【治疗】

1. 一般治疗

（1）限制液体：80~100ml/（kg·d），照蓝光或用辐射式暖台时可增至100~120ml/（kg·d）。维持电解质和酸碱平衡。

（2）机械通气：应维持PaO_2 60~90mmHg，$PaCO_2 \leq 45$mmHg，pH>7.25。

（3）强心药：合并心衰时使用，但由于早产儿肾功能不全，使地高辛半衰期延长，易致毒性反应，用时应减少剂量。早产儿地高辛化的用量可按15~20μg/kg计算。

（4）利尿剂：如液量过多，心力衰竭，可用呋塞米每次0.5~1mg/kg，静脉给药,间隔 12~24 小时,用药 1~2 次。

2. 药物关闭导管 早产儿或新生儿早期 PDA 可用药物关闭,吲哚美辛首剂 0.2mg/kg,静脉滴注,第 2、3 剂 0.1~0.2mg/kg,每 12 小时一次,总剂量不大于 0.6mg/kg。注意其副作用(一过性尿少、胃肠道出血等)。但有部分患儿用药无效,尤其有症状者,应及时考虑手术。

3. 手术治疗 多数动脉导管于 1 岁内可自然闭合,如管径细小、分流量少且无症状者,可观察,等待自然闭合;新生儿期,尤其早产儿,如动脉导管粗大,分流量大,伴有心衰或呼吸窘迫综合征者应尽早手术或介入治疗。

4. 注意事项 动脉导管开放对某些复杂心血管畸形是有益的,如肺动脉闭锁、完全性大动脉转位、三尖瓣闭锁、主动脉瓣闭锁、主动脉弓离断等需动脉导管开放进行分流,否则患儿可能因严重缺氧而迅速死亡。临床上可用前列腺素 E_1 或 E_2 保持动脉导管开放,维持患儿生命直到进行外科手术。前列腺素 E_1 5~10ng/(kg·min),从头部静脉给药,监测动脉血氧饱和度(SaO_2)上升后可减至最小有效剂量,注意副作用(见新生儿持续性肺动脉高压章节)。

【并发症及处理】

1. 新生儿心力衰竭 由于缺氧和血液分流致心脏负荷增大,引起心力衰竭。应予以氧疗、镇静、限液、强心、利尿等(详见相关章节)。

2. 新生儿肺出血 由于缺氧和左向右分流致肺血增多等引起,给予综合治疗及正压通气(详见相关章节)。

3. 其他 由于缺氧及肺血增多,引起早产儿呼吸暂停、颅内出血、代谢性酸中毒以及呼吸机依赖等,予以纠正缺氧、支持治疗并及时行动脉导管结扎术。

【预防】

1. 预防孕期感染,做好孕期保健检查,避免早产。

2. 对于早产儿,尤其是出生 <14 天,应注意避免发生缺氧,及时纠正酸中毒,注意控制液体入量,避免血压波动,减少动脉导管重新开放的发生。

五、法洛四联症

法洛四联症(tetralogy of Fallot,TOF)是最常见的发绀型先天性心血管畸形,占先天性心脏病的 10% 左右。TOF 是一组心血管畸形,包括四种病理解剖畸形:①肺动脉及右室流出道狭窄;②室间隔缺损,多属对位不良型缺损;③主动脉骑跨;④右心室肥厚,继发于右室流出道狭窄。

【诊断】

1. 症状 主要表现为发绀,发绀程度及出现早晚与肺动脉狭窄梗阻程度有关。轻度右室流出道梗阻的患儿，生后由于心室水平为左向右分流，常无发绀；随右室漏斗部肥厚加重，患儿多在3~6个月发生发绀，以口唇黏膜和甲床最明显。严重右室流出道梗阻者，新生儿期即可出现发绀。新生儿可表现为哭闹、用力吸吮时出现气急和发绀加重。严重者可缺氧发作引起突然昏厥、抽搐。缺氧发作常发生在吃奶或剧烈哭闹后，此时，由于右室流出道痉挛，前向血流减少，收缩期杂音可暂时减弱或消失，发作持续数分钟至数小时，严重者可致意识丧失、惊厥。

2. 体征 新生儿期体征常不明显，新生儿期出现症状和体征者常是重症患儿。患儿可有生长发育迟缓，由于右室肥厚可见心前区隆起，有胸骨下右室搏动。胸骨左缘第2~4肋间可闻及收缩期Ⅱ~Ⅳ/Ⅵ级喷射性杂音，广泛传导。肺动脉瓣区第二心音减弱。年长儿可出现杵状指趾。

3. 辅助检查

(1) 胸部X线检查：心脏大小正常或稍增大，肥厚的右室造成心尖上翘，肺动脉段凹陷，形成"靴形心"。由于肺血流减少，肺门血管影缩小，肺野相对清晰。主动脉宽，25%可见右位主动脉弓。

(2) 心电图：电轴右偏，右心室肥厚。右心前区导联R波突出。在一些病例，唯一右室肥厚的表现是V_3R或V_1导联T波直立，重症者右心房肥大。

(3) 超声心动图：二维超声可证实诊断，于胸骨旁长轴可见大的对位不良型室间隔缺损，并可观察主动脉骑跨的程度。胸骨旁短轴切面可观察右室流出道梗阻部位及程度、近端肺动脉分支、主动脉弓位置、冠状动脉。多普勒彩色血流显像可见右心室直接将血流注入骑跨的主动脉。

(4) 心导管检查或造影：导管可从右心室进入主动脉，表明有主动脉骑跨。由右心室进入左心室示有室间隔缺损。导管不易进入肺动脉，说明有肺动脉狭窄。若能进入肺动脉则在将导管逐渐拉出时，可记录到肺动脉和右心室间的压力阶差。患者右心室压力增高，肺动脉压力下降，连续压力曲线可以帮助辨明狭窄类型。股动脉血氧饱和度降低证明存在右向左分流。选择性右室造影可显示右室形态，肺动脉狭窄部位、程度以及肺动脉分支的形态。必要时需作左室造影或冠状动脉造影。

【治疗】

1. 非手术治疗

(1) 注意合理喂养，预防贫血及脱水。

(2) 急性缺氧发作：立即给予吸氧、镇静、屈膝位，并可应用吗啡0.1mg/kg皮下注射，静脉应用碳酸氢钠3~5ml/kg，快速纠正代谢性酸中毒。治疗有效者发绀减轻，杂音增强。治疗无效者，可用增加体循环阻力的药物，如静脉应用盐酸去甲肾上腺素，以减少右向左分流，改善症状。经常缺氧发作者，可用普萘洛尔 1~2mg/(kg·d),分 3 次口服,缓减右室流出道痉挛,预防缺氧发作。

2. 手术治疗 大多数患儿可在 6 个月后行根治术,严重者则需在 3 个月内甚至新生儿期即需要治疗。部分患儿由于肺动脉发育差,需先行姑息手术治疗,目的是增加肺血流,避免严重缺氧,促进肺动脉发育。

六、主动脉缩窄

主动脉缩窄(coarctation of aorta,COA)是指胸降主动脉存在先天性狭窄,狭窄部位常位于左锁骨下动脉远端动脉韧带起始处,邻近动脉导管。占先心病的 7%~14%。大多数 COA 患者同时合并室间隔缺损或其他复杂心内畸形。

【诊断】

1. 症状 临床症状取决于主动脉狭窄的程度。新生儿主要表现为呼吸急促、喂养困难、多汗、休克、心衰等。

2. 体征 上肢血压高于下肢,触诊时可明显感觉足背动脉或股动脉搏动减弱或消失。听诊胸骨左缘可闻及收缩期杂音,肺动脉瓣第二心音增强。有些患儿可有差异性发绀。

3. 辅助检查

(1) X 线检查:心影中重度增大,肺水肿,肺血管影增多。

(2) 心电图:右室肥厚。

(3) 超声心动图:二维超声心动图是主动脉缩窄的最主要诊断方法之一,多可清晰显示缩窄部位、长度以及其他心内合并畸形。连续多普勒可测出血流速度,并推算出压差。

(4) 增强 CT 及重建:对大血管的成像非常满意,可清楚显示主动脉缩窄位置、程度、长度及侧支血管,亦可诊断心内畸形。

【治疗】

1. 非手术治疗

(1) 前列腺素 E_1 维持动脉导管开放。

(2) 治疗心衰:强心、利尿。

(3) 监测生命体征及血气分析,病情危重者应气管插管机械通气、抗休克及纠正酸中毒等。

2. 外科手术治疗。

七、左心发育不良综合征

左心发育不良综合征(hypoplastic left heart syndrome,HLHS)是左心 - 主

动脉复合体的发育不良，包括主动脉瓣狭窄或闭锁、二尖瓣狭窄或闭锁、左室及主动脉发育不良，发病率占先心病的1%，是出生后一个月内因心脏病死亡最常见的原因，其主要矛盾是左心室发育差，无法维持体循环。

【诊断】

1. 症状 出生数小时后迅速出现呼吸困难、发绀及进行性心力衰竭，表现为皮肤灰白、冰冷、发花，病情恶化进展迅速。

2. 体征 脉搏微弱甚至消失，心界扩大，心率快有奔马律，第二心音单一并较低，通常无心脏杂音。

3. 辅助检查

(1) 心电图：电轴右偏，右房、右室增大，左室低电压，常有心肌缺血性T波改变。

(2) X线检查：心影中重度增大，右心增大，肺静脉淤血或肺水肿。

(3) 超声心动图：左心室小，主动脉和二尖瓣狭窄，升主动脉发育不良。

【治疗】

1. 非手术治疗 前列腺素E_1静点维持动脉导管开放；纠酸维持内环境稳定；治疗心衰，机械通气，必要时予血管活性药维持正常血压。

2. 外科手术治疗 手术包括重建手术和心脏移植。重建手术式为Norwood手术，分三期，分别在新生儿期、3~6个月和18~24个月进行。

八、完全性肺静脉异位引流

完全性肺静脉异位引流（total abnormalities of pulmonary venous drainage，TAPVD）是指所有肺静脉均不与左心房相通，而直接或间接异常回流入右心房。占先心病总发病率的1%。肺静脉异位引流包括心上型、心下型、心内型及混合型，以心上型最多见。

【分型】

1. 心上型 肺静脉通过垂直静脉向上与左上腔静脉、左无名静脉或右上腔静脉相连。

2. 心内型 共同静脉回流入右心房或开口于右房内的冠状静脉窦。

3. 心下型 共同静脉通过垂直静脉向下回流到门静脉、静脉导管、肝静脉或直接与下腔静脉相连。

4. 混合型 肺静脉有两个或多个连接点与上述部位相连，如分别进入上腔静脉和右房等。

【诊断】

1. 症状 非梗阻型患儿出生时常无症状，多于婴儿晚期才出现气急、喂养困难、反复呼吸道感染。梗阻型患儿出生时即有明显气急及发绀,并迅速出现呼吸困难及肺水肿。

2. 体征 典型患儿有明显心衰表现:肺部湿啰音,肝脏增大。胸骨左缘第2肋间闻及响亮的收缩期杂音。肺动脉第二心音增强和有固定分裂。

3. 辅助检查

(1) 心电图:电轴右偏,右心房增大,右心室肥厚。伴肺静脉梗阻者常无右房肥大。偶尔可见右束支传导阻滞或预激综合征。

(2) X线检查:肺血多,或有弥漫的斑点网状阴影,右心房、右心室增大。心上型完全性肺静脉异位引流心影成"8"字形或雪人样。梗阻型者显示严重肺水肿,心脏大小可正常。

(3) 超声心动图:二维超声心动图是TAPVD的最主要诊断方法,可显示缺乏肺静脉与左房的连接,左房后侧有一共同静脉腔,通过异常连接回流入右心房,根据异常连接情况可明确分型;右心房、右心室扩张。

【治疗】

1. 非手术治疗 对于梗阻型肺静脉异位引流,主要是纠正代谢性酸中毒及电解质紊乱,适当强心利尿以缓解充血性心衰,必要时气管插管机械通气,为急诊手术做准备;对于非梗阻性肺静脉异位引流患儿,早期症状可不明显,主要针对呼吸道感染治疗。一般可在3月龄内尽早手术。

2. 手术治疗 手术时机的确定视是否存在肺静脉梗阻而定。梗阻型肺静脉异位引流患儿需早期手术,甚至急诊手术;对于非梗阻性肺静脉异位引流患儿,一般可在3月龄内手术。

(沈艳华 刘 红)

第三节 心内膜弹力纤维增生症

心内膜弹力纤维增生症(endocardial fibroelastosis)是一种心内膜下弹力纤维及胶原纤维增生导致的疾病。多数于1岁以内发病。

【病因及发病机制】

病因尚未明确。可能与感染、先天发育、遗传有关。心内膜下弹力纤维及胶原纤维增生是主要的病理学改变。

【诊断】

1. 临床表现 主要表现为充血性心力衰竭。起病急骤,气促、呼吸困难等。多无明显发绀。心率增快,心音低钝,可出现心律失常。

2. 实验室检查

(1) 心电图:左室肥大伴左胸前导联T波倒置为特征性表现。

（2）X线检查：心脏增大，常呈球形。扩张型表现为左房、室增大；缩窄型表现为右室增大为主。

（3）超声心动图：左房、室内径增大，室间隔和后壁运动减弱，射血分数下降，二尖瓣活动异常。

（4）心导管检查：左房、室舒张末期压力增高。

（5）心血管造影：左室扩张、肥厚，收缩期和舒张期容量改变很小，左室造影剂排空延迟。缩窄型显示右室扩张，左室正常或变小，排空延迟，左房压增高，肺动脉压增高。

（6）心内膜活检：心肌病理改变显示纤维弹性组织侵犯心内膜和心内膜下层。

3. 鉴别诊断

（1）病毒性心肌炎：心电图改变多见心律失常、低电压，少见左室肥大，而心内膜弹力纤维增生症多见左胸导R波增高。

（2）原发性扩张性心肌病：多见于2岁以上小儿，胸部X线及心脏彩超室心脏明显增大。

（3）心型糖原累积症：心电图常有P-R间期缩短，多数患儿有广泛性肌无力病史、特征性巨舌，骨骼肌活检可明确诊断。

（4）左冠状动脉异常起源于肺动脉：心电图常显示前壁心肌梗死，Ⅰ和aVL、RV5、6导联ST段上升或降低及QS波形。

（5）冠状动脉钙化：对洋地黄治疗不敏感，X线检查可在身体不同部位显示动脉钙化影。

【治疗】

1. 早期治疗非常重要，本病对洋地黄治疗反应良好，一般用药至少2年。停药指征：症状消失2年以上，心胸比率 $<55\%$，心电图左室面T波直立。

2. 对症治疗。

【预后】

如不治疗，多数患儿在2岁内死亡，对洋地黄反应良好，且能坚持治疗者，预后较好，有痊愈可能。

（刘靖媛　刘　红）

第四节　新生儿持续性肺动脉高压

新生儿持续肺动脉高压（persistent pulmonary hypertension of newborn，PPHN）是由多种病因引起的新生儿出生后肺循环压力和阻力正常下降障碍，而发生心内水平（通过卵圆孔）和（或）动脉导管水平的右向左或双向分流，出现严重低氧血症，造成多器官系统由于缺氧和酸中毒引起的功能障碍，重者死亡。

【病因及发病机制】

1. 原发性 肺阻力血管平滑肌增生，主要依靠肺病理学检查发现在足月、近足月新生儿肺内小血管壁因平滑肌增生而增厚，或出现肺泡单位中微血管肌性化。发生原因不明。

2. 先天性 肺毛细血管发育不良，肺病理学检查发现肺泡隔缺乏毛细血管。

3. 继发性 低氧性肺阻力血管痉挛，多由于出生时持续低氧导致；肺充血性血管平滑肌增生（如缺损性先心病）；肺受到物理性压迫（如膈疝）。继发性 PPHN 在临床最多见。

【诊断】

1. 症状 多见于足月儿或过期产儿。主要表现为严重发绀和呼吸急促，多在生后 12 小时内发病，病情加重可以在出生后 1~2 天内，出现严重呼吸窘迫和低氧。

2. 体征 原发性肺动脉高压的体表和外部特征没有异常。继发性为各个肺实质性病变相关的表现，如胎粪吸入、肺炎、RDS 等，并在原发病的基础上，出现严重全身发绀，在烦躁哭闹或刺激时加重，呼吸困难与发绀可不平行，该体征可初步与呼吸系统疾病引起的发绀相鉴别。心脏杂音可有可无，严重者出现心力衰竭和休克。

3. 实验室检查

（1）高氧实验：吸纯氧后 5~10 分钟发绀无改善，测定动脉导管后 PaO_2（取左桡或脐动脉血）<50mmHg，可初步排除呼吸系统疾病引起的发绀，但不能除外发绀型先心病。

（2）动脉导管前后动脉 PO_2 差：同时取导管前（颞、右桡动脉）和导管后（左桡、脐动脉）动脉血标本，若导管前后 PaO_2 差≥15mmHg；或右上肢和双下肢 SaO_2 差 >20%，表明存在导管水平的右向左分流，但如果仅有卵圆孔水平分流，或 PaO_2<30mmHg 时，则差异不明显。

（3）氧合指数（OI）：$OI=MAP \times FiO_2 \times 100/Pa\ O_2$。如 MAP>15cm$H_2O$，$FiO_2$>0.8 方能维持 PaO_2≥50mmHg，OI 值一般在 24 以上；且连续 12~24 小时没有改善，可以作为持续低氧性呼吸衰竭合并 PPHN 诊断的主要依据。

（4）胸部 X 线：心影正常或稍大，肺血不多，但注意还有肺部原发病的表现。

（5）心脏超声检查：为本病最重要的诊断方法之一，可除外其他心脏病，还可评估肺动脉压力。

【鉴别诊断】

发绀型先天性心脏病：心脏彩超有助于帮助诊断。

【治疗】

1. 积极治疗原发病，加强护理，纠正各种代谢紊乱，尤其是酸中毒、低血糖、低体温等，并保证血红蛋白水平在 130g/L 以上。

2. 稳定病人　为避免 PaO_2 波动，应使患儿保持安静，减少不必要的操作，可用镇静剂如咪唑西泮或麻醉镇痛剂如芬太尼、吗啡等持续泵维。

3. 呼吸管理　FiO_2>0.6，PaO_2<45mmHg 时，应气管插管和间歇正压通气，血气分析应保持 PaO_2>55mmHg，$PaCO_2$ 35~45mmHg，pH>7.25。当右向左分流停止后，应维持轻度高氧水平，即 PaO_2 80~90mmHg（尤其是导管前的）持续 1~3 天，待患儿氧合情况稳定后，缓慢降低呼吸机参数，通常呼吸机应用需 3~6 天，由于常频机械通气易诱发肺损伤，推荐使用高频通气。

4. 高频振荡通气　高频振荡通气可以充分打开肺泡，改善通气血流比例失调，减少肺内分流，改善氧合，促进二氧化碳排出，从而作用于收缩的肺动脉，使之舒张而降低肺动脉压力、改善肺动脉高压。初调及调节：① MAP：通常比常频呼吸机的 MAP 高 2~3cmH_2O，根据胸片肺扩张程度调节，使膈肌达第 8~9 后肋水平；②频率：8~12Hz，小于 1500g 早产儿可至 15Hz；③振幅（△ P）：根据胸廓运动和 $PaCO_2$ 调节，一般可初调至 MAP 数值的 2 倍；④吸气时间：33%。

5. 维持体循环血压　应使患儿收缩压维持在 60mmHg 以上，如血压偏低或不稳定，尤其是应用了扩血管药物后，可给生理盐水或白蛋白等补充血容量，还可给予多巴胺和多巴酚丁胺 5~10μg/（kg·min），持续静脉输入，多巴胺等不宜 >10μg/（kg·min），剂量过高可使肺血管收缩，阻力增加。

6. 降低肺动脉压

（1）药物：

1）硫酸镁：全身性血管平滑肌舒张作用，负荷量 200mg/kg，用葡萄糖稀释为 10% 浓度静滴（30 分钟），之后给维持量 20~150mg/（kg·h），一般 20~40mg/（kg·h）开始，逐渐加量，观察氧合情况及监测血压。监测血镁浓度，维持在 3.5~5.5mmol/L。可连续应用 1~3 天。

2）前列腺素 E_1：持续静脉滴注，5~10ng/（kg·min），根据氧合效应或副作用调整维持量。常见副作用有呼吸暂停、低血压、发热、皮肤潮红、心动过缓、心搏骤停、惊厥等，尤其是用量较大时，应注意监测并准备气管插管和复苏设备。可维持用药 3~4 天。

3）前列环素（PGI_2）：肺内特有的花生四烯酸衍生物，具有血管扩张作用，开始剂量 0.02μg/（kg·min），静脉输入，在 4~12 小时内渐增加到 0.06μg/

(kg·min),维持 3~4 天。

4) 米力农:有正性肌力作用和血管扩张作用,0.25~1μg/(kg·min),持续静脉输注。

5) 硝普钠:为 NO 供体药,可以从右心导管注入,也可经气道雾化给药。

6) 西地那非:为磷酸二酯酶 -5 的抑制剂,通过抑制环磷鸟嘌呤核苷(cGMP)降解速度,加强内源性 NO 舒张血管平滑肌的生理作用。

(2) 一氧化氮(NO)吸入治疗:NO 对肺小动脉有高度选择性,不影响体循环压力,副作用小,已广泛应用于降低肺动脉压力治疗。NO 吸入的起始浓度为 10~20ppm,1~4 小时;维持浓度 5~10ppm,6 小时 ~3 天;长期维持:2~5ppm,>7 天。监测血高铁血红蛋白浓度 <7%。

7. 体外膜肺(extracorporeal membrane oxygenation,ECMO) 已用于严重患儿的治疗,提高了 PPHN 患儿的抢救成功率。但其适应证受一定限制,且设备技术复杂并需要专业人员操作,费用昂贵,并发症较多,有关的经验正在摸索中。

【并发症及处理】

1. 脑缺氧、脑水肿 患儿烦躁不安或惊厥,应用镇静剂、脱水剂。

2. 代谢性酸中毒 在保证通气条件下,适当纠正。

3. 休克 监测血压,纠正缺氧,补充血容量,还可应用血管活性药物。

(吴海兰 刘 红)

第五节 新生儿急性心力衰竭

新生儿急性心力衰竭(acute heart failure of newborn)是新生儿期多种病因导致的心肌收缩力减退,心搏出量降低,静脉系统回流受阻,内脏淤血,体内水分滞留的一种临床危重状态。其病因和临床表现与其他年龄小儿有所不同,并易与其他疾病混淆。

【病因及发病机制】

1. 心血管疾病

(1) 前负荷增加:左向右分流型先心病,如房缺、室缺、动脉导管未闭;输血、输液过多过快。

(2) 后负荷增加:主动脉瓣狭窄、主动脉狭窄、肺动脉狭窄、肺动脉高压等。

(3) 心肌收缩力减弱:心肌病、心肌炎等。

(4) 严重心律失常:阵发性室上性及室性心动过速、心房扑动、心房颤动、二度以上房室传导阻滞等。

2. 非心血管疾病

（1）低氧血症：肺透明膜病、肺不张、肺出血、胎粪吸入综合征、肺炎等。

（2）重症感染：败血症、化脓性脑膜炎等可影响心肌收缩力。

（3）中枢神经系统：重度窒息、颅内出血、缺氧缺血性脑病等。

（4）血液系统：重度失血性贫血或红细胞增多症、高黏滞血症、重症溶血症等。

（5）其他：先天性肾发育不良、先天性风疹综合征等。

【诊断】

1. 症状、体征 新生儿左、右心衰不易截然分开，往往表现为全心衰。患儿反应弱，面色苍白，喂养困难，呼吸急促、费力，烦躁不安，尿少、水肿，多汗，皮肤发花，心率增快、奔马律、心脏扩大，肺部啰音，肝大等。

2. 诊断标准

（1）病史：凡有使心肌结构完整受损、心脏负荷过重或心肌能量代谢障碍的疾病，需警惕心衰。

（2）主要表现：

1）心动过速：安静时心率持续 >150~160 次 / 分，心音减弱，或出现奔马律，心脏扩大（X 线或超声证实）。

2）烦躁不安或萎靡，血压可正常或下降，面色发灰，皮肤发花。

3）呼吸急促 >60 次 / 分，浅表，发绀，呼吸困难，肺部啰音。

4）肝脏肿大：肋下 >3cm，或短期内进行性肿大，或用洋地黄后缩小。

5）慢性心衰主要表现为食欲减退，吃奶时气促，易疲劳，体重不增。

6）心衰晚期表现为心动过缓、呼吸减慢或暂停等。

7）胸部 X 线示心脏扩大，心胸比例 >0.6，肺水肿。

（3）新生儿心衰发展快，有时迅速转入衰竭状态。面色苍白，心率减慢，心音弱，心脏杂音常不能闻及，血压不能维持，同时呼吸衰竭，此时应注意肝脏大小，胸片有无心影扩大，肺淤血或水肿等。

（4）新生儿心衰常可有以下特点：

1）常左右心同时衰竭。

2）可合并周围循环衰竭。

3）严重病例心率和呼吸可不增快。

4）肝脏肿大以腋前线较明显。

3. 实验室检查

（1）胸部 X 线：示心影增大，双肺呈肺淤血、水肿表现（原发肺部疾病患者则还有原发病肺部表现）。

（2）腹部 B 超：示肝大。

(3) 心脏彩超：提示心脏扩大，心肌收缩力减弱，或心脏结构异常等。

(4) 其他：针对原发病检查，如外周血象，血生化，心肌酶、心电图等。

【鉴别诊断】

慢性心力衰竭：起病相对慢，主要表现为食欲差，喂奶时气促、易疲乏，体重增长缓慢，可有呛奶、肝大、水肿等。慢性心力衰竭多发生在患有先天性心脏病但畸形相对较轻、血流动力学改变较轻、病情进展较缓慢的患儿。

【治疗】

1. 积极治疗原发病 原发病及诱因的治疗是解除心衰的重要措施。

2. 一般治疗

(1) 严密监护生命体征，保持体温，保持适当体位（一般将床头抬高15°~30°）。

(2) 供氧：一般心衰均需供氧，但对动脉导管依赖性先天性心脏病，如大血管转位、主动脉弓离断等供氧应慎重，因血氧增高可促使动脉导管关闭。监测血气，必要时应用人工辅助呼吸。

(3) 镇静：减轻心脏负荷，降低氧耗，可给苯巴比妥、地西泮、水合氯醛等。

(4) 纠正代谢紊乱：酸中毒、低血糖、电解质紊乱应及时处理。

(5) 限制液量：一般按80~100ml/(kg·d)，液体应24小时均匀输入。心脏扩大及水肿明显时可将液量减为60~80ml/(kg·d)。

(6) 喂养：应给予鼻饲喂奶，少量多次。

3. 洋地黄制剂 地高辛是治疗心衰的常用药，作用可靠，可口服或静注，用量见表1-7-1。口服1小时后血浓度达最高峰，半衰期32.5小时。口服后5~6小时测定血地高辛浓度可反映心肌药物质量浓度，地高辛有效浓度为0.8~2.0ng/ml。

表1-7-1 地高辛用法及剂量表

孕周	地高辛化量(μg/kg)		维持量(μg/kg)		
	静注	口服	静注	口服	间隔(小时)
≤29	15	20	4	5	24
30~36	20	25	5	6	24
37~48	30	40	4	5	12
≥49	40	50	5	6	12

(1) 饱和量法：首剂先给地高辛化量的1/3~1/2静注，余量分2~3次，各间隔4~8小时给予。末次给药（洋地黄化）后8~12小时开始给维持量。维持量为化量的1/4，分2次，每12小时1次。可根据心衰控制的情况和地高辛血浓度调整用量。

（2）全程维持量法：适用于轻症或慢性心衰，每天用化量的1/4（即维持量）均分2次，每12小时1次，经5~7天可达饱和量法的效果。

（3）在用地高辛期间严密观察临床效果，监测地高辛血浓度，监测心电图，新生儿地高辛血浓度 >4ng/ml 可能出现毒性反应。另外还应注意电解质平衡以及患儿的肾功能，在电解质紊乱尤其是低钾、低镁、高钙、肾功能不良时均易引起洋地黄中毒。

4. 儿茶酚胺类药物

（1）多巴胺：小剂量时：2~5μg/（kg·min），持续静脉输入，主要作用于β受体，有正性肌力和扩张血管作用。剂量不宜 >10μg/（kg·min），因大剂量多巴胺主要作用于α受体，使血管收缩，心率增快，心排出量反而降低，不利于心衰纠正。

（2）多巴酚丁胺：有较强心脏正性肌力作用，对周围血管作用较弱。用法：5~10μg/（kg·min），静脉输入。

（3）肾上腺素：用于急性低心排血量型心力衰竭或心搏骤停时应用。用法：0.05~0.1μg/（kg·min），持续静脉输入。心搏骤停时给予1∶10 000肾上腺素每次0.1mg/kg，静注。

（4）异丙肾上腺素：适用于濒死状态伴心动过缓的心衰及完全性房室传导阻滞伴心衰，剂量：0.05~0.2μg/（kg·min），静脉输入。

5. 磷酸二酯酶抑制剂

（1）氨力农：兼有正性肌力作用和血管扩张作用，尤其适用于房室传导阻滞、心源性休克，多用于慢性充血性心衰，静脉注射起始0.25~0.75mg/kg，2分钟内显效，10分钟达高峰效应，以后5~10μg/(kg·min)，维持输入，监测血压、心率。

（2）米力农：作用较氨力农强10倍，静脉注射首剂75μg/kg（大于1小时，孕周大于30周），135μg/kg(大于3小时，孕周小于30周），以后0.25~1.0μg/(kg·min)，静脉维持，适用于重度心衰患儿，肝肾功能不全及严重室性心律失常忌用。

6. 血管扩张剂 主要是扩张周围血管，减轻心脏前后负荷，增加心排血量。药物种类较多，应用时应分析患儿病因、有效血容量、外周血管阻力、氧合状况、心功能状况等，必要时应与其他血管活性药联合使用。

（1）酚妥拉明：扩张小动脉，减轻心脏后负荷，增加心输出量。用法：0.5~5μg/（kg·min），静注。

（2）硝普钠：动、静脉均扩张，对心衰伴周围血管阻力明显增加者效果明显。用法：1~5μg/（kg·min），静注。

7. 血管紧张素转换酶抑制剂（ACEI） 卡托普利（巯甲丙脯酸，开搏通）：通过抑制血管紧张素Ⅰ转换酶活性，使小动脉扩张，体循环阻力下降；还可缓解水钠潴留，减轻心脏前、后负荷，对严重心衰疗效显著。用法：开始每次

0.1mg/kg,每8~12小时一次口服,逐渐增加至1mg/(kg·d)。新生儿尤其是早产儿对本药很敏感,可使脑血流和肾血流减少,国外推荐更小剂量,起始每次0.01~0.05mg/kg,每8~12小时一次,以后根据反应及病情调整,监测血压、尿量、肾功能、电解质等。

8. 改善心室舒张功能 心室舒缓性与顺应性降低,导致舒张性心力衰竭,如肥厚型心肌病、限制型心肌病等。

(1)普萘洛尔:口服1~2mg/(kg·d),分3次。

(2)维拉帕米:口服3~6mg/(kg·d),分3次。

(3)硝苯地平:口服1~2mg/(kg·d),分3次。

9. 利尿剂 减轻心脏前负荷。

(1)呋塞米:每次1mg/kg,静注,可每8~12小时一次,注意电解质紊乱。

(2)氢氯噻嗪:2~3mg/(kg·d),分2次口服。

(3)螺内酯:保钾利尿剂,可与呋塞米或氢氯噻嗪联用,1~3mg/(kg·d),分2次口服。

【并发症及处理】

1. 休克 密切监测血压、心率等生命体征,以强心为主,调整液体复苏量和速度。

2. 多脏器功能障碍 注意监测各重要脏器功能状态,予以保护,尤其是脑、肾、凝血功能等,对症处理。

【预防】

主要针对原发病,保护心脏功能。

(吴海兰 刘 红)

第六节 新生儿休克

新生儿休克(neonatal shock)是由多种病因引起的新生儿急性微循环功能不全的综合征。由于主要生命器官的微循环灌流量不足,导致组织细胞缺血、缺氧及代谢紊乱,最终引起多脏器功能障碍。由于临床表现不典型,易延误诊断,应引起重视,早期发现,早期治疗。

【病因及发病机制】

1. 低血容量休克 由于失血和水、电解质丢失引起。

(1)失血:见于产前、产时和生后急性和亚急性失血。产前、产时出血包括胎儿-母亲、胎儿-胎儿(双胎)间输血、前置胎盘出血、胎盘早期剥离、难产及产伤引起的颅内出血、帽状腱膜下出血、巨大头颅血肿或实质性脏器损伤出血等。生后出血包括颅内出血、胃肠道出血、肺出血、医源性失血等。

(2) 水、电解质丢失：呕吐、腹泻致液体丢失；发热、肾上腺皮质功能低下；腹膜炎、坏死性肠炎致液体渗出至腹腔或肠腔；摄入不足等。

2. 感染性休克（也称败血症休克） 为细菌释放内、外毒素进入血液循环致微循环障碍所致，也可由病毒和真菌感染引起。

3. 心源性休克 由于各种原因引起心脏泵功能衰竭，如窒息后、心肌病、张力性气胸、先心病、严重的心律失常、心肌炎、心内膜弹力纤维增生症。

4. 神经源性休克 主要与窒息后缺氧缺血性心肌损害和无氧代谢致酸性代谢产物堆积、外周血管通透性增加、有效血容量减少等有关，如大量颅内出血、重度缺氧缺血性脑病。

【诊断】

1. 症状 主要表现氧的输送不足和循环系统的代偿反应，而不能以血压是否下降来判断休克的有无。

(1) 微循环障碍表现：

1) 皮肤颜色苍白、青灰或发花。

2) 肢端发凉，上肢达肘、下肢达膝。

3) 皮肤毛细血管再充盈时间（CRT）延长，足跟部≥5秒，前臂内侧≥3秒。

(2) 心输出量减少所致症状：

1) 血压下降，足月儿 <50mmHg，早产儿 <40mmHg，脉压减小。

2) 股动脉搏动弱，甚至摸不到。

(3) 脏器灌注不良所致症状：

1) 心音低钝，心率增快 >160 次 / 分或心率减慢 <100 次 / 分。

2) 呼吸增快，安静时超过 40 次 / 分，出现三凹征，有时肺部可听到啰音。

3) 反应低下，嗜睡或昏睡，或先激惹后转为抑制，肌张力减弱。

4) 低体温，皮肤硬肿。

5) 尿量减少，连续 8 小时尿量每小时 <1ml/(kg·h)，提示急性肾衰竭的可能。

2. 体征

(1) 新生儿休克严重程度的判断：见表 1-7-2。

表 1-7-2 新生儿休克评分表

评分	四肢温度	股动脉搏动	血压（收缩压）	皮肤色泽	前臂内侧 CRT
0	正常	正常	>60mmHg	正常	<3 秒
1	凉至肘膝以下	弱	45~60mmHg	苍白	3~4 秒
2	凉至肘膝以上	未触及	<45mmHg	花纹	>4 秒

说明：5 分为轻度休克，6~8 分为中度休克，9~10 分为重度休克

（2）各种不同类型休克的特点：

1）低血容量性休克：有血容量丢失的病史，如呕吐、腹泻、失血等。可见皮肤苍白、脱水征、中心静脉压下降。失血引起者有贫血、血细胞比容下降。

2）感染性休克：有明确的严重感染原发病和有关化验指标，感染中毒症状明显，高热或体温不升、酸中毒明显、血乳酸明显升高、中心静脉压升高。

3）心源性休克：有心脏原发病，常有心功能不全的表现如心脏扩大、肝大、呼吸困难、心率快、奔马律等。心电图、超声心动图、X线等心脏检查常有异常发现。

4）窒息性休克：有严重窒息史，心率快、呼吸急促、心脏轻度扩大、心电图多有心肌缺血的ST-T改变，中心静脉压升高。

（3）多器官系统功能衰竭的表现：

1）呼吸衰竭：又称休克肺或急性呼吸窘迫综合征（ARDS），表现呼吸困难、发绀、严重的低氧血症及高碳酸血症。

2）脑功能衰竭：惊厥、昏迷、中枢性呼吸衰竭、肌张力改变。

3）心功能不全：心率快、呼吸快、心脏扩大、肝大等心力衰竭的表现。

4）肾衰竭：少尿、无尿、血清肌酐、尿素氮升高、血钾升高。

5）肝功能衰竭：黄疸、肝大、肝功能异常、凝血功能障碍等。

6）胃肠功能衰竭：中毒性肠麻痹、胃肠道出血、出血性、坏死性小肠结肠炎（NEC）等。

3. 实验室检查

（1）血气分析：可出现严重代谢性酸中毒，特别是高乳酸血症常与休克呈正相关。

（2）胸片：观察有无原发肺疾患及继发休克肺，心影大小。

（3）心电图：心律失常，ST-T改变，心肌缺血改变。

（4）超声心动图：用于检查有无器质性心脏病及心脏功能情况。

（5）凝血功能监测及抗凝治疗的质控。

（6）血清电解质，血糖、血乳酸等检查。

（7）血尿便常规、CRP、PCT、血及体液培养、肝肾功能等，进一步协助原发病和其他脏器损害的诊断。

4. 鉴别诊断 针对病因鉴别。

【治疗】

1. 病因治疗 针对病因，治疗原发病。

2. 一般治疗 严密监护、记录患儿的心率、血压、体温、呼吸频率、皮肤颜色、尿量等与休克有关的指标。注意保温、供氧、保持气道通畅，对症处理。

3. 补充血容量、纠正酸中毒

(1) 失血引起的低血容量性休克应以输血为主(目前要求成分输血),可按 6ml(全血)/kg 或 3~4ml(压积红细胞)/kg,提高 Hb1g/L 计算所需输血量。

(2) 对于低血容量休克、创伤和手术后休克,扩容时可适当增加液量,开始 30 分钟内达 20ml/kg,如临床好转可逐渐下调扩容液速至 10ml/(kg·h),如未好转可继续原液速扩容。但总量不超过 60ml/kg。对心功能不全者,扩容速度以 10ml/(kg·h)起,同时观察呼吸、心率及尿量变化,随时调整扩容速度。白蛋白扩容的效果并不比生理盐水好。扩容同时需要纠酸、应用血管活性药物。扩容的有效指标是血压上升,心率平稳,皮肤灌注良好,每小时尿量 >1ml/kg。

(3) 休克时对于阴离子间隙(AG)正常的代谢性酸中毒应用碱性液效果明显,但如果是高 AG 的代谢性酸中毒,应避免应用过量的 $NaHCO_3$,补充血容量后酸中毒即可得到改善。给予 2mmol/kg 的 5%$NaHCO_3$ 是安全的。

4. 血管活性药 必须在扩充血容量、纠正酸中毒的基础上应用。多巴胺:首选,5~10μg/(kg·min);多巴酚丁胺 5~10μg/(kg·min),多用于心源性休克或低心输出量休克,在剂量达 15μg/(kg·min)仍不能维持血压者可使用肾上腺素 0.05~0.1μg/(kg·min);山莨菪碱:每次 0.2~0.5mg/kg,慢推,15~30 分钟可重复给药一次,血压回升后延长间隔时间,用于感染性休克;异丙肾上腺素 0.05~2μg/(kg·min),用于心率慢伴传导阻滞或对其他血管活性药物无效者,需注意其导致心律失常的副作用。

5. 防治 DIC

(1) 中度以上休克(休克评分 4~7 分),Plt<100×10^9/L,可考虑使用肝素,首剂 50U/kg 静推,再予 20~50U/kg 持续输注,维持 APTT 延长不超过 1.5 倍;肝素超小剂量法:1U/(kg·h)持续输注或每次 20~40U/kg,每 12 小时一次,皮下注射;低分子肝素:达肝素钠每次 100~200U/kg 或依诺肝素每次 1~2U/kg,皮下注射,1~2 次 / 天。

(2) 可根据病情,酌情应用新鲜冷冻血浆、凝血酶原复合物、冷沉淀物、血小板悬液,补充凝血因子、纤维蛋白原等。

6. 呼吸支持 新生儿休克时给予呼吸支持的指征:①出现呼吸困难、肺部啰音、肺出血、呼吸减慢或呼吸暂停;②血气分析:休克患儿的 PaO_2 可无明显降低,因为其病理改变主要是组织器官严重缺氧,因此,呼吸衰竭时机械通气的血气指标不宜作为休克患儿是否机械通气的指征,是否需要机械通气,应根据临床表现,呼吸支持越早效果越好;③呼吸支持的方式包括:NCPAP 和机械通气。

机械通气时,应根据引起休克的原发病设置呼吸机工作参数,除原发肺部病变外,应避免吸入高浓度氧所产生的毒性反应以及过高的通气压力影响心输出量,血气维持在可允许的高碳酸血症($PaCO_2$ 45~55mmHg)即可。

7. 肾上腺皮质激素 休克早期补充外源性糖皮质激素可提高机体抗病能力,休克晚期疗效不明显,需要注意其副作用如感染加重、消化道出血。因此,除肾上腺皮质功能不全患儿外,不常规应用。地塞米松每次 0.1~0.2mg/kg,每天 1~2 次;氢化可的松每次 1~2mg/kg,每 6 或 8 小时一次;静脉输入,疗程 3 天。

8. 纳洛酮 纳洛酮是阿片受体拮抗剂,可有效地拮抗 β 内啡肽在休克中的作用,使血压迅速回升。在经常规纠酸扩容后,用中等剂量血管活性药物维持下仍有低血压时可应用。剂量每次 0.05~0.1mg/kg,静推,间隔 10~30 分钟后可重复,连续 2~3 次。

【预防】

针对病因预防,密切监测,发现早期休克,及时治疗。

(翁景文 刘 红)

第八章

新生儿泌尿系统疾病

第一节　常见症状

一、少尿

约 1/3 的新生儿出生后立即或不久即排尿，93% 的新生儿于生后 24 小时内排尿，99% 的新生儿于生后 48 小时内排尿。尿量 <25ml/d 或 1ml/（kg·h）者为少尿。

【病因及发病机制】

新生儿出生前、出生时及出生后的各种致病因素，均可引起尿量减少。按肾损伤性质及部位不同，可将病因分成肾前性、肾性和肾后性三大类。

1. 肾前性　新生儿期凡能使心搏出量减少或血容量不足的临床因素，均可能引起肾血流灌注低下，引起少尿。新生儿肾血流灌注不足，最常发生在生后 48 小时以内的多种病理状态，如窒息缺氧、呼吸窘迫综合征、心力衰竭、败血症、低血压、大量出血、严重脱水、低体温等。正压通气压力过高可影响血液回流使心搏出量减少。应用大剂量血管扩张药致血压降低，或大剂量血管收缩药（如去甲基肾上腺素）可致肾血管痉挛。

2. 肾性　由肾实质损害引起，主要病因如下：

（1）肾缺血：大量失血，肾动脉（或肾小动脉）血栓形成、栓塞及狭窄，肾皮质或髓质坏死，肾梗死，肾静脉栓塞（严重脱水、DIC、循环不良、糖尿病母亲婴儿）等肾血管病变，均可使肾血流量减少，肾小管供血不足。

（2）肾缺氧：窒息缺氧严重或持续时间延长可致不同程度的肾脏损害，主要见于围产期缺氧。此外，新生儿冻伤及严重感染等，也是新生儿肾实质损伤的重要病因，主要见于伴有低体温、硬肿面积 >50%、低氧血症和酸中毒患儿。

(3) 肾中毒：包括致肾毒性抗生素如氨基糖苷类抗生素、多黏菌素、两性霉素等；易致肾损害药物如吲哚美辛、妥拉唑林等；各种致肾毒害产物如血红蛋白尿、肌球蛋白尿、过氧化物尿症、尿酸性肾病等。

(4) 其他肾疾病：先天性肾发育异常如双肾不发育、双侧肾囊性病变、新生儿型多囊肾、先天性梅毒病、弓形体病、先天性肾病综合征及肾盂肾炎等。

3. 肾后性 主要为尿路梗阻引起，见于各种先天泌尿道畸形，如后尿道瓣膜、尿道憩室、包皮闭锁、尿道狭窄、输尿管疝、神经源性膀胱等。也可见于肾外肿瘤压迫尿道或医源性手术插管损伤致尿道狭窄。

【诊断】

新生儿少尿定义：新生儿尿量 <25ml/d 或 1ml/(kg·h) 者为少尿，持续少尿或无尿常伴有尿素氮、血肌酐升高，水、电解质紊乱及代谢性酸中毒等。

【治疗】

重点为去除病因和对症治疗。如纠正低氧血症、休克、低体温及防治感染等。减少肾前性少尿应补足容量及改善肾灌流。此时如无充血性心力衰竭存在，可给等渗盐水 20ml/kg，2 小时静脉内输入，如无尿可静脉内给呋塞米 2ml/kg。同时应用呋塞米与多巴胺比单用一种药疗效为佳。甘露醇可增加肾髓质血流，对减轻水肿有一定疗效。肾后性少尿以解除梗阻为主，但肾前及肾后性少尿如不及时处理，可致肾实质性损害。

二、水肿

水肿(edema)是新生儿期常见的症状之一。生后各种原因所致的新生儿水肿多见于四肢、腰背、颜面和会阴部。

【病因及发病机制】

1. 生理性 正常新生儿的体液总量占体重的 80%，高于其他年龄组，增加的部分主要在细胞外液，因此正常新生儿具有一定程度的水肿，随着生理性体重下降，多余的液体排出后，水肿自然消失。

2. 贫血性 各种原因引起的严重贫血可在新生儿出生后出现水肿，且水肿和贫血程度不一定完全平行。

3. 心源性水肿 各种严重心律失常、心肌炎、先天性心脏病和弹力纤维增生症均可在新生儿期发生心功能不全，而出现水肿。

4. 肾源性 新生儿尤其早产儿肾功能发育不成熟，肾小球滤过率低，如钠摄入量或静脉输液量过多易发生水肿。其他如先天性肾病、泌尿系统各种畸形及肾静脉血栓形成也均可引起水肿。

5. 低蛋白血症　当血浆蛋白低于40g/L或白蛋白低于20g/L时可引起水肿。见于肝、肾等疾病。

6. 新生儿硬肿症　新生儿硬肿症是在新生儿时期发生的周身或局部皮肤和皮下脂肪变硬兼有水肿，并伴有体温低下、生活能力降低的一种全身性疾病。在寒冷季节多见，与冻伤、感染、低氧血症等因素有关，可因毛细血管渗透性增加，间质液增多，呈可凹性水肿。又可因皮下组织饱和脂肪酸凝固，是非可凹性水肿。

7. 内分泌　先天性甲状腺功能减退患儿有黏液水肿，皮肤粗厚，为非可凹性水肿，常伴反应低下、生理性黄疸延长及便秘等症状。肾上腺皮质功能亢进、神经垂体抗利尿激素或肾上腺皮质醛固酮代谢障碍均可发生新生儿水肿。肾脏疾病时体内一些激素也是造成新生儿水肿的病理原因，如肾素-血管紧张素-醛固酮系统的活性增强，缓激肽和前列腺素的增加。

8. 低钙血症　可导致新生儿全身性或仅两下肢水肿，发病机制尚未完全阐明，可能与钙离子参与调节肾小管上皮细胞膜的渗透性有关，钙离子与血管的通透性也密切相关，补充钙剂后水肿可迅速消失。

9. 局部因素　新生儿期先天的局部水肿可见于生殖道畸形和原发的淋巴水肿。局部水肿也可发生在一些因主要静脉如上、下腔静脉和股、腋静脉插管引起的血栓。

10. 其他因素　在新生儿早期，由于复杂的对生理性体液迁移动力学激素调节的变化，糖尿病母亲生的健康的早产儿和足月儿可能有全身性水肿。治疗处理不当也是造成新生儿水肿的多见原因，包括液体过多、补钠过于积极。

11. 特发性水肿　原因不明，小儿一般状况好，水肿可自然消退，称为特发性水肿。

【诊断】

根据病史、症状、体征及血尿化验等可对新生儿水肿的病因作出诊断。对某些罕见的病因则需进一步行特殊的免疫、内分泌、染色体等检查。胎儿水肿应在产前即作出诊断，可从B超测出胎儿皮肤厚度，如≥5mm或有胎盘增大、浆膜腔积液可得出初步诊断。也可通过B超发现心脏畸形，或通过羊水检查胎儿血型、血型免疫物质、胆红素、染色体核型或DNA以及血红蛋白电泳等，有助于病因诊断和治疗。

【鉴别诊断】

1. 淋巴水肿　可以是原发的，也可是继发性的。主要见于特发性遗传性淋巴水肿，最初水肿发生在肢体远端下肢和脚，开始水肿呈可凹性，以后变成非可凹性，肢体肥大，以下肢多见，不对称。

2. 单侧肢体肥大症　为先天发育畸形，单一或单侧肢体肥大，无其他异常。

【治疗】

迅速查出引起水肿原因，去除病因，同时进行对症治疗。

1. 免疫性溶血患儿可能需提前终止妊娠或行剖宫分娩。

2. 胎儿贫血、水肿可进行宫内输血，腹水多者抽取腹水。严重贫血者输血，免疫性溶血交换输血。

3. 急性心功能不全者用地高辛、利尿药等治疗。

4. 低蛋白血症者输白蛋白、血浆。

【预防】

大多数预后良好，经病因治疗后可恢复正常，但少数疾病，如先天性肾病、重症先天性心脏病患儿等预后不良。

三、血尿

正常婴儿尿中可有极少数红细胞。若两次新鲜离心的尿沉渣红细胞≥3个/高倍视野，则称为血尿（hematuria）。轻度血尿需经显微镜检查方能确定者，称为显微镜下血尿。重症血尿呈洗肉血色或鲜红血色称为肉眼血尿。当250ml尿液中含有0.1ml血液时，就可呈肉眼血尿。

【病因及发病机制】

血尿较常见的先天原因包括肾盂积水、肿瘤和海绵肾；后天的原因有窒息、凝血障碍、感染、血管病变及肾中毒。先天感染如梅毒螺旋体、弓形虫、CMV感染等均可引起血小板减少或少见的肾小球肾炎，而致血尿。

1. 假性血尿 如尿酸盐尿使尿布或尿标本呈淡红色，潜血试纸试验阴性。血红蛋白尿潜血试验阳性，镜下无红细胞。先天性紫质症罕见，新生儿期即可排红色或葡萄酒色尿。新生儿假月经时血液混入尿标本可造成检验上的混淆。其他如外阴部糜烂、溃疡之出血及黑便症均可引起混淆。

2. 全身性疾病所致的血尿

（1）出、凝血疾病：如新生儿出血症、DIC、血小板减少性紫癜及各种凝血因子缺乏症。常有家族病史、全身出血倾向，实验室检查有血小板计数减少、凝血酶原时间和部分凝血活酶时间异常。

（2）全身感染性疾病：如败血症及细菌性心内膜炎时，可引起肾血管栓塞或血栓形成，也可引起肾上腺皮质或髓质坏死，均可引起严重血尿。泌尿系统邻近的组织器官炎症可波及输尿管或膀胱，引起血尿。

（3）结缔组织病：如先天性系统性红斑狼疮也可引起血尿。

3. 泌尿系统疾病

（1）肾损伤：窒息婴儿发生血尿者较多见，原因是缺氧导致肾髓质和肾皮质坏死。难产引起肾损伤较其他脏器损伤少见。

(2) 泌尿道感染:如肾盂肾炎、膀胱炎、局灶性肾炎和肾脓肿等,均可引起血尿,此类疾病常同时有脓尿,尿培养也常为阳性。

(3) 泌尿道畸形:如多囊肾、马蹄肾、肾发育不全、尿路梗阻畸形和尿道下裂等,常可伴发血尿,需做超声检查或肾盂造影方可确诊,有时亦需做染色体等遗传学检查。

(4) 肾血管病变:引起血尿以肾静脉血栓最多见,常见于腹泻脱水、重症败血症及肺炎、重度窒息和发绀型先天性心脏病。表现为突然出现血尿,腰部可触及肿大肾脏,超声检查及肾静脉造影可以确诊。肾动脉栓塞多见于脐动脉插管血栓脱落所致。

(5) 药物性损伤:某些肾毒性药物用量过大或用药时间过长可引起血尿甚至肉眼血尿。①在新生儿期最常见于有肾毒性副作用的抗生素,如庆大霉素、卡那霉素、美沙西林和杆菌肽等,均可引起药物性肾炎,如能及时发现并停药,血尿即可消失;②一些高渗性药物,如甘露醇、高张葡萄糖以及尿路造影剂等,可造成肾乳头坏死而引起血尿,因此剂量不能过大;③经脐动脉插管迅速注入大量碳酸氢钠也可引起血尿,应用时要慎重。

(6) 先天性肾脏疾病:包括先天性肾病、肾小球肾炎、溶血尿毒综合征、肺出血 - 肾炎综合征等均罕见。

(7) 肾肿瘤及肾结石:肾肿瘤引起血尿在新生儿期以肾胚瘤较多见,其他有神经母细胞瘤和肾血管瘤。肾结石引起血尿在新生儿期少见。

【实验室检查】

1. 尿常规

(1) 一般认为,适当地查两次新鲜离心的尿沉渣,若红细胞≥3 个 / 高倍视野时,则称为血尿;或取混匀未经离心沉淀的新鲜尿液一滴置于血细胞计数盘上计数,若红细胞 <5 个 /μl 为正常,5~25 个 /μl 为可疑,>25 个 /μl 为血尿。

(2) 进行尿潜血试验检查及镜检以鉴别真性血尿、血红蛋白尿、肌红蛋白尿或假性血尿。

(3) 真性血尿时,根据镜检有管型或 >50% 的变形红细胞,则病变在肾脏;若为正常红细胞性血尿,则病变在肾脏以下或为肾肿瘤、肾结石等血管破溃所致的出血。

(4) 伴有脓尿为特征的血尿,均为感染所致,应做尿培养,也应注意先天性畸形。

2. 肌酸、尿素氮、肌酐等生化检查。

3. 出、凝血检查及血常规。

4. 影像学检查　怀疑肾脏等泌尿系统局部病变时,应做腹部 X 线平片、B

超、CT 或 IVP 等影像学检查。

【治疗】

针对原发病因进行治疗。

（杨子馨 顾 松）

第二节 新生儿泌尿系感染

新生儿泌尿系感染（neonatal urinary tract infection）是指因某种细菌感染引起的菌尿或尿中白细胞或脓细胞增多。包括肾盂肾炎、膀胱炎及尿道炎。由于感染病变难以局限在尿路某一位置，临床上无法定位，统称为泌尿系感染。新生儿易血行感染，以男婴发病较高，与婴儿期女婴发病较多不同。

【病因及发病机制】

可由多种细菌引起，大肠埃希菌是最常见的致病菌，约占 60%~80%，其次为克雷伯杆菌约占 10%。感染途径有以下几种：①血行感染：为新生儿期泌尿系感染的最常见途径；②上行感染；③淋巴感染；④直接感染。

【临床表现】

1. 症状 新生儿期泌尿系感染多为血行感染，同时有全身或局部感染，症状极不一致，以全身症状为主，且缺乏特异性。主要表现为不规则发热或体温不升，吃奶差甚至拒乳，面色苍白，萎靡或不安，呕吐、腹泻、腹胀、体重不增等。可有黄疸或惊厥。

2. 体征 无特异性，见症状所述。如因尿道梗阻引起的，可于腹部触及胀大的膀胱或肾盂积水的肿块或输尿管积水的肿块。

【实验室检查】

1. 尿常规检查 沉渣尿检，白细胞 >10 个 /HP；非离心尿标本，白细胞 >5 个 /HP，即应考虑为泌尿系感染。如有成堆白细胞则更可确诊。

2. 尿培养及菌落计数 是确诊的重要依据，菌落计数 $>10^5$/ml 示感染，10^4~10^5/ml 为可疑，$<10^4$/ml 多系污染。在新生儿期应做耻骨上膀胱穿刺术采取尿标本避免外阴污染。

3. 尿液直接涂片查找细菌 若每个视野均能找到 1 个细菌，则示尿中细菌在 10^5/ml 以上，对诊断有一定意义。此方法迅速简便易行。

如病情久治不愈或反复发作时，应做腹部平片、腹部超声波、泌尿系造影等，了解有无泌尿系畸形。血常规、血培养检查，了解同时是否有败血症。

【鉴别诊断】

与不伴泌尿系感染的其他感染性疾病如败血症等鉴别，尿液检查可助分析。

【治疗】

1. **一般治疗**　注意局部护理清洁，同时保证足够的入量及营养，保持电解质和酸碱平衡。

2. **抗生素治疗**　因新生儿泌尿系感染以大肠埃希菌或其他革兰阴性杆菌占大多数，故多选用氨苄西林或第三代头孢类药物。若培养阳性，则根据尿液培养药敏结果选用有效抗生素。疗程一般为2~4周，或根据尿检及培养结果决定疗程。

【预防】

积极控制感染性疾病，及早发现并治疗泌尿系畸形可减少泌尿系感染的发生。

（杨子馨　顾　松）

第三节　先天性肾病综合征

先天性肾病综合征（congenital nephritic syndrome）现被分类在遗传性肾脏疾病范畴，此病在国内少见，在出生时或生后不久（即出生2个月内）即发病。

【病因及发病机制】

据病理和病因可分为4个类型：①芬兰型先天性肾病综合征，又称婴儿小囊性病，为常染色体隐性遗传，可能是某种遗传因素导致肾小球基底膜通透性及结构改变，使大量血浆蛋白从尿中排出，同时进一步损伤肾小管，使其扩大成囊状；②肾小球弥漫性系膜硬化症；③微小病变型和灶性肾硬化型肾病；④继发于先天性梅毒肾病综合征，伴有生殖器畸形的综合征、肾静脉栓塞、巨细胞包涵体病、弓形虫病等。

【临床表现】

1. 发病早，26%患儿于出生时即有水肿，其余在生后2个月内出现明显水肿和腹水。蛋白尿亦出现甚早，19%出生时即出现，70%于生后一周内出现，88%于生后一个月内出现。

2. 母亲常有妊娠高血压，胎盘大，占婴儿出生体重的25%~40%，胎盘水肿，功能不足。

3. 有宫内受累者表现为低体重儿，早产率高，因大胎盘影响胎儿在胎内的活动，臀位产发生率高。73%有羊水污染史，生后窒息占75%。

4. 生后或不久即出现水肿，程度重，伴腹胀、腹水，常有身材矮小、耳位低、眼距宽、鼻小、颅缝宽。骨龄及智力发育均较正常儿迟缓。

5. 早期肾功能可正常，2岁以后渐发展为尿毒症。

【实验室检查】

1. 尿常规检查　尿蛋白增高(++~++++),可高至4~13g/dl,主要是白蛋白,也可有α_1球蛋白。镜下血尿常见,偶可见白细胞和上皮细胞。

2. 血浆蛋白明显减低,一般在16~30g/L之间,白蛋白及α_1球蛋白减低,α_2球蛋白增高。IgG减低,IgM增高。

3. 血胆固醇多在5.2~15.6mmol/L之间,有高达20.8mmol/L者。

4. 血BUN及肌酐于病程后期增高。

如病情久治不愈或反复发作时,应做腹部超声波、泌尿系造影等,了解有无泌尿系畸形。血常规、血培养检查,了解同时是否有败血症。

【鉴别诊断】

生后即出现的水肿应与重症溶血病鉴别。后者具备母婴血型不合的条件,水肿同时伴有贫血,尿常规检查无异常,与先天性肾病不难区别。

【治疗】

类固醇及免疫抑制剂疗效不佳。芬兰型先天性肾病综合征及肾小球弥漫性系膜硬化症无特殊有效的治疗,各种对症治疗或交换输血等可暂时减轻症状,但最终仍不免死亡,一般于1~19个月内死亡,多死于感染、肾衰竭、出血等。

发病于1岁以内的微小病变型肾病,对肾上腺皮质激素和免疫抑制剂敏感。而继发于先天性梅毒的肾病综合征,青霉素治疗有效。

【预防】

目前主张产前明确诊断并终止妊娠。胎儿时期血浆蛋白中分子量较小的蛋白包括甲胎蛋白通过肾小球滤进尿液排入羊水,又经胎盘吸收进入母血。因此母血甲胎蛋白试验阳性则属诊断可疑,于妊娠16~20周行羊水穿刺检查其中甲胎蛋白含量,以便早期确诊。

(杨子馨　顾　松)

第四节　新生儿急性肾衰竭

新生儿急性肾衰竭(acute renal failure,ARF)是指新生儿由于不同病因,在短时间内肾脏生理功能急剧下降甚至丧失,表现为少尿或无尿、体液代谢紊乱、酸碱失衡以及血浆中经肾排出的代谢产物(尿素、肌酐)浓度升高的一种临床危重综合征。

【病因及发病机制】

新生儿各种出生前、出生时及出生后的致病因素,均可引起ARF。按肾损伤及部位的不同,可将病因分为三大类:

1. 肾前性　肾血流灌注不足引起。

2. 肾性　肾前性 ARF 如不及时处理，可引起肾实质损伤，发生肾性 ARF，主要病因如：缺氧缺血性肾病、血管病变、肾毒性物质、各种肾疾病等。

3. 肾后性　主要为尿路梗阻引起，见于各种先天泌尿系畸形，如后尿道瓣膜、尿道狭窄等。

【临床表现】

新生儿 ARF 常缺乏典型的临床表现，临床分为少尿型及非少尿型，以少尿型多见。根据病理生理改变和病情经过，少尿型 ARF 临床表现分三期：少尿或无尿期、多尿期和恢复期。

1. 少尿或无尿期

（1）少尿或无尿：新生儿尿量 <25ml/d 或 1ml/（kg·h）为少尿，尿量 <15ml/d 或 0.5ml/（kg·h）为无尿。此外，生后 48 小时不排尿者也应考虑有 ARF。新生儿 ARF 少尿期持续时间长短不一，持续 3 天以上者病情危重。

（2）电解质紊乱：高钾血症（血钾 >5.5mmol/L）、低钠血症（血钠 <130mmol/L）及高磷、低钙、高镁血症。

（3）代谢性酸中毒。

（4）氮质血症。

（5）水潴留：可致全身水肿、心力衰竭，甚至肺水肿、脑水肿，是死亡的重要原因。

2. 多尿期　随着肾小球和一部分肾小管功能恢复，尿量增多，一般情况逐渐恢复。

3. 恢复期　一般情况好转，尿量逐渐恢复正常，尿毒症表现和血生化改变逐渐消失。

【实验室检查】

1. 血清肌酐（Scr）及尿素氮（BUN）测定　Scr≥88μmol/L，BUN≥7.5mmol/L，或 Scr 每天增加≥44μmol/L，BUN≥3.75mmol/L。

2. 生化及血气　电解质紊乱及酸中毒。

3. 肾脏超声检查　可精确描述肾脏大小、形态等。结合 CT 及 MR 检查有助于肾后性梗阻的诊断。

4. 肾小球滤过率（GFR）的计算　临床上可应用 Schwartz 公式计算新生儿 GFR：GFR[ml/（min·1.73m^2）]=0.55×L/Pcr[L 为身长（cm），Pcr 为血浆肌酐（mg/dl）]。

【诊断】

1. 出生后 48 小时无尿（每小时 <0.5ml/kg）或出生后少尿（每小时 <1ml/kg）。

2. 氮质血症　Scr≥88μmol/L，BUN≥7.5mmol/L，或 Scr 每天增加≥44μmol/L，BUN≥3.75mmol/L。

3. 常伴有酸中毒、水电解质紊乱、心力衰竭、惊厥、拒乳、吐奶等表现；若无尿量减少者，则诊断为非少尿型急性肾衰竭。

【鉴别诊断】

应鉴别是肾前性、肾性或肾后性 GFR，肾后性 GFR 可根据影像学检查诊断。肾前性、肾性 GFR 可通过尿常规、尿钠、尿排钠分数、尿渗透压、尿 BUN/血 BUN 等协助分析。

【治疗】

新生儿 GFR 的治疗重点包括祛除病因，保持水及电解质平衡，供应充足热量，减少肾脏负担等。

1. 早期防治 重点为去除病因和对症治疗。对高危儿密切监测血压、电解质、记出入量。纠正低氧血症、休克、低体温及防治感染等，肾前性 GFR 应补足容量及改善肾灌注。

2. 少尿或无尿期治疗

（1）严格控制液量：全天入量 = 不显性失水 + 前日尿量 + 胃肠道失水量 + 引流量 - 内生水，每天称体重，以体重不增或减少 0.5%~1% 为宜。

（2）纠正电解质紊乱：①高钾血症：停止一切外源钾的摄入，阳离子交换树脂口服或灌肠降低血钾，5% 碳酸氢钠静点可碱化血液促进钾转移至细胞内，也可用葡萄糖和胰岛素输入促进钾进入细胞内，葡萄糖酸钙静注以拮抗钾对心肌的毒性；②低钠血症：以稀释性低钠多见，限制入量多可纠正，血钠 <120mmol/L 可适当补充 3% 氯化钠；③低钙血症：可给予 10% 葡萄糖酸钙 1ml/kg 静点，可同时给予适量维生素 D_2、D_3 或 25- 羟基骨化醇或 1,25- 双羟胆骨化醇以促进钙的吸收。

（3）纠正代谢性酸中毒：pH<7.2 或血碳酸氢钠 <15mmol/L 时，应给予碳酸氢钠，5% 碳酸氢钠 1ml/kg 可提高血碳酸氢盐 1mmol/L，可先按提高 2~3mmol/L 给予。

（4）供给营养：充足的营养可减少组织蛋白的分解和酮体的形成，而适合的热量摄入及外源性必需氨基酸的供给可促进蛋白质合成和新细胞成长，并从细胞外液摄取钾、磷。

（5）若上述治疗仍无效，伴有严重的心力衰竭、肺水肿、严重的代谢性酸中毒及高钾血症、持续加重的氮质血症者，可给予腹膜透析或血液透析。

3. 多尿期治疗 多尿期的前 3~4 天仍按少尿期的原则处理，大量利尿者应注意脱水、低钠或低钾血症。

【预防】

对高危儿密切监测血压、电解质、记出入量。及时纠正可能引起肾功能损害的因素如缺氧、低血压、低体温等。

（杨子馨 顾 松）

第九章

新生儿血液系统疾病

第一节 常见症状

一、贫血

贫血（anemia）是指单位体积周围血液中红细胞（RBC）、血红蛋白（Hb）和血细胞比容（HCT）低于正常值，或其中一项明显低于正常。临床多以红细胞、血红蛋白作为衡量有无贫血的指标。新生儿期贫血多数为伴随其他症状出现，容易被忽视。而急性失血可致循环衰竭，重度溶血可致胆红素脑病，两种情况均可危及患儿生命或遗留后遗症。故必须及时对新生儿期贫血及其病因作出诊断，以便正确治疗。正常情况下，新生儿的血红蛋白随日龄不同有生理性变化，一般认为生后第 1 周新生儿末梢血血红蛋白 <145g/L 可诊断为早期贫血。

【病因】

新生儿贫血原因众多，有生理性及病理性之分。

生理性贫血是指足月儿生后 6~12 周时血红蛋白下降达 95~110g/L；早产儿在生后 5~10 周血红蛋白为 80~100g/L。其原因是：①生后血氧饱和度上升，促红细胞生成素下降；②新生儿红细胞寿命短；③体重增加，血容量扩充使红细胞稀释。

病理性贫血一旦确定，可从血液丢失、红细胞破坏增加、红细胞生成减少三方面进行分析。

1. 新生儿失血性贫血 失血可以是出生前隐匿性出血、产科意外、内出血的结果；也可以是因诊断试验而抽血过多所致。

2. 新生儿溶血性贫血 在新生儿期多见，溶血最常见的原因是母子血型不合，也可由母亲自身免疫性疾病、药物、宫内感染和新生儿 RBC 膜或酶缺陷所致。

3. 红细胞生产减少 新生儿期原发性再生不良性贫血极少见。如有苍白、Hb 下降及网织红细胞减少应考虑此类疾病。

【诊断】

1. 病史

(1) 家族史：询问家族成员是否有贫血、黄疸及肝脾大等。

(2) 母亲病史：特殊药物接触史、孕期感染史等。

(3) 产科病史：阴道流血、前置胎盘、胎盘早剥、产伤等。

(4) 父母祖籍、血型及母亲孕产史。

(5) 贫血出现时间及伴随症状的询问：有助于病因分析。

2. 症状 贫血的临床表现与病因、失血量以及贫血的速度有关。

(1) 原发病表现：如失血性疾病可有便血、呕血、脐部渗血等，溶血性贫血可伴有黄疸。

(2) 贫血非特异性表现：面色苍白、唇色淡，重者可出现气促、淡漠、喂养困难。

3. 体征

(1)面色苍白，口唇色淡。

(2) 溶血患儿同时可有肝脾大、水肿。

(3) 急性失血患儿心率增快、脉搏细数、血压下降、休克。

4. 实验室检查

(1) 贫血诊断：红细胞计数、Hb、HCT 及红细胞平均值测定，确定是否有贫血、贫血性质及程度。

(2) 病因诊断：根据病史、临床表现、家族史等针对性做网织红细胞、胆红素、直接抗人球蛋白试验、母子交叉免疫试验、凝血三项检查，必要时查凝血因子活性、母血抗碱血红蛋白含量、葡萄糖-6-磷酸脱氢酶(G-6-PD)活性测定、骨髓常规及红细胞抗体、血小板抗体等检测。

【治疗】

1. 原发病治疗。

2. 输血治疗 应根据贫血程度及起病缓急来决定是否输血。

(1) 失血性贫血输血指征：①出生 24 小时内静脉血血红蛋白 <130g/L；②急性失血≥10% 总血容量；③静脉采血所致失血≥5%~10% 总血容量；④患肺部疾患时应维持血红蛋白≥130g/L；⑤先心病左向右分流时应维持血红蛋白≥130g/L，可增加肺血管阻力，减少左向右分流；⑥贫血同时有气促、淡漠、喂养困难等。

（2）输血量计算：一般为每次 10~30ml/kg，输注 3ml/kg 压积红细胞或 6ml/kg 全血可提高血红蛋白 10g/L。

（3）溶血性贫血输血：见新生儿溶血病。

【预防】

应注意产前检查，避免产时意外及损伤性失血，溶血病的产前诊断可减少同族免疫性溶血性贫血的发生。

二、出血点

皮下出血点是指人体内毛细血管破裂造成的出血。皮下出血在医学上称为紫癜，是指出血于皮下、压之不会褪色的紫红色斑点。出血直径小于 2mm 者称为出血点；出血直径 2~5mm 者为紫癜；直径大于 5mm 者为瘀斑；片状出血伴有明显隆起者为血肿。

出血点常应与皮肤上红色血管痣鉴别。出血点不隆起，而血管痣稍突出皮面。出血点可随时间而逐渐褪色，血管痣一般不改变。

【病因】

1. 血管壁功能失调 根据病因，可分为：①缺氧性；②感染中毒性；③营养性；④机械性；⑤遗传或先天性；⑥过敏性。

2. 血小板减少或者功能异常

（1）血小板减少：按照病因可分为：①免疫性；②感染性；③先天性或遗传性；④其他原因。

（2）血小板功能异常：如先天性血小板无力症、血小板因子的缺陷。

3. 凝血因子缺陷或抗凝作用增强

（1）先天性凝血障碍：如甲、乙、丙型血友病，维生素 K 依赖因子缺乏症等。

（2）后天性凝血障碍：如胆道闭锁或肝脏疾病所致的凝血酶原缺乏症，继发性低纤维蛋白原血症（DIC）。

新生儿出血最常见的原因是由于经胎盘传递了抗血小板抗体导致的血小板减少症，其次是维生素 K 缺乏；先天性凝血因子缺乏导致的出血最少见，虽然病重的患儿可能有先天性缺陷，但是获得性的疾病如 DIC 或者肝功能衰竭更为常见。

【诊断】

1. 病史 包括家族史、母亲患病史、母亲既往妊娠出血史、母及新生儿用药史。

2. 体格检查 患儿表情有无病容，出血是局限性还是弥散性，出血发生的时间及消退情况，这对于判断出血性疾病的类型十分重要。

3. 实验室检查

(1) 最重要的三项检查：血小板计数、凝血酶原时间（PT）和部分凝血活酶时间（PTT）。

(2) 其他实验：血涂片观察、出血时间、凝血时间、纤维蛋白原及 FDP 测定、血浆鱼精蛋白副凝试验。

【治疗及预防】

1. 根据病因采取适当的防护措施。如新生儿出生后常规肌内注射维生素 K_1 1~2mg/kg；避免创伤，避免使用易致出、凝血异常的药物。病因治疗对获得性出血十分重要，如在治疗 DIC 时，应积极控制感染、纠正酸中毒及电解质紊乱等。

2. 止血药的应用　肝胆疾病患儿要用维生素 K；毛细血管因素所致出血，可选用维生素 C、芦丁等；血小板异常，可用酚磺乙胺及肾上腺皮质激素；DIC 高凝期用肝素，消耗期同时补充凝血因子和加用肝素，纤溶亢进期可在肝素基础上加用抗纤溶制剂如 6- 氨基己酸、对羧基苄胺。

3. 补充治疗　血小板减少或凝血因子缺乏者，可输血小板、冷沉淀物、T-Ⅲ，输新鲜血浆或新鲜全血，必要时进行换血治疗。

4. 其他　如穿刺部位压迫止血，局部冷敷，凝血酶、纤维蛋白原海绵局部敷贴止血。

（杜　娟　杨彩云）

第二节　新生儿溶血性贫血

溶血是指因各种因素导致的红细胞提前被破坏，如果红细胞破坏过多、过快超过骨髓造血代偿能力时就产生贫血称溶血性贫血（hemolytic anemia）。

新生儿溶血几乎均伴有血清胆红素的升高，出现黄疸，可伴有贫血。根据病因可分为三大类：①同族免疫性溶血性贫血，在我国最常见的是 ABO 血型不合，其次是 Rh（见新生儿母子血型不合溶血病）；②红细胞先天性缺陷（酶、膜、血红蛋白）所致的溶血性贫血，以葡萄糖 -6- 磷酸脱氢酶（G-6-PD）缺陷病常见；③红细胞免疫性（获得性）溶血性贫血（感染、代谢紊乱、药物、维生素 E 缺乏），其中感染占多数。

【诊断】

1. 症状

(1) 溶血的表现：黄疸。黄疸出现早，程度重，进展快。

(2) 贫血的表现：面色苍白、唇色淡，重者可胎死宫内，胎儿、胎盘水肿。

2. 体征

(1) 皮肤苍白，同时有黄疸者皮肤呈苍黄。

(2) 肝脾大、水肿。

3. 实验室检查

(1) 贫血诊断:血红蛋白下降,网织红细胞增高,外周血有核红细胞增多。

(2) 胆红素增高以间接胆红素增高为主。

(3) 病因诊断:根据病史、临床表现、家族史等针对性查母子血型、直接抗人球蛋白试验、母子交叉免疫试验、G-6-PD活性测定、酸化甘油溶解试验、血红蛋白电泳及红细胞抗体等检测。

4. 鉴别诊断 黄疸伴有贫血的患儿不难与其他原因的贫血区分,死胎或生后即苍白水肿者应与先天性肾病相鉴别,后者尿蛋白增高,血浆蛋白尤其是白蛋白明显下降,血胆固醇增高。

【治疗】

1. 病因治疗 对于同族免疫性溶血可在宫内或生后给予丙种球蛋白静点阻断溶血进展。

2. 贫血治疗 胎儿期可用宫内输血;急性溶血性贫血伴有黄疸患儿常需要换血治疗;急性溶血期后骨髓处于抑制期,可少量多次输血。输血量计算见新生儿贫血。血源选择必须根据病因而定。

3. 高胆红素血症治疗 见新生儿母子血型不合溶血病。

【并发症及处理】

重症溶血可合并胆红素脑病,见新生儿母子血型不合溶血病。

【预防】

应注意产前检查,监测胎儿及羊水胆红素变化,母子Rh血型不合时通过给Rh阴性孕妇注射Rh(D)IgG可预防抗DRh溶血。避免或慎用易导致溶血的药物,尽量避免围产损伤及窒息。

一、免疫性溶血性贫血

免疫性溶血性贫血主要包括同族免疫性溶血性贫血、自身免疫性溶血性贫血及药物引起的溶血性贫血。由母、子血型不合而引起的同族免疫性溶血性贫血见新生儿母子血型不合溶血病。本部分主要叙述自身免疫性溶血性贫血及药物引起的溶血性贫血。这两种类型的溶血又称为获得性溶血性贫血,其共同特点除溶血性贫血的共同症状外,抗人球蛋白试验阳性。

(一) 自身免疫性溶血性贫血

自身免疫性溶血性贫血(autoimmune hemolytic anemia,AIHA),是由于机体免疫功能紊乱而产生针对自身红细胞抗原的免疫抗体,与红细胞表面抗原结合和(或)激活补体导致红细胞破坏、寿命缩短而产生的一种溶血性疾病。

【类型】

1. 感染 除感染本身的特殊表现外,临床上表现为急性起病,皮肤黏膜紫癜及出血点、苍白、黄疸、血红蛋白尿,血红蛋白、红细胞及血小板急速下降。外周血片中可见多量红细胞碎片或破裂红细胞,红细胞大小不等,小球形红细胞、有核红细胞及网织红细胞增多,白细胞增高。红细胞脆性增加,Coombs 试验阳性。治疗首选肾上腺皮质激素,同时针对病因治疗。

2. 新生儿狼疮综合征(neonatal lupus syndromes,NLS) 多见于患系统性红斑狼疮(systemic lupus erythematosus,SLE)的妇女所生育的新生儿。此病的发生主要是患 SLE 的母亲体内与 SLE 相关的自身抗体经胎盘进入胎儿体内所致。临床特点为:①暂时性皮肤狼疮样皮疹;②血液方面的改变:溶血性贫血、白细胞减少和(或)血小板减少、肝脾大、Coombs 试验阳性;③先天性心脏传导阻滞。

3. 遗传代谢性疾病 如半乳糖血症及骨质石化病,可在生后数周内发生溶血性贫血。

(二)药物引起的溶血性贫血

常见的原因是:①药物引发红细胞酶的缺乏;②药物引发不稳定血红蛋白的发生;③药物或其毒素引起免疫性溶血。其临床表现与其他溶血性贫血相同,如黄疸、贫血、外周血中有核红细胞增多,也可有小球形红细胞增多、红细胞碎片增多等。特点是 Coombs 试验阳性。

二、红细胞先天性缺陷所致的溶血性贫血

红细胞先天性缺陷包括红细胞酶、膜或形态、血红蛋白等的异常。红细胞酶病是指参与细胞代谢的酶由于基因缺陷,导致酶活性或酶性质的改变而引起溶血的一组疾病。我国尤其是华南地区以红细胞葡萄糖 -6- 磷酸脱氢酶缺乏为最常见。红细胞形态的异常多由红细胞膜的异常引起,红细胞膜的缺陷可导致发生溶血性贫血。常见的有遗传性球形红细胞增多症。

(一)葡萄糖 -6- 磷酸脱氢酶缺陷病

红细胞葡萄糖 -6- 磷酸脱氢酶(G-6-PD)缺陷病是指 G-6-PD 活性降低或性质改变引起的红细胞溶血性贫血。其高发区为地中海沿岸国家、印度、东南亚等,我国华南地区为本病高发区之一。

【诊断】

1. 临床表现

(1) 有可疑或阳性家族史,高发地区或祖籍在高发地区的新生儿黄疸均应高度怀疑本病。

(2) 诱因:感染、缺氧、病理生产或给新生儿哺乳的母亲服用氧化剂药物、新生儿穿戴含有樟脑丸气味的衣物等均可诱发溶血,但也有不少病例无任何诱因可查。

(3) 症状及体征:发病时间多在生后2周内。新生儿期发病者主要表现为高胆红素血症,半数患儿有肝脾大,贫血则多为轻度或中度,重者可导致胆红素脑病。

2. 实验室检查

(1) 筛选试验:高铁血红蛋白还原试验;荧光斑点试验;硝基蓝四氮唑还原试验。

(2) 红细胞G-6-PD活性定量测定:这是特异性的直接诊断方法。

(3) 变性珠蛋白小体生成试验。

3. 鉴别诊断

(1) 新生儿溶血病:此病黄疸出现早,可由母婴血型、Coombs试验及抗体测定来证实。

(2) 感染性溶血:有新生儿感染的临床表现,相关检查可明确。

(3) 传染性肝炎:病情进展及黄疸消退均慢,可由胆红素的性质、肝炎抗原及抗体检查、肝功能测定及病史来鉴别。

【治疗】

本病为遗传性酶缺陷病,目前尚无根治方法。急性溶血者应注意去除诱因,在溶血期注意供给足够的水分、纠正电解质失衡。

1. **对诱因的治疗** 如控制感染、停止使用诱发溶血的药物。

2. **对症治疗** 主要针对高胆红素血症及贫血。

3. **骨髓移植** 可试用于纯合子病例。

【预防】

对G-6-PD缺乏的高危人群,新生儿出生后筛查G-6-PD缺乏有利于降低新生儿溶血及以后蚕豆病的发生。

(二)遗传性球形红细胞增多症

遗传性球形红细胞增多症(hereditary spherocytosis,HS)又称先天性溶血性贫血,是由红细胞膜先天性缺陷而引起的溶血性贫血。临床以不同程度的贫血、反复出现黄疸、脾大、血液中球形红细胞增多及红细胞渗透脆性增加为特征。

【诊断】

1. 症状及体征 临床以贫血、黄疸、脾大为本病三大特征。发病年龄越小，症状越重。新生儿期起病者出现急性溶血性贫血和高胆红素血症。重者可出现溶血危象、胆红素脑病。

2. 实验室检查 血涂片常规检查是十分重要的诊断依据，典型的HS病例外周血涂片可见到明显的小球形红细胞增多(>10%)。红细胞的平均血红蛋白浓度增加，网织红细胞增多，红细胞脆性增加。白细胞计数正常或稍增高，在溶血危象时显著增高。Coombs 试验阴性。

3. 鉴别诊断 应与下列疾病鉴别：自身免疫性溶血性贫血；新生儿ABO血型不合溶血病；红细胞酶缺陷引起的溶血性贫血。

【治疗】

新生儿期主要是在发生溶血危象时治疗高胆红素血症及贫血。

（杜 娟 杨彩云）

第三节 新生儿失血性贫血

新生儿失血性贫血(neonatal anemia due to blood loss)可发生在产前(胎儿-胎盘出血、胎-母输血及胎-胎输血综合征)、产时(多由分娩时产科意外情况、胎盘及脐带异常所致)及生后(内出血、胃肠道疾患、出血性疾病)3个不同时期，其临床表现因其失血过程的急缓、失血量多少而异。急性失血可致休克、循环衰竭，须及时诊断及抢救，而慢性小量失血可无或仅有轻度贫血的症状。

【诊断】

由于出血隐匿、出血量多少不等、出血速度可急可缓，临床表现各不相同。

1. 症状

(1) 临床表现为面色苍白、唇色淡，原发病表现如便血、呕血、脐部渗血、头颅肿块等。

(2) 重者可出现气促、淡漠、喂养困难。

2. 体征

(1) 面色苍白，口唇色淡。

(2) 局部出血体征：皮肤出血点、瘀斑、头颅血肿、脐部渗血等。

(3) 急性失血患儿心率增快、脉搏细数、血压下降、休克。而双胎间慢性输血则可导致供血儿贫血、生长落后。

3. 实验室检查

(1) 贫血诊断：参见新生儿贫血。

（2）病因诊断：详细询问病史并查体，分析失血发生时间，针对性做凝血三项、母血抗碱血红蛋白含量检查，并可做腹部或头颅B超、CT检查了解出血位置，必要时查凝血因子活性、血小板抗体等检测。双胎输血则根据双胎出生体重差及血红蛋白差协助诊断。

4. 鉴别诊断　需要与新生儿其他病因所致病理性贫血相鉴别：①溶血性贫血：多伴有黄疸、水肿，血清胆红素增高；②红细胞生成减少性贫血：贫血同时网织红细胞减低，骨髓检查显示红系增生低下。

【治疗】

1. 病因治疗。

2. 输血治疗　应根据贫血程度及起病缓急来决定是否输血。失血性贫血输血指征及输血量计算见新生儿贫血。

3. 铁剂的补充。

【并发症及处理】

急性失血可合并循环衰竭、休克，需及时输血补液扩充血容量，维持内环境稳定，保护各脏器功能；慢性失血可导致贫血性心脏病，应把握输血时机，注意铁剂的补充。

【预防】

应注意产前检查，避免产时意外及损伤性失血。

（杜　娟　杨彩云）

第四节　新生儿红细胞增多症

新生儿红细胞增多症（neonatal polycythemia）和高黏滞度不是同义名称，但常伴随同时存在。血细胞比容（HCT）、红细胞变形性及血浆黏滞度这三个因素决定全血黏度，但最重要的是血细胞比容，为临床诊断本病的主要依据。血细胞比容的增加使血液黏滞度增高，血流速度减慢，心搏出量减少，导致各脏器灌注减少、缺氧酸中毒的发生。

本病病因可分为两大类：

1. 主动型　由于宫内缺氧，胎儿血浆红细胞生成素增加，红细胞生成增加。

2. 被动型　继发于红细胞的输注。

【诊断】

1. 症状　为非特异性，与累及器官有关，严重度各异。

（1）神经系统：淡漠、嗜睡、激惹、呼吸暂停甚至惊厥。肌张力低下、震颤、新生儿反射不完全。

（2）心脏：心脏增大、心电图异常。

（3）呼吸系统：气促、发绀、肺出血。

（4）消化系统：食欲缺乏、腹胀、呕吐、便血等。

（5）肾脏：尿量减少、血尿、氮质血症、急性肾衰竭。

（6）血液：高胆红素血症、血小板减少，甚至弥散性血管内凝血。

（7）代谢异常：低血糖。

2. 体征 皮肤发红，甚至紫红，尤其活动及哭闹后，为多血质貌。同时有不同脏器受累的体征。

3. 实验室检查

（1）出生后一周内，静脉血 HCT≥65%，或连续两次末梢血 HCT≥70% 可诊断为红细胞增多症。同时末梢血常规检查可有：血红蛋白≥220g/L，红细胞计数≥7.0×10^{12}/L。

（2）监测血电解质、酸碱平衡及各脏器功能等，及时了解有无多脏器受累。

4. 鉴别诊断

（1）新生儿缺氧缺血性脑病：两者均发病早，可同时有多系统受累的表现，且可能同时存在。通过 HCT 检查两者不难区别。

（2）面先露：为分娩时先露部受压所致局部发绀，若无其他产科意外，患儿一般情况良好，无须特殊治疗。

【治疗】

1. 对症治疗 监测血糖、电解质、酸碱平衡及各脏器功能等，了解有无多脏器受累，以便及时处理。

2. 换血治疗

（1）对于静脉血 HCT 在 65%~70% 而无症状的患儿应密切观察，可给予白蛋白、0.9% 生理盐水或新鲜冷冻血浆 10~20ml/kg 静点扩充血容量，降低血液黏滞度。若考虑为被动型红细胞增多、血容量增多的患儿，可静脉放血 10%。

（2）静脉血 HCT>70%，无论有无症状，因其血黏滞度高易致组织缺血而产生后遗症，应给予部分静脉换血治疗。换血成分为白蛋白、0.9% 生理盐水或新鲜冷冻血浆，部位可用脐静脉或外周血管，换血量计算如下：

换血量 = 血容量 ×（实际 HCT- 预期 HCT）/ 实际 HCT

血容量 = 体重（kg）×（80~100ml/kg）

【并发症及处理】

常见的合并症有高胆红素血症、充血性心力衰竭、急性肾衰竭、坏死性小肠结肠炎等。处理详见相关部分。

【预防】

应注意产前检查，避免或减低各种围产缺氧因素，及时结扎脐带。

（杜 娟 杨彩云）

第五节 新生儿白血病

新生儿白血病(neonatal leukemia)也称先天性白血病(congenital leukemia),是指生后4周内起病的白血病,临床较少见,与儿童相反,以急性粒细胞型多见,其次为淋巴细胞型和单核细胞型。慢性粒细胞性、巨核细胞性白血病罕见。

【诊断】

1. 症状 可于出生后即有症状,起病急、进展快、预后差。因白血病细胞浸润广泛脏器,表现为各型浸润性结节、肝脾淋巴结肿大;其皮肤损害最为突出,甚至可为首发症状,呈结节性皮肤浸润,质地硬,可移动,表面皮肤常呈蓝色或灰色。发热、贫血、出血点、瘀斑,重者可有颅内出血、消化道出血、肺出血,穿刺处出血不止,于生后2~3个月内死亡,多死于感染及失血。

2. 体征 各种皮肤浸润性结节、肝脾淋巴结肿大、苍白、出血倾向。部分患儿可合并其他畸形。

3. 实验室检查

(1) 血常规:红系、血小板均减少,有泪滴样红细胞,有核红细胞、白细胞及大量未成熟白细胞显著增多。

(2) 骨髓涂片:幼稚白细胞为主。

(3) 新生儿期白血病合并重症感染时因感染调动机体免疫系统,可使白血病暂时缓解,骨髓无异常,几个月后出现典型表现。

(4) 骨髓病变可为局限性。

4. 鉴别诊断

(1) 类白血病反应:发生多与感染、创伤、缺氧、糖皮质激素应用等诱因有关,脏器浸润轻、无出血、皮肤改变,末梢血 WBC>50×10^9/L,常是中性粒细胞增高,周围血中幼稚细胞较骨髓中多见,血小板无减少。

(2) 新生儿溶血病:重症溶血病尤其是Rh溶血,由于溶血骨髓代偿性增生,血常规检查可见贫血,有核红细胞、白细胞显著增多,且有肝脾大,应与白血病鉴别。溶血病发病于母子血型不合的患儿,贫血同时有明显的黄疸,且白细胞增多非持续性,与白血病不难区别。

【治疗】

由于先天性白血病病例少,相关治疗经验非常有限。抗白血病的药物及输血治疗仅收到暂时的效果,且易复发。在早期缓解期用骨髓移植或脐血干细胞移植是一种可能得到完全缓解的方法。

【并发症及处理】

易合并出血及感染,应给予相应处理。

【预防】

对有高危因素的孕妇如有家族病史或射线接触史者应严密产前检测。

（杜 娟 杨彩云）

第六节 新生儿血小板减少

正常新生儿外周静脉血的血小板计数为（150~350）$\times 10^9$/L；血小板计数为（100~150）$\times 10^9$/L 者视为可疑异常，应进行动态观察；小于 100 $\times 10^9$/L 者为血小板减少，应探明原因。

新生儿时期，由血小板生成减少和（或）破坏增加所致的紫癜称为新生儿血小板减少性紫癜（neonatal thrombocytopenic purpura，NTP）。其特征是皮肤广泛性瘀点、瘀斑，甚至出现胃肠道出血和颅内出血，血小板减少、毛细血管脆性试验阳性、出血时间延长和血块收缩时间延长且不完全，而凝血时间正常。

导致 NTP 发生的原因有多种，可分为免疫性、感染性、先天性或遗传性等。其中免疫因素（同族或自身免疫）占 20%~30%。

一、免疫性血小板减少性紫癜

免疫性血小板减少性紫癜是一组由体液免疫反应引起血小板减少性疾病。由于母亲血中存在抗血小板抗原的免疫性抗体 IgG 经胎盘进入胎儿体内，从而加速血小板的破坏。新生儿除血小板减少外，无肝脾大、溶血性贫血、胎儿生长受限或其他全身性疾病等异常情况。轻者可自愈，重者常因消化道和（或）颅内出血死亡。

（一）同族免疫性血小板减少性紫癜

发病机制与 Rh 或 ABO 血型不合所致溶血病相似，即由于母、儿的血小板抗原性不合所致。新生儿出生时，血小板数常低于 30 $\times 10^9$/L，故易发生出血，表现为皮肤、黏膜紫癜，甚至伴有严重的胃肠道和（或）颅内出血。

【诊断】

1. 临床表现 新生儿血小板减少及出血，而母亲血小板正常且无出血倾向是本病的特征之一。典型的临床表现为：健康产妇分娩的新生儿在无感染或 DIC 等情况下，于生后数分钟至数小时内可迅速出现广泛性瘀点和瘀斑。严重病例可同时有呕血、便血、尿血、脐带残端出血、针刺孔渗血、较大的头颅血肿或颅内出血（呼吸困难、发绀、抽搐和脑膜刺激症状等），常伴有较严重黄疸。出血不多者数天后好转，重症病例的病程 2 周 ~2 个月不等。

2. 实验室检查 动态监测新生儿外周血血小板参数可评估疾病的严重程度、病情变化和治疗效果，而测定父母、患儿血小板抗原和（或）抗体可为本病提供确诊依据。

（1）外周血象：新生儿血小板计数可见不同程度的降低（$<100 \times 10^9/L$）。母亲血小板计数正常。

（2）凝血系统：出血时间延长、血块收缩时间延长且不完全，而凝血时间正常。

（3）血小板抗原（human platelet antigen，HPA）与抗体（HPA-IgG）：一般情况下，同族免疫性血小板减少性紫癜患儿的母亲 HPA-1a 阴性，而父亲 HPA-1a 阳性；如果父母双亲 HPA-1a 均阳性，则应检测其他不常见的 HPA。母、儿血清 HPA-IgG 阳性可以确诊新生儿血小板减少性紫癜是由于同族免疫引起。

（4）骨髓象：骨髓巨核细胞数增加或正常，粒细胞系统一般无改变，出血严重者红细胞系统增生活跃。

（5）其他：患儿血清 Coombs 试验阴性；出血严重者血清胆红素升高。

3. 影像学检查 严重的同族免疫性血小板减少性紫癜易发生脑室旁组织和脑室内出血，超声或 CT 等检查可早期发现相应的影像学表现。

【治疗】

因本病为自限性疾病，如血小板在 $30 \times 10^9/L$ 以上、出血不严重，可不作特殊治疗，但应予严密监护，每天检测血小板计数。一般血小板减少持续数天至 2 个月后自然恢复正常；如血小板 $\leqslant 30 \times 10^9/L$，为防止发生颅内出血，在未得到实验室证实之前即应开始治疗，措施如下：

1. 肾上腺皮质激素应用 泼尼松用量为 1~2mg/（kg·d），重症可先用 2~3mg/（kg·d），再逐渐减量，疗程约 1 个月。

2. 静脉注射免疫球蛋白（IVIG）输注 常用剂量为 0.4g/（kg·d）× 5 天，或 1g/（kg·d）×（1~3）天，也可用至血小板达（50~100）$\times 10^9/L$ 时停药。

3. 血小板输注 当血小板计数 $<30 \times 10^9/L$ 时，应立即输注血小板，以防止发生颅内出血和肺出血等；当血小板计数在（30~50）$\times 10^9/L$ 并有明显出血时，也应及时输注血小板；血小板计数在（50~100）$\times 10^9/L$ 时，不必输注血小板。浓缩血小板每次输注量为 0.1~0.2U/kg，输注时间 30~60 分钟；由于血小板半衰期仅 1~2 天，故常需 2~3 天输注 1 次；每次输注血小板 1 小时后复查血小板计数以观察疗效，直至稳定于 $100 \times 10^9/L$ 以上。若新生儿有发热、严重感染、DIC 等破坏血小板的因素存在时，应放宽血小板输注的指征并加倍剂量使用。

4. 新鲜血输注 输入与患儿血小板同型的新鲜全血，有利于病情恢复。

5. 换血疗法 仅在重症患儿应用。

【预防】

产前准确地预测高危儿并采取适当措施，对于防止胎儿宫内颅内出血、新生儿出生后发生血小板减少性紫癜十分重要。在适当的时期选择适当的分娩方式可明显降低颅内出血的发生率。

（二）先天被动免疫性血小板减少性紫癜

本病特点是抗体既破坏母亲的血小板，又破坏胎儿血小板。按病因的不同，可分为以下两类：

1. 与母亲特发性血小板减少性紫癜相关的新生儿血小板减少性紫癜 患有活动性特发性血小板减少性紫癜的妇女如果怀孕，其血中的抗血小板抗体可通过胎盘进入胎儿血液循环，破坏胎儿血小板。临床表现与同族免疫血小板减少性紫癜相似，只是母亲具有特发性血小板减少性紫癜的病史或正在患此病。本病血小板减少的持续时间比同族免疫血小板减少性紫癜要长，平均为1个月，个别延至4~6个月。

2. 与母亲系统性红斑狼疮（SLE）相关的血小板减少性紫癜 轻症先天性被动性血小板减少性紫癜患儿不需特殊治疗；如血小板≤30×10^9/L或出血较重，可应用肾上腺皮质激素。若血小板<10×10^9/L或出血严重，危及生命，可考虑输注血小板、新鲜血或换血。病程4~8周，一般患病1周后出血征象明显减少。

二、感染性血小板减少性紫癜

由宫内和生后感染所致的新生儿血小板减少性紫癜不少见。宫内感染相关的血小板减少性紫癜常于出生后数小时皮肤出现广泛性蓝色瘀点、瘀斑，1周左右消退，但血小板减少可延至数周才恢复正常。

引起新生儿血小板减少的生后感染则以细菌感染为主。败血症、化脓性脑膜炎等重症感染中，50%~70%在感染初期即有血小板减少，有助于感染的早期诊断。

三、先天性或遗传性血小板减少性紫癜

包括先天性巨核细胞增生不良及遗传性血小板减少性紫癜等，临床少见。其中先天性巨核细胞增生不良引起的血小板减少可以是单纯的，也可以合并某些先天畸形如骨骼畸形、小头畸形、18-3体综合征、心血管畸形等。

（杜 娟 杨彩云）

第七节 先天性凝血因子缺乏

凝血因子缺乏性疾病是指因血浆中某一凝血因子缺乏造成凝血障碍并引起出血的一类疾病。根据病因分为两大类:先天性和后天获得性。先天性凝血因子缺乏(congenital coagulation factor deficiency)亦称为遗传性凝血因子缺乏性疾病。甲、乙型血友病为性联隐性遗传,其他均为常染色体隐性遗传,常有近亲结婚史和遗传病家族史。目前已知有14种凝血因子参与凝血过程,除Ⅲ和Ⅳ外,其他所有因子均可缺乏,其中以Ⅷ因子缺乏(甲型血友病)最常见。临床表现为程度不等和不同部位的出血。

正常新生儿血浆凝血因子的水平与成人有很大差别。由于凝血因子不能通过胎盘且胎儿肝脏的合成功能不成熟,所以,很多凝血因子的水平在出生时都比较低。维生素K依赖性凝血蛋白(因子Ⅱ、Ⅶ、Ⅸ、Ⅹ)以及因子Ⅺ、Ⅻ、前激肽释放酶(PK)和高分子量激肽原(HMWK)在出生时只是成人水平的1/2,早产儿降低更为明显。而血浆纤维蛋白原、因子Ⅷ和因子Ⅴ在出生时和儿童早期的水平和成人相似。至6个月时,大部分血浆凝血蛋白处于成人正常范围的低值。

【诊断】

1. 症状和体征 一个在其他方面表现健康的足月婴儿,可发生自发性出血,也可表现为医源性出血,如静脉取血、肌内注射后局部出现渗血或血肿。出血发生时间及程度不同,与凝血因子缺乏程度有关。发病越早,病情越重。可仅为轻度皮肤出血、脐部残端渗血、皮肤受压处及穿刺处出血,亦可有皮肤大片瘀斑、皮下及肌肉血肿、大量消化道出血、颅内出血。轻微的外伤便可造成大量出血。

2. 实验室检查

(1) 血小板计数、出血时间、血块退缩时间正常。

(2) 凝血时间延长,凝血酶原时间(PT)或部分凝血活酶时间(PTT)延长。

(3) 检测血浆凝血因子:可进一步协诊。因子Ⅷ和因子Ⅴ在出生时和儿童早期的水平和成人相似,故新生儿期可明确诊断。其他凝血因子缺乏的诊断可能会延迟到生后3~6个月,复查后确诊。

3. 鉴别诊断

(1) 新生儿出血病:此病是由于维生素K缺乏,体内维生素K依赖因子的凝血活力低下所致的自限性出血性疾病,维生素K治疗有效。

(2) 后天性凝血障碍:如胆道闭锁或肝脏疾病所致的凝血酶原缺乏症,除出血表现外,有黄疸、肝大、肝功能损害等原发病表现。

【治疗】

1. 补充治疗 例如对血友病患者输注新鲜冷沉淀物及凝血因子浓缩液。对于罕见因子缺乏者,须输注新鲜冷冻血浆。

2. 对症治疗 出血较重者,尤其是出现休克症状者应立即给予输血或血浆10~20ml/kg,以提高血中的凝血因子水平、纠正低血压和贫血。消化道出血者应暂时禁食,肠道外补充营养;注意脐残端及皮肤穿刺处止血。

【并发症】

出血量多者可导致低血容量性休克,颅内出血严重者可导致死亡。

【预防】

根据此类疾病的遗传方式,应对患者的家族成员进行筛查,以确定可能的其他患者和基因携带者。对有家族史的孕妇在其妊娠早期可通过绒毛膜穿刺进行胎儿基因分析,在产前作出诊断,如确定为甲型血友病,可及时终止妊娠。

(杜 娟 杨彩云)

第八节 弥散性血管内凝血

弥散性血管内凝血(DIC)是一种由不同原因引起的,以全身性血管内凝血系统激活为特征的获得性综合征。其特点是大量微血栓形成、继发性广泛出血及重要脏器发生器质性变化。新生儿DIC常见原因包括感染、缺氧酸中毒、硬肿症、重症溶血、产科因素等。

【诊断】

1. 症状及体征 新生儿DIC绝大多数为急性、全身性且多为严重型。

(1)出血:是最常见的症状,也是诊断DIC的主要依据之一。常见出血是皮肤瘀斑、脐残端及穿刺点渗血、消化道或泌尿道出血、肺出血。个别可见内脏出血及颅内出血。

(2)微循环障碍与休克。

(3)栓塞:广泛性微血管内血栓形成,产生栓塞,使受累器官缺血、缺氧而致功能障碍,甚至器质性坏死。临床上可出现肝、肾衰竭,呼吸窘迫、惊厥、昏迷、肺出血、消化道出血、皮肤瘀斑或坏死。

(4)溶血:急性溶血可见血红蛋白尿、黄疸、发热等。

2. 实验室检查

(1)血常规:

1)血涂片检查:可见红细胞呈盔形、三角形、扭曲形及红细胞碎片。网织红细胞增多。

2)血小板计数呈进行性下降,$<100\times10^9$/L,常较早出现。

（2）凝血检查：

1）凝血时间（试管法）：正常为 7~12 分钟，在 DIC 高凝期缩短（≤6 分钟），但高凝期历时很短，进入消耗性低凝期则明显延长。

2）凝血酶原时间（PT）：DIC 时 90% 延长，诊断标准：日龄 <4 天者 PT≥20 秒，日龄 >5 天者 PT≥15 秒。

3）白陶土部分凝血活酶时间（KPTT）：比正常对照延长 10 秒以上有临床意义。

4）纤维蛋白原测定：新生儿正常值为 1.17~2.25g/L。<1.17g/L 为诊断标准。

（3）纤溶检查：

1）血浆凝血酶原时间（TT）：比对照组超过 3 秒即有诊断意义。

2）血浆鱼精蛋白副凝（3P）试验：阳性。

3）FDP 的测定：升高提示纤溶亢进。

4）抗凝血酶Ⅲ（AT-Ⅲ）检测：AT-Ⅲ降低是反映血液高凝状态的指标之一。

5）D- 二聚体检测：DIC 时明显升高。

3. 诊断标准 将实验室检查分为两类：

（1）DIC 筛选试验：血小板减少；PT 延长；KPTT 延长；纤维蛋白原减少。

（2）有助于 DIC 确诊的试验：FDP 增多；Ⅷ及Ⅴ因子减少；凝血时间延长；AT-Ⅲ降低。

有 DIC 的临床表现，同时以上实验室检查指标中三项阳性为可疑 DIC，四项指标阳性可确诊 DIC。

4. 鉴别诊断

（1）维生素 K 缺乏所致新生儿出血症：婴儿一般情况好，血小板计数、PT、PTT、纤维蛋白原正常，血中 FDP 正常，维生素 K 治疗很快显效。

（2）其他血液疾病：如血友病、先天性纤维蛋白原缺乏症，两者血小板、PT、FDP 正常。

【治疗】

DIC 防治中的首要问题是原发病的治疗，改善微循环有助于阻止 DIC 的发生、发展，输新鲜冷冻血浆、血小板、冷沉淀物、AT-Ⅲ等有助于重建凝血与纤溶的动态平衡作用；抗凝治疗和换血疗法在必要时应用。目标是血小板计数达 50×10^9/L 以上，纤维蛋白原 >1g/L，PT 正常范围和 AT-Ⅲ活性 >40%。

1. 病因治疗 要及时确定引起 DIC 的病因并针对治疗。新生儿败血症最为多见，应选用有效抗生素，同时注意纠正酸中毒及电解质紊乱，维持足够的氧合，积极防治休克，注意保温。

2. 扩充血容量、改善微循环和纠正水电解质紊乱 是阻止微循环内凝血的重要措施。扩容推荐生理盐水 20ml/kg 于 30~60 分钟内快速输入，然后视病情以 10~20ml/kg 分批进行重复输液，但总量不超过 60ml/kg。

3. 抗凝疗法

（1）肝素疗法：可用于持续静脉点滴，滴速为 15U/（kg·h）；或使用 80~100U/kg 皮下注射，每 4~6 小时给药 1 次，每次用药前应测定凝血时间（试管法），以不超过 20~25 分钟为准。若凝血时间超过 30 分钟且出血加重者，应立即停用肝素，如出血明显，可用鱼精蛋白中和，1mg 鱼精蛋白中和 1mg 肝素。

（2）补充凝血因子：患儿有出血表现或者需要侵入性治疗时可补充适量的凝血因子，但应在肝素化后进行。输注新鲜冷冻血浆常用剂量 10~20ml/kg 可提高凝血因子 20%~40%；输注冷沉淀物（含Ⅷ因子、纤维蛋白原等），常用剂量 1 袋。如血小板≤30 × 10^9/L，有发生颅内出血的危险，或血小板在（70~80）× 10^9/L 但已有出血，均应尽快输血小板。常用剂量 10ml/kg，可使血小板计数提高（75~100）× 10^9/L，凝血因子水平提高 15%~30%；出血严重时，可立即输新鲜肝素血。

（3）抑制物治疗：凝血的抑制剂包括抗凝血酶（AT）、C 蛋白、组织因子途径抑制物（TFPI）、水蛭素和加贝酯等。

（4）抗纤溶药物：常用对羧基苄胺和 6- 氨基己酸。

（5）以上治疗效果不满意时，可进行换血治疗。

（杜 娟 杨彩云）

第十章

新生儿内分泌疾病

第一节　先天性甲状腺功能减退症

先天性甲状腺功能减退症(congenital hypothyroidism,CH)又称克汀病(cretinism)或呆小病,多由于先天性甲状腺缺如或甲状腺发育不良引起,极少数是由于甲状腺激素合成过程中酶缺乏引起。由于甲状腺先天缺如、发育不良(原位和异位)或甲状腺激素合成途径缺陷而引起者称为散发性甲状腺功能减退,因母孕期饮食中缺碘引起者称地方性甲状腺功能减退。主要临床表现为体格和精神发育障碍,早期诊断和治疗可防止症状的发生或发展,否则可导致严重的脑损害和智力低下。

一、散发性甲状腺功能减退症

【病因及发病机制】

1. 原发性甲状腺功能减退

(1) 甲状腺不发育或发育不全。

(2) 甲状腺激素合成障碍:又称家族性甲状腺激素合成障碍。

(3) 甲状腺或靶器官反应低下:①甲状腺对促甲状腺激素(TSH)不反应;②周围组织对甲状腺激素不反应。

(4) 暂时性的甲状腺功能障碍:

1) 暂时性甲状腺功能减退。

2) 暂时性低甲状腺素血症。

3) 低 T_3 综合征(正常甲状腺疾病综合征)。

2. 继发性甲状腺功能减退　常伴有脑发育异常。

(1) 促甲状腺激素释放激素(TRH)缺乏:孤立的或伴有其他促垂体激素缺乏和下丘脑功能障碍。

(2) TSH 缺乏:孤立的或伴有其他垂体激素缺乏。

【临床表现】

患儿出生时症状和体征缺乏特异性,大多数轻微,甚至缺如。无甲状腺的患儿约在 6 周后症状明显。具有残留甲状腺组织或家族性甲低患儿,可迟至数月或数年后才出现症状。少数较重患儿出生时或生后数周出现症状。母乳喂养儿的症状出现较晚。母孕期胎动减少,过期产分娩,出生体重大于第 90 百分位(常大于 4kg)。60%~70% 患儿存在骨成熟障碍的早期体征,如前后囟大和颅缝宽。其他早期表现为嗜睡、活动少、动作慢、反应迟钝、少哭、声音粗哑、喂奶困难、吸吮缓慢无力、稍食即停或入睡。肌张力低,腹膨大,常有脐疝。肠蠕动慢,首次排胎粪时间延迟,以后经常便秘。生理性黄疸持续时间延长。体温较低、少汗。四肢凉、苍白、常有花纹。鼻塞、呼吸困难、口周发绀或呼吸暂停,可伴肺透明膜病。随着年龄的增加,症状更显著。身长和体重的增长和动作及精神发育均明显落后。黏液性水肿逐渐加重,皮肤干燥粗糙,但无可凹性。出现特殊面容如头发干枯,发际较低,前额较窄,常有皱纹,眼距宽,眼睑增厚,睑裂小,鼻梁低平,鼻稍短而上翘,唇较厚,舌大而宽厚、常伸出口外,重者可影响吞咽及呼吸。四肢短、躯干相对较长,手掌方形,指粗短。偶有心脏黏液性水肿,可致心脏增大、心音低钝、心脏出现杂音,脉搏较慢,血压偏低。心电图呈低电压、P-R 间期延长、T 波平坦或倒置,可有贫血。

由酶系统缺陷所致的家族性甲低患儿,少数在出生时即存在甲状腺肿,甚至体积很大,但多数于生后数月或数年后才显现。

继发性甲低患儿出现症状缓慢,可为单纯性 TRH 或 TSH 缺乏,或伴有其他下丘脑或垂体功能障碍,或有垂体、下丘脑发育不良或脑畸形。

【辅助检查】

1. 甲状腺功能检查 T_3、T_4、TSH、FT_3、FT_4。

新生儿甲状腺功能筛查需要在出生 3~7 天完成。出生 24~48 小时筛查可能出现假阳性,危重新生儿或接受过输血治疗的新生儿可能出现假阴性。

2. 甲状腺 B 超及放射性核素扫描。

3. 骨龄的测定。

4. TRH 刺激试验。

【诊断及鉴别诊断】

早期诊断至为重要,但出生时有表现者仅占 2%~3%,待出现症状时才诊断和治疗已为时过晚。因此,新生儿甲低的筛选尤为关键。可疑者应及早做血清 T_4、TSH 测定以明确诊断。此外,新生儿甲低早期症状不典型,呼吸困难、苍白及发绀应与引起呼吸困难的疾病鉴别。嗜睡、活动少、肌张力低下及喂养困难应与败血症及脑损伤鉴别。生理性黄疸延长应与溶血性黄疸、败血症及肝病鉴别。面容异常、大舌及皮肤干燥应与黏多糖Ⅰ(Hurler)型、软骨发育不全及先天愚型鉴别,甲状腺肿应与颈部水囊肿、囊肿及肿瘤鉴别,舌甲状腺应与肿瘤鉴别。

【治疗】

1. 甲状腺激素替代疗法 新生儿一旦发现甲状腺功能减退应立即接受T_4治疗,以尽快恢复正常的甲状腺功能。治疗时机和治疗是否充分与神经系统后遗症相关。治疗越晚智力障碍越严重。

2. L-甲状腺素钠(LT_4) 首选,首剂10~15μg/(kg·d),1次/天,口服,每周增加10μg/kg,在3、4周时达100μg/(kg·d),若仍需增量,宜减小、放慢,至T_4恢复正常,持续应用到1岁,此时约为7~9μg/(kg·d)。以后随年龄调整剂量,约为4μg/(kg·d)。

3. 甲状腺片 60mg约相当于L-甲状腺素钠100μg(0.1mg),将所需剂量分3次口服。

二、地方性甲状腺功能减退症

多见于地方性甲状腺肿流行区,由于水土和食物中含碘不足,母孕期饮食中缺碘,使胎儿在胚胎期因碘缺乏而导致先天性甲状腺功能减退。女性患儿多于男性。

【病因及发病机制】

小儿的碘需要量为40~100μg/d。碘是合成甲状腺激素的必需底物,碘摄入不足使甲状腺激素的合成和分泌减少,导致胎儿各器官系统尤其是脑发育障碍。垂体TSH代偿性增多,甲状腺常肿大,但甲状腺亦可发生萎缩,与甲状腺受到长期过度刺激所致的衰竭性萎缩或甲状腺缺乏生长所需的碘有关。

【临床表现】

除散发性甲状腺功能减退所见症状外,还可出现聋哑和严重神经系统症状,可分2型。

1. 神经性综合征 智力显著低下,聋哑,共济失调,痉挛性瘫痪。但无或仅有轻微甲状腺功能障碍。

2. 黏液水肿性综合征 症状与散发性甲状腺功能减退相似。体格与智力发育落后,性发育迟缓,而神经系统正常。约25%有轻度甲状腺肿。T_4降低,T_3可正常或增高,TSH明显增高。

(吴 丹 邵 芳)

第二节 先天性甲状旁腺功能减退症

甲状旁腺功能减退症(hypoparathyroidism)简称甲旁减,是由于甲状旁腺发育不全、激素分泌不足、代谢与合成障碍、功能障碍、结构异常缺乏生理功能、靶器官受体异常对甲状旁腺激素(PTH)不敏感所引起。临床上以低血钙、手足搐搦和高血磷为其特点。

【病因及发病机制】

根据发病时间、有无家族史及伴发疾病等,甲旁减病因分类如下:

1. 暂时性甲旁减

(1) 新生儿早期甲旁减。

(2) 新生儿晚期甲旁减。

2. 甲状旁腺发育不全

(1) 胸腺和第Ⅲ、Ⅳ鳃弓缺陷(DiGeorge 综合征)。

(2) 染色体异常(特别是 22q 染色体)。

(3) 母亲接受 ^{131}I 治疗后致甲旁减。

(4) 母患糖尿病,酒精中毒。

(5) 单纯发育不全。

3. 家族性甲旁减

(1) X 连锁遗传。

(2) 常染色体显性遗传。

4. 特发性甲旁减

(1) 自身免疫性甲状旁腺炎。

(2) 先天性甲状旁腺发育不全。

5. 外科性甲旁减 任何颈部手术,包括甲状腺、甲状旁腺或颈部恶性肿瘤切除术,均可由于甲状旁腺被切除、损伤或血供障碍,致使 PTH 的生成不足而引起术后甲旁减,大多为暂时性甲旁减,于术后数天至数周甚至数月发病。

6. 功能性甲旁减

(1) 镁代谢异常。

(2) 高钙血症的孕妇。

7. 药物性甲旁减。

8. 甲状旁腺瘤患者。

9. 其他 无机磷过高、维生素 D 缺乏、降钙素增高(甲状腺髓样癌)、甲状旁腺激素无作用(假性甲旁减)、含铁血黄素沉着症等。

【临床表现】

1. 神经、肌肉兴奋性增高

(1) 常见症状有惊跳、手足搐搦、惊厥、肢体麻木等。当血钙 <1.75~2.0mmol/L(7~8mg/dl)、血磷升高 >2.26mmol/L(7mg/dl)即可诊断。手足肌肉呈强直性收缩,拇指内收,两下肢伸直足内翻,可为小发作,也可呈全身抽动,似癫痫样发作,易误诊为癫痫。

(2) 新生儿和小婴儿表现为易激惹、肌肉震颤、惊厥发作或发绀发作。

(3) 低血钙时可致自主神经兴奋,引起平滑肌痉挛。喉、支气管痉挛使体内缺氧,继发癫痫;肠痉挛引起腹痛,膀胱痉挛致尿失禁;血管痉挛引起头痛,肢体雷诺征现象。

(4) 少数慢性病例可出现锥体外束表现如肌张力增高、舞蹈症或小脑共济失调等,考虑可能与脑基底节钙化有关。

2. 外胚层组织器官改变　病程长者皮肤粗糙、脱屑、色素沉着,毛发稀少脱落,头发、腋毛、眉毛或阴毛等可见斑秃或全秃;指趾甲萎缩变形,脆薄表面横沟,常合并白色念珠菌感染;牙齿萌出晚,牙钙化不全,牙釉发育不良,釉质脱落。

3. 白内障　较为多见,多为双侧,严重者可致失明。

4. 低血钙致其他脏器症状　精神症状:如烦躁不安,情绪不稳定,或智力发育延迟。手足搐搦常引起过度换气及肾上腺分泌过多,而致相应症状,也可有低血压,甚至心衰。心电图检查可发现 Q-T 间期延长。

5. 潜伏性抽搐的体征　有时血钙低但临床无抽搐症状。

6. 转移性钙化　钙化多对称分布于脑基底节(苍白球、壳核和尾状核),少数患者可出现颅内压增高与视乳头水肿。

【辅助检查】

1. 钙检测　血清钙可低至 1.25~1.75mmol/L(5~7mg/dl),24 小时尿钙排泄量减少,常在 20~30mg 以下。

2. 血生化检测　血清磷常高达 2.26~3.88mmol/L(7~12mg/dl),碱性磷酸酶正常或减低。1,25 $(OH)_2D$ 减低。

3. 血清免疫反应性 PTH 测定减低。

4. 心电图检查　可见心动过速,Q-T 间期延长,S-T 段延长,伴异常 T 波。

5. 头颅 X 线或头颅 CT 检查　头颅 X 线摄片约有 20% 显示基底节钙化,少数病人尚有松果体及脉络丛钙化;CT 扫描较之 X 线片更敏感,能更早及更多地发现颅内钙化灶。

6. 骨 X 线片检查长骨可见骨密度增高,手骨片可见到掌骨骨密度增加。

7. 脑电图　惊厥发作时可有弥漫慢波或棘 - 慢综合波,亦可有顶枕区单个尖波，血钙升高后恢复正常。可见广泛性慢波，长期可造成脑电图不可逆病变。应与癫痫、低血镁鉴别。

8. 尿液检查　24 小时尿钙减少，24 小时尿磷减少。

9. 其他　脑脊液检查、PTH 兴奋试验、钙负荷试验、肾小管磷重吸收实验、磷廓清率等。

【诊断及鉴别诊断】

依据病史、临床表现及实验室检查。新生儿和小婴儿表现为易激惹、肌肉震颤、惊厥发作或发绀发作。实验室检查表现为：低钙血症，血清磷增加，PTH 正常或降低，肾功能正常，尿钙减少，脑电图示异常慢波及棘波，注射人 PTH 尿排 cAMP 和磷增加。应注意与低镁血症、癫痫样发作、特殊类型的甲旁减鉴别。

【治疗】

治疗目标：尽可能应用小剂量 D 使血清钙维持在 2.13~2.25mmol/L。

1. 低血钙抽搐发作期

（1）应用 10% 葡萄糖酸钙溶液每次 2ml/kg 加入等量的 5% 葡萄糖溶液中慢速静脉输入，2~3 次 / 天。监测血钙和心电图，直到临床症状缓解或血钙上升到 1.75mmol/L（7mg/dl）。口服元素钙 1~3g/d。

（2）保持呼吸道通畅，抽搐时可给镇静药苯巴比妥钠或水合氯醛止惊。

（3）急性期维生素 D 治疗：骨化三醇（罗盖全）0.25μg/d 口服，以 0.03~0.08μg/（kg·d）维持。其治疗量与中毒量间的安全范围较小，大量连续应用可发生中毒。也可使用维生素 D_3 或阿法骨化醇。

2. 维持治疗期

（1）钙制剂口服。

（2）维生素 D 口服。

（3）镁的补充：当血镁浓度低于 0.6mmol/L（1.5mg/dl）时，补充硫酸镁。

治疗过程中监测血钙、血磷、碱性磷酸酶、24 小时尿钙 / 尿肌酐比，防止高钙尿症的发生。

（吴　丹　邵　芳）

第三节　先天性肾上腺皮质增生症

先天性肾上腺皮质增生症（congenital adrenal hyperplasia，CAH）又称肾上腺生殖器综合征，是由于肾上腺皮质激素合成过程中所需酶的先天性缺陷所导致的一组疾病，为常染色体隐性遗传病，典型 CAH 的发生率约为 1/10 000，男女比例为 2∶1。新生儿 CAH 发病率为 1/16 000~1/20 000。临床表现决定于酶的阻断部位及严重程度,大多数患儿有不同程度的性征异常和肾上腺皮质功能减退。

【病因及发病机制】

肾上腺皮质类固醇合成过程中5种酶的缺陷,使其阻断部位以前的前体物质增加,阻断后的合成产物减少,引起不同的生化改变和临床表现。

【临床表现】

1. 21-羟化酶(21-OHD)缺乏 为最常见类型,占90%~95%,发病率约为1/5000~1/15 000。其临床特征为皮质醇分泌不足、失盐及雄激素分泌过多而引起各种表现。通常分为如下三种类型:

(1)单纯男性化型:系21-羟化酶不完全缺乏所致。此酶部分缺乏引起的皮质醇和醛固酮合成减少,可为代偿性增加的ACTH和血管紧张素所代偿,无肾上腺皮质功能减退和失盐症状,偶发生低血糖。有明显男性化表现,女性胎儿不同程度外生殖器男性化,严重者外生殖器性别难辨。男性胎儿外生殖器正常或阴茎较大,生后6个月内逐渐出现假性性早熟,男女均出现男性第2性征,女孩出现男性体征,皮肤黏膜色素增加,乳晕及外生殖器皮肤发黑。

(2)男性化伴失盐型:为21-羟化酶完全缺乏所致。皮质醇和醛固酮合成严重障碍,不能被增加的ACTH及血管紧张素所代偿。生后很快即出现肾上腺皮质功能减退和失盐症状。男性化更为严重。常在生后6~14天出现精神萎靡,拒乳,呕吐,腹泻和脱水,消瘦,呼吸困难甚至发绀及皮肤黏膜色素沉着显著。电解质紊乱特点:低血钠,低血氯,高血钾及代谢性酸中毒。男性化更为严重。

(3)不典型型:亦称迟发型、隐匿型或轻型,是由于21-羟化酶轻微缺乏所引起。主要为女性,出生后无明显症状,至儿童期或青春期出现男性化症状,女性可有多毛、痤疮、月经失调和不孕症等(迟发型)。亦有一直无症状者,仅ACTH刺激试验时17-羟孕酮(17-OHP)增高(隐匿型)。

2. 11β-羟化酶(11β-OHD)缺乏症 约占CAH的5%~8%,11β-羟化酶缺乏时,醛固酮和皮质醇合成障碍。11-去氧皮质酮和11-脱氧皮质醇大量增加,亦具有弱的糖皮质激素的作用,尤其后者,所以可无肾上腺皮质功能减退症状。

3. 3β-羟类固醇脱氢酶(3β-HSD)缺乏症 本型较罕见,是由于3β-HSDⅡ基因突变所致。3β-羟类固醇脱氢酶缺乏,皮质醇、醛固酮及性激素均合成受阻。常在1周~3个月出现严重的肾上腺皮质功能减退和失盐症状,新生儿期即可发生失盐、脱水表现,并且较重。

4. 17α-羟化酶(17α-OHD)缺乏症 本型较罕见,孕酮、皮质酮及11-脱氧皮质酮大量增加,引起低钾血症、代谢性碱中毒、高钠血症和高血压。

5. 胆固醇侧链裂解酶缺乏症 又称先天性类脂质性肾上腺皮质增生症,

罕见，肾上腺细胞内积聚大量胆固醇及其他脂类。为最严重类型。在生后数天或数周出现严重的失盐和低血糖等肾上腺皮质功能减退症状。睾丸合成睾酮亦障碍。女性胎儿内外生殖器正常，在青春期可发生性幼稚症和雌激素缺乏。男性胎儿外生殖器完全女性型，内生殖器仍为男性型。

【实验室检查】

1. 血电解质 包括血糖、血钾、血钠、血氯、CO_2CP 及血 pH。

2. 24 小时尿 UFC 及 17KS 测定。

3. 血 17- 羟孕酮（17-OHP）测定对 21- 羟化酶缺陷极有诊断价值。

4. 非典型 21- 羟化酶缺陷的诊断需做 ACTH 刺激试验。

5. 骨龄测定，对性别难辨者需进行性染色体检查。

6. 肾上腺 B 超或 CT 检查。

【诊断】

临床表现结合实验室检查。

【鉴别诊断】

1. 需要鉴别 11- 羟化酶缺陷和 17- 羟化酶缺陷。

2. 急性失盐型患儿需与先天性肥厚性幽门狭窄、暂时性肾上腺皮质功能不全、肾上腺皮质出血等疾病相鉴别。

3. 女性假两性畸形需与真两性畸形、获得性女性假两性畸形鉴别。

4. 男性假两性畸形需与真两性畸形，睾丸女性化综合征，XY 性腺不发育综合征，5α- 还原酶缺乏，17、20- 碳链裂解酶或 17- 酮还原酶缺乏鉴别。

【治疗】

治疗原则：①对于肾上腺皮质分泌不足进行补充治疗；②抑制垂体分泌过多的 ACTH，减少皮质激素的前体类固醇异常增加和减少肾上腺皮质雄激素的过度产生，使男性化症状不再进展；③抑制垂体对黑色素细胞过度分泌的促进作用，减轻皮肤色素沉着，对失盐型还需要补充盐皮质激素。

1. 初期治疗 早期诊断后应及早应用糖皮质激素。及时纠正水、电解质紊乱（针对失盐型患儿）。

静脉补液可用生理盐水，有代谢性酸中毒则用 0.45% 氯化钠和碳酸氢钠溶液。忌用含钾溶液。重症失盐型需静脉滴注氢化可的松，若低钠和脱水不易纠正，则可肌内注射醋酸去氧皮质酮（DOCA）或口服氟氢可的松，脱水纠正后，糖皮质激素改为口服，并长期维持，同时口服氯化钠。其量可根据病情适当调整。

2. 长期治疗

（1）糖皮质激素：尽早开始治疗并终生服用。糖皮质激素治疗一方面可补偿肾上腺分泌皮质醇的不足，一方面可抑制过多的 ACTH 释放，从而减轻雄激素的过度产生，故可改善男性化、性早熟等症状，保证患儿正常的生长发育过程。一般用醋酸可的松，生理补充剂量为16mg/(m^2·d)，肌注作用时间为3天，可每3天肌注45~50mg/(m^2·d)，1.5~2岁后改口服治疗。氢化可的松，25mg/(m^2·d)，每8小时一次口服。根据临床改善情况、生化指标及生长状况调节药量，既保证有效抑制过多的雄性激素的分泌，又保证正常生长。

（2）盐皮质激素：盐皮质激素可协同糖皮质激素的作用，使ACTH的分泌进一步减少。严重失盐者可予以醋酸去氧皮质酮（DOCA）肌注，每天1~2mg或予以9α-氟氢可的松（9α-FHC）口服，每天0.05~0.1mg，每天补充氯化钠1~3g。在皮质激素治疗的过程中，应注意监测血17-羟孕酮或尿17-酮类固醇，失盐型还应该监测血钾、钠、氯等。调节激素用量，患儿在应激情况下（如：感染、过度劳累、手术等）或青春期，糖皮质激素的剂量应比平时增加1.5~2倍。

3. 肾上腺危象及应激治疗

（1）纠正水盐代谢紊乱：扩容、纠酸、补充累积损失量和生理需要量。

（2）补充盐皮质激素：扩容同时予醋酸去氧皮质酮（DOCA）肌注，每天1~2mg，根据血清电解质、脱水、体重及血压恢复情况调整。

（3）补充糖皮质激素：应用补液和DOCA仍不能恢复血压和肾上腺皮质功能时，氢化可的松琥珀酸钠50mg/m^2静注，继用50~100mg/m^2，在24小时静注。

（4）高血钾治疗。

4. 手术治疗 男性患儿无需手术治疗。女性两性畸形患儿宜6个月~1岁行阴蒂部分切除术或矫形术。

（吴 丹 邵 芳）

第十一章

新生儿代谢紊乱

第一节　新生儿低血糖

新生儿低血糖症(neonatal hypoglycemia)是指各种原因造成的血糖低于正常新生儿的最低血糖值。目前国内外多采用全血血糖低于2.2mmol/L诊断低血糖症,低于2.6mmol/L作为临床需要处理的界限值。

【病因】

1. 糖原和脂肪贮存不足　主要见于低出生体重儿,包括早产儿和小于胎龄儿。

2. 耗糖增多　见于高应激状态如窒息缺氧、重症感染、寒冷损伤等。

3. 高胰岛素血症　暂时性高胰岛素血症发生于糖尿病母亲的婴儿、严重溶血病;持续性高胰岛素血症见于胰岛细胞增殖症、胰岛细胞腺瘤等。

4. 内分泌和遗传代谢性疾病。

【诊断】

1. 临床表现

(1)常缺乏典型临床症状,多出现在生后数小时至1周内,或伴发于其他疾病过程而被掩盖。

(2)无症状性低血糖较有症状性低血糖多10~20倍,同样血糖水平的患儿症状差异也很大。

(3)症状和体征常非特异性,主要表现为反应差、阵发性发绀、震颤、眼球不正常转动、惊厥、呼吸暂停、嗜睡、拒乳等,有的出现多汗、苍白及反应低下等。

2. 实验室检查

(1)血糖监测:对高危患儿应在出生后1小时开始监测血糖,之后根据病情需要进行监测。

（2）电解质及肝肾功。

（3）血常规及血型；尿常规及酮体。

（4）感染相关检查：血培养及脑脊液检查。

（5）内分泌相关检查：胰岛素测定；甲状腺功能等。

（6）影像学检查：腹部B超；对严重低血糖患儿，应作头部CT或磁共振检查，了解低血糖脑损伤情况。

（7）遗传代谢检查：尿筛查、血串联质谱、血氨基酸测定以及相关基因检测。

【治疗】

1. 积极治疗原发病。

2. 低血糖的预防比治疗更重要，对可能发生低血糖者生后1小时开始喂奶（或鼻饲），可喂母乳或配方奶，24小时内每2小时1次。

3. 血糖低于2.6mmol/L的处理　无症状者，静点葡萄糖液，输糖速度6~8mg/（kg·min），每小时监测微量血糖1次，血糖正常后逐渐减慢输糖速度至停止输注葡萄糖；有症状者，立即静脉输注10%葡萄糖液2ml/kg，速度为1ml/min，随后继续静脉滴入葡萄糖液，输糖速度6~8mg/（kg·min），如血糖仍不能维持正常水平，则逐渐增加输糖速度。外周静脉输注葡萄糖的最高浓度为12.5%，如超过12.5%，应放置中心静脉导管，以提高输糖速度。治疗期间每小时监测微量血糖1次，血糖正常后12~24小时，逐渐减慢输糖速度至停止输注葡萄糖，并及时喂奶。

4. 上述方法不能维持血糖水平可加用激素，氢化可的松5~10mg/（kg·d）至症状消失、血糖恢复后24~48小时停止，可持续用至1周。或同时用胰高血糖素每次0.1~0.3mg/kg，肌注，必要时6小时后重复应用。

5. 肾上腺素、二氮嗪、生长激素仅用于慢性难治性低血糖。

（靳　绯　刘　红）

第二节　新生儿高血糖

新生儿高血糖症（neonatal hyperglycemia）的诊断标准目前尚未统一，目前国内多采用全血血糖高于7mmol/L作为高血糖的诊断指标。

【病因】

1. 血糖调节功能不成熟，糖耐受差。

2. 疾病情况影响　应激状态。

3. 医源性高血糖。

4. 新生儿暂时性糖尿病 可能与新生儿胰岛β细胞暂时性功能低下有关。

5. 真性糖尿病。

【诊断】

1. 临床表现

（1）高血糖不严重者无临床症状，主要防治引起高血糖的病因及控制葡萄糖输入速度。

（2）血糖显著增高或持续时间长的患儿可发生高渗血症、高渗性利尿，出现脱水、烦渴、多尿等，呈特有面貌，眼闭合不严伴惊恐状，体重下降，严重者可发生颅内出血。

（3）血糖增高时，常出现糖尿。医源性高血糖，糖尿多为暂时性和轻度。暂时性糖尿病尿糖可持续数周或数月。除真性糖尿病外，以上两者酮体常为阴性或弱阳性，伴发酮症酸中毒少见。

2. 实验室检查

（1）血糖监测。

（2）电解质、肝肾功能及血渗透压、血气等。

（3）尿常规及酮体。

【治疗】

1. 医源性高血糖要根据病情暂停或减少葡萄糖入量，严格控制输液速度，监测血糖、尿糖。

2. 重症高血糖伴脱水者及时补充电解质，以迅速纠正血电解质紊乱，并降低血糖浓度，减少糖尿。

3. 胰岛素治疗 空腹血糖 >14mmol/L（250mg/L）尿糖阳性或持续高血糖无好转者可试用胰岛素，新生儿对胰岛素非常敏感，应每 30 分钟监测 1 次血糖，以调节胰岛素输注速度，避免低血糖；胰岛素滴注期间，每6小时监测血钾。

4. 持续高血糖、尿酮体阳性，应血气监测，及时纠正酮症酸中毒。

5. 积极治疗原发病。

（靳 绯 刘 红）

第三节 新生儿低钠血症

血清钠低于 130mmol/L 时称为低钠血症（hyponatremia）。

【病因】

1. 钠缺乏 钠摄入不足和（或）丢失过多，如从胃肠道、泌尿道、皮肤、引流液等丢失；肾上腺皮质功能不全、先天性肾上腺皮质增生症等。

2. 水潴留 水摄入过多和（或）排泄障碍，如 ADH 异常分泌、先天性肾病、患儿口服或静脉输无盐或低盐溶液过多等。

3. 体内钠重新分布。

【诊断】

1. 临床表现 一般血清钠低于125mmol/L即出现症状。

(1) 失钠性低钠血症:主要是低渗性脱水症状,无明显口渴,细胞外液减少,血液浓缩,眼窝及前囟凹陷,皮肤弹性减低,心跳加快,四肢厥冷,血压下降,严重者发生休克。严重低血钠可发生脑细胞水肿,出现神经系统症状如嗜睡、惊厥或昏迷。

(2) 稀释性低钠血症:细胞外液增加,血液稀释,原有水肿可加重,ADH异常分泌综合征多无水肿,血压不降低,主要是脑水肿引起的神经系统症状。

2. 实验室检查

(1) 电解质及肝肾功能。

(2) 血、尿、便常规。

(3) 感染相关检查:血培养及脑脊液检查。

(4) 内分泌相关检查:腹部B超、肾上腺B超。

(5) 必要时查头颅CT。

【治疗】

1. 积极治疗原发病,去除病因。

2. 解除严重低钠血症的危害,使血清钠恢复到120mmol/L以上,而不是在短时间内,使血钠完全恢复正常。

(1) 失钠性低钠血症:补充钠盐使血清钠及现存体液渗透压恢复正常。

所需钠量(mmol/L)=[140-患儿血清钠(mmol/L)]×0.7×体重(kg)

先给半量,根据治疗后反应决定是否继续补充剩余量,一般24~48小时补足。若脱水和异常丢失(如腹泻)同时存在,可在纠正脱水同时补充钠丢失。中度脱水伴循环障碍和重度脱水者需首先扩容。明显症状低钠血症和(或)出现神经系统症状时,用3%NaCl静脉滴注,使血清钠较快恢复到125mmol/L。

所需3%NaCl(ml)=[125-患儿血清钠(mmol/L)]×0.7×体重(kg)÷0.5(注:3%NaCl 1ml=0.5mmol)

(2) 稀释性低钠血症:清除体内过多的水,使血清钠和体液渗透压及容量恢复正常。限制水摄入量,使之少于生理需要量。适当限制钠摄入量。对有钠、水潴留的低钠血症可应用利尿剂。对心衰和肾衰的必要时腹膜透析。

3. 密切进行临床观察,记录出入量、监测体重、血清电解质、血气、血细胞比容、血浆及尿渗透压等,随时调整治疗。

(靳 绯 刘 红)

第四节 新生儿低钾血症

血清钾低于 3.5mmol/L 称为低钾血症（hypokalemia）。

【病因】

1. 钾摄入不足 长期不能进食或进食过少。

2. 钾丢失过多 经消化道、肾脏、皮肤、引流液等丢失。

3. 钾分布异常。

【诊断】

1. 临床表现

（1）神经肌肉症状：神经肌肉兴奋性减低，精神萎靡，反应低下，躯干、四肢肌肉无力，腱反射减弱或消失，严重者出现弛缓性瘫痪。

（2）消化道症状：平滑肌受累出现腹胀、便秘、肠鸣音减弱，重症可致肠麻痹。

（3）心血管症状：心率增快，心脏收缩无力，心音低钝，常出现心律失常，重症者血压降低，发生阿 - 斯综合征，可致猝死。

（4）肾脏症状：慢性缺钾（超过 1 个月）使肾小管上皮细胞空泡变性，对抗利尿激素反应低下而浓缩功能降低，尿量增多。缺钾时肾小管泌 H^+ 和再吸收 HCO_3^- 增加，Cl^- 的再吸收降低，发生低钾低氯性碱中毒伴有反常性酸性尿。

（5）代谢影响：低钾时胰岛素分泌受抑制，糖原合成障碍，对糖的耐受降低，易发生高血糖。低钾造成蛋白质合成障碍导致负氮平衡。

2. 实验室检查

（1）电解质及肝肾功能。

（2）心电图：心电图 T 波增宽、低平或倒置，出现 U 波，在同一导联中 U 波 >T 波，两波相连呈驼峰样，可融合成为一个宽大的假性 T 波，Q-T 延长，S-T 下降。心律失常包括房性或室性期前收缩、室上性或室性心动过速、室扑或室颤，也可引起心动过缓、房室传导阻滞。

（3）血气分析。

【治疗】

1. 治疗原发病，尽量去除病因，防止钾的继续丢失。

2. 单纯性碱中毒所致钾分布异常，主要纠正碱中毒。

3. 缺钾需要补钾 静滴氯化钾，3mmol/（kg·d），另加生理所需钾量，4~5mmol/（kg·d），静滴氯化钾溶液的浓度和速度按所需的补钾量和补液量而定，补液中钾浓度一般不超过 0.3%，给钾量过大或过快有发生高钾血症的危险。治疗期间需监测血钾及心电图，随时调整。严重脱水时，先扩容有尿后再给钾。

由于细胞内钾浓度恢复慢，须持续给4~6天。严重低钾者治疗时间更长。

（靳　绯　刘　红）

第五节　新生儿高钾血症

新生儿日龄3~7天后血清钾大于5.5mmol/L称为高钾血症（hyperkalemia）。

【病因】

1. 钾摄入过多。

2. 钾排泄障碍　见于肾衰竭、肾上腺皮质功能不全、先天性肾上腺皮质增生症等。

3. 钾从细胞内移出　如大量溶血、缺氧酸中毒、严重组织损伤、洋地黄中毒等。

【诊断】

1. 临床表现

（1）神经肌肉症状：神经肌肉兴奋性减低，精神萎靡、嗜睡，躯干、四肢肌肉无力。腱反射减弱或消失，严重者出现弛缓性瘫痪。脑神经支配的肌肉和呼吸肌不受累。

（2）消化道症状：乙酰胆碱释放导致恶心、呕吐、腹痛。

（3）心血管症状：心脏收缩无力，心音减弱，早期血压偏高，晚期降低。出现心律失常，严重者可造成阿-斯综合征，导致猝死。

2. 实验室检查

（1）电解质及肝肾功能。

（2）心电图：早期改变为T波高尖、底部较窄呈帐篷样，重度高钾（7.5~10mmol/L）还有P波低平增宽、P-R延长、S-T下降。以后P波消失、R波变低、S波加深。血钾>10mmol/L时QRS波明显增宽、S波与T波直接相连，呈正弦波样波形。可发生室速、室扑或室颤，最后心室静止。

（3）血气分析。

【治疗】

首先要除外标本溶血导致的假性高钾血症。应注意新生儿出生后10天内血钾偏高的特点。治疗主要是纠正高钾血症和去除病因。

1. 轻症　血清钾6~6.5mmol/L，ECG正常，停用含钾药物，减少和停止授乳，给予阳离子交换树脂保留灌肠或用排钾利尿剂等，促进钾的排出。

2. 紧急治疗　血清钾>6.5mmol/L。

（1）拮抗高血钾对心脏的毒性作用：10%葡萄糖酸钙0.5~1ml/kg缓慢静注，如无ECG改善，5分钟后重复应用。

（2）使钾离子由细胞外液移入细胞内液：20% 葡萄糖 10ml/kg（2g/kg）加胰岛素 0.5U，30 分钟内静脉滴注，必要时重复应用；5% 碳酸氢钠 3~5ml/kg 缓慢静注，必要时重复应用。

（3）促进钾排出：阳离子交换树脂、排钾利尿剂、腹膜或血液透析。

（靳 绯 刘 红）

第六节 新生儿低钙血症

血钙低于 1.8mmol/L 或游离钙低于 0.9mmol/L 时称为低钙血症（hypocalcemia）。

【病因】

1. 早发性新生儿低钙血症　一般在生后 2 天内发生，早产儿多见，其他如围产期窒息缺氧，糖尿病母亲婴儿等亦可见。

2. 晚发性新生儿低钙血症　生后 2 天 ~3 周发生，多与喂养有关，近年由于配方奶成分的改良，钙 / 磷比例更加合理，已较为少见。

3. 先天性甲状旁腺功能减退。

【诊断】

1. 临床表现　症状轻重不同。

（1）主要是神经、肌肉的兴奋性增高，表现惊跳、手足搐搦、震颤、惊厥等。

（2）抽搐发作时常伴有不同程度的呼吸改变、心率增快和发绀，可伴有呕吐、便血等胃肠症状。

（3）最严重的表现是喉痉挛和呼吸暂停。

（4）发作间期一般情况良好，但肌张力稍高、腱反射增强、踝阵挛可阳性。

（5）早产儿可在生后早期出现血钙降低，其降低程度一般与胎龄成反比，但常缺乏体征。

2. 实验室检查

（1）生后早期发病者血钙低，血磷正常或升高，可伴有低血糖。

（2）晚期发病者血钙低，血磷高。

（3）心电图 Q-T 间期延长（足月儿 >0.19 秒，早产儿 >0.20 秒）。

（4）尿 Sulkowich 试验阴性。

（5）对持久而顽固的低血钙应拍摄胸片，必要时查母血钙、磷、PTH 浓度。

3. 鉴别诊断

（1）与神经系统疾病鉴别：HIE、颅内出血、感染、先天性脑发育不全、核黄疸等。

（2）与代谢性疾病鉴别：低血糖、低血镁、低钠和高钠血症、孕母患糖尿病、先天性遗传代谢病等。

【治疗】

1. **无症状高危儿** 给予10%葡萄糖酸钙2.5~4ml/(kg·d),缓慢静滴。

2. **有惊厥或明显神经肌肉兴奋症状者** 立即静脉补钙,应用10%葡萄糖酸钙每次2ml/kg+5%葡萄糖液等量稀释缓慢静注,速度为1ml/min,必要时6~8小时再给药1次。若症状短时间内不能缓解,可同时应用镇静剂。惊厥停止后改口服钙维持,可用乳酸钙或葡萄糖酸钙,剂量为元素钙20~40mg/(kg·d)。

3. **长期或晚期低钙血症** 口服钙盐2~4周,维持血钙2~2.3mmol/L。

4. **饮食调节** 母乳喂养或钙磷比例适当的奶粉。

5. **甲状旁腺功能减退** 长期口服钙剂,同时应用维生素D 10 000~25 000IU/d。

(靳 绯 刘 红)

第七节 新生儿低镁血症

新生儿低镁血症(hypomagnesemia)指血清镁小于0.6mmol/L。血镁低下时,神经系统的兴奋性增强,神经肌肉的传导加强,当血镁低至0.5mmol/L以下时,临床上可出现类似低钙性惊厥。

【病因】

1. **先天贮备不足** 见于早产儿、多胎等。

2. **镁摄入不足** 肠道疾病或肠切除术后。

3. **镁丢失增加** 腹泻、肠瘘等。

4. **代谢、内分泌紊乱** 常与低钙血症同时出现。

【诊断】

1. **临床表现**

(1)无特异性,以神经肌肉兴奋性增高为主,包括烦躁、惊跳、抽搐等。惊厥每天可达1~10次,每次持续数秒或数分钟自行缓解。可仅表现为眼角、面肌小抽动,四肢强直及两眼凝视,有的可表现为阵发性屏气或呼吸停止。严重者可出现心律失常。

(2)低镁血症与低钙血症在临床表现上难以区分,且2/3低镁血症伴发低钙血症。可由于:①低镁血症可引起甲状旁腺功能减退导致低钙血症;②低镁血症时肾和骨等靶器官对PTH反应低下,不能动员骨钙入血,不能减少肾小管对磷的重吸收而血磷高血钙降低。因此,在低钙血症患儿经钙剂治疗无效时应考虑有低镁血症的可能。

2. 实验室检查

（1）血镁低于 0.6mmol/L 时诊断成立。

（2）测 24 小时尿镁比血镁更能反映体内实际镁的情况。

（3）ECG 主要表现 T 波平坦、倒置及 S-T 段下降，无 Q-T 特异性，Q-T 间期正常，可与低钙血症鉴别。

【治疗】

1. 临床出现抽搐时立即肌注 25% 硫酸镁 0.2~0.4ml/kg，或静注 2.5% 硫酸镁 2~4ml/kg，以每分钟 <1ml 的速度缓慢注入，每 8~12 小时重复 1 次。早产儿不作肌内注射。一般 1~4 次惊厥即止。惊厥控制后可将上述剂量加入 10% 葡萄糖液中静脉滴注或口服 10% 硫酸镁每次 1~2ml/kg，2~3 次 / 天，总疗程 7~10 天，肠吸收不良时口服剂量加大至 5ml/（kg·d）。

2. 如出现肌张力低下、深腱反射消失或呼吸抑制等血镁过高表现，立即停用镁剂，静脉注射 10% 葡萄糖酸钙 2ml/kg。

（靳　绯　刘　红）

第八节 新生儿高钠血症

血清钠高于 150mmol/L 时称为高钠血症（hypernatremia）。

【病因】

1. 单纯水缺乏　摄入水不足和不显性失水增多。

2. 混合性失水失钠腹泻、烧伤、引流或从肾脏丢失。

3. 钠潴留　钠摄入过多或肾脏排泄钠障碍。

【诊断】

1. 临床表现

（1）单纯性失水和混合性失水失钠的高钠血症出现高渗性脱水症状，烦渴、少尿、黏膜和皮肤干燥。但其脱水征较相同失水量的等渗性和低渗性脱水轻，周围循环障碍的症状也较轻，若严重脱水也可发生休克。

（2）单纯失水性者脱水征更轻，易被忽略。

（3）急性高钠血症早期即出现神经系统症状，如发热、烦躁、嗜睡、昏睡、昏迷、震颤、腱反射亢进、肌张力增高、颈强直、尖叫、惊厥等，重症者可有颅内出血或血栓形成。

（4）钠潴留性高钠血症的细胞外液扩张，可出现皮肤水肿或肺水肿。

2. 实验室检查

（1）电解质及肝肾功能。

（2）血、尿、便常规。

（3）原发病相关检查。

（4）头颅 CT。

【治疗】

1. 积极治疗原发病，去除病因。

2. 单纯失水性高钠血症　增加进水量使血清钠及体液渗透压恢复正常。

$$所需水量(L)=[患儿血清钠(mmol/L)-140]\times 0.7\times 体重(kg)\div 140mmol/L$$

先给半量，根据治疗后反应决定是否继续补充，速度不可过快，以免发生脑水肿和惊厥。血清钠的下降不超过 1mmol/(L·h)或 10mmol/(L·d)，需 2 天完全纠正。同时补充生理需要的水量。

3. 混合失水失钠性高钠血症　纠正高钠血症所需水量同上，同时纠正脱水和补充正常和异常损失所需液量。

4. 钠潴留性高钠血症　治疗在于除去过多的盐，禁盐，应用袢利尿剂如呋塞米，同时适量增加水摄入量，肾灌注不良、肾功能障碍者可以腹膜透析。

（靳　绯　刘　红）

第十二章

新生儿先天遗传代谢性疾病

第一节 诊断流程

先天性代谢病(inborn errors of metabolism,IEM)又称遗传性代谢疾病(inherited metabolic diseases,IMD),是一类单基因遗传病的总称,指由于各种原因造成特定基因表达异常而导致特定酶、受体或其他功能蛋白的作用异常,引起机体细胞和器官中生化反应的异常,反应底物或部分中间产物在体内大量蓄积,并引起一系列的临床疾病表现,即又称包括氨基酸、有机酸、脂肪酸和糖代谢异常及溶酶体贮积病、脂类代谢、核酸代谢、色素代谢异常等。绝大多数属于常染色体隐性遗传。

【发病机制】

从代谢途径受阻角度上看,IEM 的发病机制可以大致归为 3 类:

1. 代谢前产物堆积,造成细胞组织脏器受损、功能障碍。如肝糖原累积病,糖原在肝细胞内过多沉积,导致肝细胞功能障碍;黏多糖病,黏多糖在骨骼、肝、神经组织沉积,导致相应组织器官功能障碍;尿素循环障碍,血氨在体内堆积,导致神经细胞病变。

2. 异常中间或旁代谢产物增多,引起组织器官病变、功能障碍。如半乳糖血症,1- 磷酸半乳糖、半乳糖醇、半乳糖酸明显增多,半乳糖醇在晶状体沉积,导致白内障;半乳糖醇、半乳糖酸在肝肾沉积,引起黄疸、转氨酶升高、蛋白质尿等;1- 磷酸半乳糖异常增多可抑制糖原分解、糖异生,加重低血糖;脂肪酸氧化代谢障碍、甲基丙二酸尿症、多种羧化酶缺乏症等,异常酸性代谢产物在体内堆积,导致代谢性酸中毒和神经系统症状体征。

3. 终末产物缺乏导致功能障碍。如线粒体氧化磷酸化障碍,导致 ATP 生成不足,表现为肌无力、脑发育异常、功能障碍等。

上述异常改变多数会直接或间接地引起患儿食欲缺乏、呕吐、体格生长迟缓、精神运动发育迟缓、肌无力、嗜睡、震颤、抽搐、昏迷、贫血等，甚至死亡。

【分类】

1. 根据代谢底物和部位的不同，IEM 可以相对分类为：

（1）糖代谢障碍：如糖原累积病、半乳糖血症、果糖不耐受症等。

（2）脂类代谢障碍：如脂肪酸 B 氧化障碍、二羧酸尿症、甘油酸尿症、神经节苷脂沉积病、戈谢病、尼曼 - 皮克病等。

（3）氨基酸代谢障碍：如苯丙酮尿症、枫糖尿症、酪氨酸血症、蛋氨酸血症等。

（4）尿素循环障碍：如氨甲酰磷酸合成酶（CPS）缺陷、N- 乙酰谷氨酸合成酶（NAG）缺陷、鸟氨酸转氨甲酰酶（OTC）缺陷、精氨酰琥珀酸酶（ASS）缺陷、精氨酰琥珀裂解酶（ASL）缺陷、精氨酸酶（ARG）缺陷等。

（5）有机酸代谢障碍：如丙酸血症、甲基丙二酸尿症、异戊酸血症等。

（6）溶酶体病：如黏多糖病。

（7）过氧化酶体病：如肾上腺脑白质营养不良、肝肾脑病（Zellweger disease）等。

（8）线粒体能量代谢障碍：如线粒体脑肌病（包括 Leber 遗传性视神经病、线粒体脑肌病伴乳酸酸中毒和卒中样发作（MELAS）、肌阵挛性癫痫伴破碎样红肌纤维病（MERRF）、母系遗传性 Leigh 综合征（MILS）、丙酮酸脱氢酶缺陷病、丙酮酸羧化酶缺陷病等。

（9）金属类代谢障碍：如肝豆状核变性。

（10）维生素类等代谢障碍：如生物素缺乏所致的多种羧化酶缺乏症等。

（11）核酸代谢障碍：如 Lesch-Nyhan 病等。

（12）其他：如 A- 抗胰蛋白酶缺陷病等。

2. 根据起病急慢的不同，IEM 也可以分类为：

（1）小分子病：如有机酸尿症、尿素循环障碍、线粒体能量代谢障碍等，常急性发病。

（2）大分子病：如糖原累积病、黏多糖病、戈谢病等，起病缓慢。

【临床表现】

IEM 病种多，临床表现复杂，同一种疾患常有不同的表现型，个体差异很大。部分疾患起病危重，如有机酸血症、高氨血症等新生儿期起即可出现惊厥、呕吐、酸中毒等异常。苯丙酮尿症、枫糖尿症、半乳糖血症、戈谢病等则多自婴儿期起病，进行性加重，逐渐出现发育落后、惊厥、肝功能损害等症状。异染性脑白质营养不良、肝豆状核变性等疾患可于学龄前后起病，进展较为缓慢。极少数患者可能终身不发病。总的来说，遗传代谢病有下列临床特点：

1. 神经系统损害 几乎所有的遗传代谢病都有不同程度的神经系统症状，其中以智力发育落后、惊厥最为常见，部分疾患伴有小脑、锥体外系、脊髓或外周神经损害。

2. 代谢紊乱 每类疾患均有其特异的代谢改变，部分还伴随水、电解质异常和糖代谢紊乱，在新生儿或婴幼儿早期即出现症状，表现危重。如先天性肾上腺皮质增生症失盐型患儿生后数天即出现严重脱水、高钾低钠血症、低血糖，甚至猝死。糖原累积症Ⅰ型患儿常表现为顽固性低血糖。

3. 肝功能损害或其他脏器受累 如半乳糖血症、肝豆状核变性、黏多糖病等患儿多有肝功能损害及肝脾大。同型半胱氨酸尿症常伴随晶体脱垂、骨骼发育异常和血管损害。黏多糖病患儿表现为骨骼畸形。先天性肾上腺皮质增生症患儿多有生殖系统畸形。

4. 特殊气味 由于代谢物的蓄积，一些患儿尿、汗可有异味，如苯丙酮尿症患儿常有鼠尿味，异戊酸血症患者常有汗脚味。

5. 皮肤及毛发异常 如白化病、苯丙酮尿症患者皮肤白、毛发黄，而先天性肾上腺皮质增生症、肾上腺脑白质营养不良患者肤色较黑，常有色素沉着。

6. 容貌及五官畸形 如黏多糖病、糖原病患者可有容貌异常。黏多糖病、半乳糖血症、神经鞘脂病、同型半胱氨酸尿症等疾患可能出现视力及听力障碍。

7. 其他 部分疾患可有腹泻、呕吐、烦躁、嗜睡、喂养困难、湿疹等非特异性症状。

诊断流程见图 1-12-1。

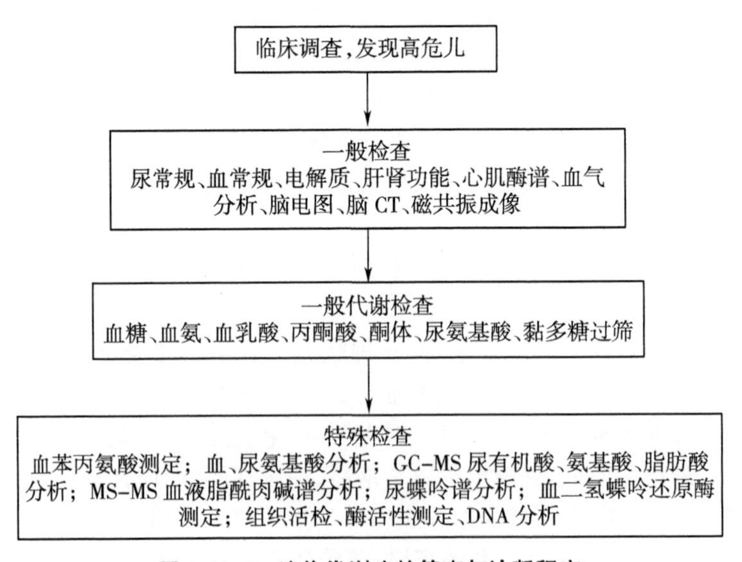

图 1-12-1 遗传代谢病的筛查与诊断程序

【治疗】

1. 治疗原则为减少蓄积、补充需要、促进排泄。

2. 对于多数遗传代谢病仍无特殊治疗方法，但通过相应的支持或对症治疗，许多疾患可得到有效控制。

3. 先天代谢异常的氨基酸、有机酸、脂肪酸、糖代谢异常多以饮食治疗为主，部分疾患可通过维生素、辅酶等进行治疗，如大剂量维生素 B_6 或甜菜碱对同型半胱氨酸血症有效、维生素 B_{12} 对 20% 的甲基丙二酸血症患者有效。

4. 分子生物学技术也开始用于遗传代谢病的治疗领域，并已在一些病种取得了成功。

5. 通过骨髓移植或酶的补充疗法可提高酶活性，如腺苷脱氨酶缺乏、镰状红细胞贫血病、戈谢病、肾上腺脑白质营养不良等。

6. 在一些氨基酸、有机酸代谢病的治疗中，活体肝移植已经取得了成功。

（丁翊君　杨学芳）

第二节　甲基丙二酸血症

甲基丙二酸血症（methylmalonic academia，MMA），是先天有机酸代谢异常中最常见的一种疾病。属于常染色体隐性遗传病，多于新生儿或婴儿期发病。

【诊断】

1. 症状　反应弱，嗜睡，反复呕吐，呼吸急促，惊厥，低体温，喂养困难，生长发育不良等。

2. 体征　嗜睡，皮肤发绀，面色灰，呼吸深长，呼吸浅表，肌张力减低，新生儿反射引出不全或未引出。

3. 辅助检查

（1）一般检查：

1）血常规：白细胞降低、血小板减少、贫血等。

2）血气：代谢性酸中毒。

3）血生化：电解质紊乱、低血糖、肝肾功能异常等。

4）血乳酸：升高。

5）血氨：升高。

6）叶酸、维生素 B_{12} 浓度：正常。

7）其他：尿酮体及尿酸升高。

（2）特殊检查：气相色谱 - 质谱（gas chromatography-mass spectrometry，GC-MS）检测尿、血、脑脊液中有机酸和串联质谱（tandem mass spectrometry，MS/MS）检测血丙酰肉碱（propinoylcarnitine，C3）是确诊本症的首选方法。MMA

患儿尿液中甲基丙二酸、甲基枸橼酸和3-羟基丙酸显著增加。血液中C3、C3/C0(游离肉碱)和C3/C2(乙酰肉碱)升高。在单纯甲基丙二酸血症患儿中,尿甲基丙二酸浓度为270~13 000mmol/(mol·cr)[正常儿童 <2mmol/(mol·cr)];血中甲基丙二酸浓度为220~2900mmol/L(正常 <0.2mmol/L)。部分患儿的脑脊液中检测到与血浆等量的甲基丙二酸。应检测血清和尿液中同型半胱氨酸浓度,以此可与单纯甲基丙二酸血症患儿进行鉴别。

(3)酶学分析:可通过皮肤成纤维细胞、外周血淋巴细胞或肝组织成纤维细胞酶活性检测及互补实验等分析确定MMA酶缺陷类型。①MCM活性检测:在加入OH-Cb1(1μg/ml)以及AdoCb1(50~100μmol/L)的条件下,通过^{14}C-甲基丙二酰-CoA到^{14}C-琥珀酰-CoA的转化,检测MCM活性;②钴胺素缺陷定位:通过成纤维细胞摄取^{57}Co-氰基钴胺素的研究及互补实验确定特殊的钴胺素缺陷互补类型。

(4)基因检测:基因突变分析是MMA分型最可靠的依据。其中MCM编码基因为*MUT*,定位于6p21.1;cb1A基因被定义为*MMAA*,位于4q31.1-q31.2;cblB基因定义为*MMAB*,定位于12q24;cblC编码基因命名为*MMACHC*,位于1p34.1。通过对以上几种类型基因突变的检测,可以明确分型。

(5)其他辅助诊断方法:

1)影像学检查:甲基丙二酸血症患儿脑CT、MRI扫描常见对称性基底节损害。MRI显示双侧苍白球信号异常,可表现为脑白质脱髓鞘变性、软化、坏死、脑萎缩及脑积水等。

2)病理活检:甲基丙二酸血症患儿脑组织病理分析可见脑萎缩、弥漫性神经胶质细胞增生、星形细胞变性、脑出血、苍白球坏死、髓鞘化延迟、丘脑及内囊细胞水肿、空泡形成等。

3)脑电图:MMA伴惊厥患儿脑电图主要呈现高峰节律紊乱、慢波背景伴痫样放电,而无惊厥患儿脑电图为局灶性样放电和慢波背景。动态脑电图监测对评估MMA患儿脑功能、维生素B_{12}疗效及抗癫痫药物治疗均有意义。

【治疗】

治疗原则为减少代谢毒物的生成和(或)加速其清除。主要方法包括限制某些饮食摄入及通过药物等方法进行治疗。

1. MMA急性期治疗 应积极补液,纠正脱水、酸中毒、低血糖等,必要时进行腹膜或血液透析。

2. 长期治疗

(1)饮食治疗:原则是低蛋白、高能饮食,减少毒性代谢产物蓄积。

1)维生素B_{12}无效型:以低蛋白高热量饮食为主,使用不含异亮氨酸、缬氨酸、苏氨酸和蛋氨酸的特殊配方奶粉或蛋白粉。蛋白质摄入量应控制在

1.0~1.2g/(kg·d)。

2）维生素 B_{12} 有效型：大多数患儿不需要特殊奶粉治疗。

（2）药物治疗：

1）维生素 B_{12}：用于维生素 B_{12} 有效型的长期维持治疗，肌内注射 1mg，每周 1~2 次。部分患儿可口服甲基钴胺素 500~1000μg/d。

2）左旋肉碱：促进甲基丙二酸和酯酰肉碱排泄，增加机体对天然蛋白的耐受性，常用剂量为 50~100mg/(kg·d)，急性期可增至 300mg/(kg·d)，口服或静脉滴注。

3）甜菜碱：用于合并同型半胱氨酸血症患儿，500~1000mg/d，口服。

4）叶酸：用于合并贫血或同型半胱氨酸血症患儿，10~30mg/d，口服。

5）维生素 B_6：12~30mg/d，口服。

6）甲硝唑：10~20mg/(kg·d)或新霉素 50mg/(kg·d)，可减少肠道细菌产生的丙酸，但长期应用可引起肠道菌群紊乱，应慎用。

7）氨基甲酰谷氨酸 50~100mg/(kg·d)以及苯甲酸钠 150~250mg/(kg·d)：可改善高氨血症以及高甘氨酸血症。

8）应急时使用胰岛素或生长激素，可增加蛋白及脂质合成并改善体内代谢。

3. 肝、肾移植　对于维生素 B_{12} 无效型且饮食控制治疗效果较差的患儿可尝试肝脏移植治疗。

【预后】

甲基丙二酸血症患儿的预后主要取决于疾病类型、发病早晚以及治疗的依从性。维生素 B_{12} 有效型预后较好，维生素 B_{12} 无效型预后不佳。新生儿发作型患儿死亡率达 80%。早期有效的治疗有助于改善预后。

（丁翊君　杨学芳）

第三节　苯丙酮尿症

苯丙酮尿症（phenylketonuria，PKU），是一种常见的氨基酸代谢病，是由于苯丙氨酸（PA）代谢途径中的酶缺陷，使得苯丙氨酸不能转变成为酪氨酸，导致苯丙氨酸及其酮酸蓄积，并从尿中大量排出。其遗传方式为常染色体隐性遗传。

【临床表现】

患儿出生时一般正常。多在 3~6 个月出现症状，1 岁左右症状明显。病程早期有呕吐、易激惹、生长迟缓等表现。新生儿期无特殊肯定的临床症状，有些可出现喂养困难、呕吐，有些可误诊为先天性幽门肥厚，一些患儿可有湿疹。

1. 生长发育迟缓 除躯体生长发育迟缓外，未经治疗者在4~9个月间开始有明显智力发育迟缓，语言发育障碍尤甚。以后智力低下的程度不等，约60%属于重型低下（IQ<50），余为中、轻型，只有1%~4%未经治疗的典型PKU患儿IQ≥80。

2. 神经精神表现 由于有脑萎缩而有小脑畸形、反复发作的抽搐，但随年龄增大而减轻。肌张力增高，腱反射亢进。常有精神行为异常，如兴奋不安、多动、攻击性行为等。

3. 皮肤毛发表现 皮肤常干燥，易有湿疹和皮肤划痕症。由于酪氨酸酶受抑，使黑色素合成减少故患儿毛发色淡而呈棕色。

4. 其他 由于苯丙氨酸羟化酶缺乏，苯丙氨酸从另一通路产生苯乳酸和苯乙酸增多，从汗液和尿中排出而有霉臭味（或鼠气味）。

【分型】

本病按酶缺陷的不同分为典型和BH_4缺乏型两种。绝大多数为典型PKU，约1%~3%属BH_4缺乏型。

【诊断】

本病为少数可治性遗传代谢病之一，应早期确诊和治疗。由于患儿在早期不出现症状，故诊断必须借助实验室检测。PKU的诊断方法如下：

1. 新生儿期筛查 多用细菌抑制法（Guthrie法）以测血中苯丙氨酸含量。即新生儿喂奶72小时后，采集足跟末梢血，采用Guthrie细菌生长抑制试验半定量测定，其原理是苯丙氨酸能促进已被抑制的枯草杆菌重新生长，以生长圈的范围测定血中苯丙氨酸的含量，亦可在苯丙氨酸脱氢酶的作用下进行比色定量测定，其假阳性率较低。当苯丙氨酸含量>0.24mmol/L（4mg/dl）即2倍于正常参考值时，应复查或采静脉血定量测定苯丙氨酸和酪氨酸。此外，对于PKU患儿在新生儿期不宜用尿中苯丙酮酸的测查来诊断，因其出现较晚，常常要到生后4周以后才能查出。

2. 尿三氯化铁试验 用于较大婴幼儿。将三氯化铁滴入尿液，如立即出现绿色反应，则为阳性，表明尿中苯丙氨酸浓度增高。此外，二硝基苯肼试验也可以测尿中苯丙氨酸，黄色沉淀为阳性。

3. 血浆氨基酸分析和尿液有机酸分析 可为本病提供生化诊断依据，同时也可鉴别其他的氨基酸、有机酸代谢病。

4. 尿蝶呤分析 应用高压液相色谱（PHLC）测定尿液中新蝶呤和生物蝶呤的含量，用以鉴别各型PKU。典型PKU患儿尿中蝶呤总排出量增高，新蝶呤与生物蝶呤比值正常。DHPR缺乏的患儿蝶呤总排出量增加，四氢生物蝶呤减少，6-PTS缺乏的患儿则新蝶呤排出量增加，其与生物蝶呤的比值增高，

GTP-CH 缺乏的患儿其蝶呤总排出量减少。

5. 四氢生物蝶呤负荷试验　用于 BH_4 缺乏型 PKU 的诊断。经典型患儿血苯丙氨酸浓度在服用 BH_4 后无改变。BH_4 缺乏症患儿血苯丙氨酸浓度常于负荷后 4~8 小时降至正常，说明缺乏 BH_4，以此试验对两型进行鉴别。方法是口服 BH_4 20mg/kg，负荷前及负荷后 4、8 小时取血测苯丙氨酸浓度，负荷前、后 4~8 小时留尿进行尿蝶呤谱分析。

6. 酶学诊断　PAH 仅存在于肝细胞、需经肝活检测定，不适用于临床诊断。其他 3 种酶的活性可采用外周血中红、白细胞或皮肤成纤维细胞测定。

7. DNA 分析　改变技术近年来广泛用于 PKU 诊断、杂合子检出的产前诊断。但由于基因的多态性、分析结果必须谨慎。

8. 其他辅助检查

(1) 脑电图(EEG)：主要是棘慢波，偶见高波幅节律紊乱。EEG 随访研究显示，随年龄增长，EEG 异常表现逐渐增多，至 12 岁后 EEG 异常才逐渐减少。

(2) 产前检查：由于绒毛及羊水细胞测不出苯丙氨酸羟化酶活性，所以产前诊断问题长期不能解决。目前我国已鉴定出 25 种中国人 PKU 致病基因突变型，约占我国苯丙氨酸羟化酶突变基因的 80%，已成功用于 PKU 患者家系突变检测和产前诊断。

(3) X 线检查：可见小头畸形，CT 和 MRI 可发现弥漫性脑皮质萎缩等非特异性改变。

【鉴别诊断】

经典型和辅因子缺乏引起的 PKU 病人均有高苯丙氨酸血症，但有高苯丙氨酸血症者不一定引起 PKU，故 PKU 应与其他高苯丙氨酸血症者进行鉴别。

【治疗】

诊断一旦明确，应尽早给予积极治疗，主要是饮食疗法。开始治疗的年龄越小，效果越好。

1. 低苯丙氨酸饮食　主要适用于典型 PKU 以及血苯丙氨酸持续高于 1.22mmol/L(20mg/dl)的患者。由于苯丙氨酸是合成蛋白质的必需氨基酸，完全缺乏时亦可导致神经系统损害，因此对婴儿可喂给特制的低苯丙氨酸奶粉，到幼儿期添加辅食时应以淀粉类、蔬菜、水果等低蛋白食物为主。苯丙氨酸需要量，2 个月以内约需 50~70mg/(kg·d)，3~6 个月约 40mg/(kg·d)，2 岁均约为 25~30mg/(kg·d)，4 岁以上约 10~30mg/(kg·d)，以能维持血中苯丙氨酸浓度在 0.12~0.6mmol/L(2~10mg/dl)为宜。饮食控制至少需持续到青春期以后。

饮食治疗的目的是使血中苯丙氨酸保持在 0.24~0.6mmol/L，患儿可以在低苯丙氨酸食品喂养的基础上，辅以母乳和牛奶。每 100ml 母乳含苯丙氨酸约 40mg，每 30ml 牛乳含 50mg。限制苯丙氨酸摄入的特制食品价贵，操作起来有一定困难。至于饮食中限制苯丙氨酸摄入的饮食治疗,到何时可停止,迄今尚无统一意见,一般认为要坚持至 8~10 岁或更晚。在限制苯丙氨酸摄入饮食治疗的同时,联合补充酪氨酸或用补充酪氨酸取代饮食。饮食中补充酪氨酸可以使毛发色素脱失恢复正常,但对智力进步无作用。在限制苯丙氨酸摄入的饮食治疗过程中,应密切观察患儿的生长发育营养状况及血中苯丙氨酸水平及副作用。副作用主要是其他营养缺乏,可出现腹泻、贫血(大细胞性)、低血糖低蛋白血症和烟酸缺乏样皮疹等。

2. BH_4、5-羟色胺和 L-DOPA 主要用于 BH_4 缺乏型 PKU,除饮食控制外,需给予此类药物。

【预防】

避免近亲结婚。开展新生儿筛查,以早期发现,尽早治疗。对有本病家族史孕妇,必须采用DNA分析或检测羊水中蝶呤等方法,对其胎儿进行产前诊断。

(丁翊君 杨学芳)

第四节 戊二酸血症

戊二酸血症(glutaric aciduria,GA),戊二酸为赖氨酸、羟-赖氨酸、色氨酸的中间代谢产物,GA 分为 2 型。

一、戊二酸血症Ⅰ型

【诊断】

1. 症状 出生时正常,数周或数月后发病,为急性脑病症状:反应弱,嗜睡,反复呕吐,呼吸急促,惊厥,低体温,喂养困难,生长发育不良,智力低下等。

2. 体征 嗜睡,皮肤发绀,面色灰,呼吸深长,呼吸浅表,肌张力减低,新生儿反射引出不全或未引出。

3. 辅助检查

(1)一般检查:

1)血常规:白细胞降低、血小板减少、贫血等。

2)血气:顽固性代谢性酸中毒。

3)血生化:电解质紊乱、低血糖、肝肾功能异常等。

4)血氨:升高。

5)头颅 CT:脑萎缩。

(2)特殊检查:

1)气相色谱-质谱(GC-MS)检测尿中有机酸分析出现 3-OH-戊二酸盐

(3-OH-glutarate)及戊二酸肉碱,串联质谱(MS/MS)检测血戊二酸肉碱升高。

2) 酶学分析:皮肤成纤维细胞、外周血淋巴细胞或肝组织成纤维细胞酶活性检测线粒体戊二酰-CoA脱氢酶(GCDH)缺陷。

3) 基因检测:GCDH基因定位于染色体19p13.2。

【治疗】

目前无根治方法,治疗以不含赖氨酸及色氨酸的特殊配方奶粉喂养,急性期治疗应积极补液,纠正脱水、酸中毒、低血糖等,必要时进行腹膜或血液透析。可以补充大剂量维生素 B_{12}、核黄素200~300mg/d、肉碱50~100mg/(kg·d)促进戊二酸排出。

二、戊二酸血症Ⅱ型

【诊断】

1. 临床表现

(1) 极严重新生儿型:以电子转运黄素蛋白泛醌氧化还原酶(ETF-QO)缺陷多见,新生儿期起病伴先天畸形,面容特殊(大头,高前额,鼻梁低平、短,耳畸形),摇椅脚,腹壁肌肉缺损,脐膨出,尿道下裂,外生殖器异常,多囊肾,脑发育不良。生后24~48小时出现严重低酮体性低血糖、乳酸酸中毒、高血氨、肌张力低下、肝大等脂肪酸氧化障碍症状。有特殊汗脚气味。多为早产儿,在新生儿期死亡。

(2) 严重新生儿型:新生儿期起病,无特殊面容及可见畸形,症状同上,在24小时至数天出现,也有发展为心肌病而在数月内死亡。

(3) 轻症晚发型:病情轻重不一,生后数周出现呕吐,代谢性酸中毒出现较晚,呈间断性,体重不增。

2. 辅助检查

(1) 一般检查:

1) 血常规:白细胞降低、血小板减少、贫血等。

2) 血气:顽固性代谢性酸中毒。

3) 血生化:低酮体性低血糖、肝肾功能异常等。

4) 乳酸:升高。

5) 血氨:升高。

6) 头颅磁共振:大脑外侧裂增宽伴或不伴有脚间池及四叠体池扩大出现率最高,其次是双侧基底节区以及双侧脑白质病变。

(2) 特殊检查:

1) 气相色谱-质谱(GC-MS)检测尿中有机酸分析出现大量戊二酸盐、

2-OH-戊二酸盐(2-OH-glutarate)、乙基丙二酸盐、异戊酸、异戊酰甘氨酸等多种谱型。串联质谱(MS/MS)检测血浆肉碱水平低(约为正常的25%)。

2)酶学分析:皮肤成纤维细胞、外周血淋巴细胞或肝组织成纤维细胞酶活性检测线粒体内一组酰基CoA脱氢酶电子受体,如电子转运黄素蛋白(ETF)、ETF脱氢酶(MIM)、电子转运黄素蛋白泛醌氧化还原酶(ETF-QO)等缺陷。

3)基因检测:ETF及α、β亚单位基因分别定位于染色体15q3-25及19号染色体。

【治疗】

目前无根治方法,治疗以不含赖氨酸及色氨酸的特殊配方奶粉喂养,急性期治疗应积极补液,纠正脱水、酸中毒、低血糖等,必要时进行腹膜或血液透析。可以补充大剂量维生素B_{12}、核黄素200~300mg/d、肉碱50~100mg/(kg·d)促进戊二酸排出。

(丁翊君 杨学芳)

第五节 枫糖尿症

枫糖尿症(maple syrup urine disease,MSUD)是一种常染色体隐性遗传病,因患儿尿中排出大量α-酮-β-甲基戊酸,带有枫糖浆的特异气味,因而命名。

【分型及临床表现】

1. 典型枫糖尿症 本型为最常见、最严重的一型。其支链α-酮酸脱氢酶活力低于正常儿的2%。患儿在出生时状况良好,一般从生后4~7天逐渐出现喂养困难、哭声弱、嗜睡、体重下降等,查体全身肌张力减低和增高交替出现,常见去大脑性痉挛性瘫痪、惊厥、昏迷等。病情进展迅速,尿中有枫糖浆味;部分患儿可伴有低血糖,酮、酸中毒,前囟饱满等。多数患儿于生后数月内死于反复发作的代谢紊乱或神经功能障碍,少数存活者亦都有智力落后、痉挛性瘫痪、皮质盲等神经系统伤残。

2. 间歇型 酶活力约为正常人的5%~20%。多由感染、手术、摄入高蛋白饮食等因素诱发。发作时出现嗜睡、共济失调、行为改变、步态不稳,重症可有惊厥、昏迷甚至死亡,尿液呈现枫糖浆味。发作间期血、尿生化检查正常,少数有智力低下。

3. 轻型(中间型) 酶活力约为正常人的3%~30%。新生儿期以后(5个月后)出现较轻的神经系统症状,可试用维生素B_1,需限制饮食。

4. 维生素B_1有效型 酶活力约为正常人的30%~40%。临床与轻型相似,用维生素B_1后病情明显好转。虽能耐受蛋白,仍应限制饮食。

5. E_3亚单位缺陷型　极为罕见，临床表现类似中间型，但由于E_3亚单位的缺陷，患儿除支链α-酮酸脱氢酶活力低下外，其丙酮酸脱氢酶和α-酮戊二酸脱氢酶功能亦受损，故伴有严重乳酸酸中毒。患儿一般在生后数月发病，逐渐出现进行性的神经系统症状，如肌张力减低、运动障碍、发育迟滞等。尿液中大量排出乳酸、丙酮酸、α-酮戊二酸、α-羟基异戊酸和α-羟基酮戊二酸等；由于丙酮酸的大量累积，血中丙氨酸浓度亦增高。本型患儿限制蛋白和脂肪摄入，应用大剂量维生素B_1等治疗均无效。

【诊断】

可通过MS-MS对新生儿进行筛查早期诊断。可疑者可用DNPH做尿筛查可获得初步诊断，GS-MS血、尿氨酸，有机酸分析示支链氨基酸及相应支链酮酸异常增高。

【治疗】

1. 饮食治疗　应尽早开始，坚持终生。推荐每天摄入含亮氨酸300~600mg的蛋白质，通常仅给予推荐量的1/2~2/3，应每周进行血氨基酸分析，进行调整。

2. 急性代谢危象的治疗　治疗原则：迅速减少体内累积的毒性代谢产物；提供足够的营养物质；促进机体的合成代谢，抑制分解代谢。可采用的措施：

（1）腹膜或血液透析。

（2）全静脉营养，可用去除支链氨基酸的标准全静脉营养。

（3）用胰岛素0.3~0.4U/kg和葡萄糖26g/kg，治疗需持续数天，以使血支链氨基酸及其酮酸保持在低水平。

（4）基因重组生长激素（γ-hGH）皮下注射，可减少组织蛋白分解。

3. 其他药物治疗　对硫胺素有效型可给予维生素B_1每天10~1000mg。

4. 肝移植　典型MSUD患儿已经确诊即可考虑肝移植，术后很快见效，生化代谢恢复正常。

（丁翊君　杨学芳）

第六节　丙酸血症

丙酸血症（propionic acidemia）是丙酸分解代谢过程中的一种遗传性缺陷，系丙酰辅酶A羧化酶（propionyl CoA carboxylase）缺乏所致，为常染色体隐性遗传。以反复发作的代谢性酮症酸中毒，蛋白质不耐受和血浆甘氨酸水平显著增高为特征。

【临床表现】

丙酸血症发病大多较早。在新生儿期出现严重酸中毒，表现为拒食、呕吐、嗜睡和肌张力低下，脱水、惊厥、肝大亦较常见。部分病例发病较晚，表现为急性脑病，或发作性酮症酸中毒，或发育迟缓。本病神经系统症状以发育迟缓、惊厥、脑萎缩和脑电图异常为主要特征，其他包括肌张力异常、严重舞蹈症和锥体系症状，尤多见于存活较长的病人。晚发者可以舞蹈症和痴呆为首发症状。

【诊断】

新生儿期出现酮症或酸中毒均应考虑到丙酸羧化缺陷。诊断需测定血或尿中丙酸及其代谢产物浓度，以及白细胞或成纤维细胞中丙酰辅酶 A 羧化酶活性，酶活性测定才能最终确诊。对高危新生儿测定脐血中酶活性可诊断。

【治疗】

低蛋白 0.5~1.5g/(kg·d）或低丙酸前体饮食为目前最佳治疗，可减少酮症酸中毒发作次数。由于空腹会增加丙酸代谢物排泄，故应增加喂养次数。酮症酸中毒发作时应立即停止所有含蛋白饮食，并给予葡萄糖以避免分解代谢。急性发作尤伴有高氨血症者可考虑腹膜透析。生物素为丙酰辅酶 A 羧化酶辅酶，治疗多种羧化酶缺乏症有效，对生物素（10mg/d）反应敏感，作用迅速而持久。L- 肉碱口服（100m/kg）有一定临床效果。肠道细菌产生一定量的丙酸，口服抗生素有可能降低血清和组织中丙酸浓度。

（丁翊君　杨学芳）

第七节　尿素循环障碍及高氨血症

蛋白质在体内分解成氨基酸，再分解产生氨，过量的氨具有神经毒性，氨的解毒是在肝内合成尿素，再随尿排出，合成尿素的代谢途径称为尿素循环，借此维持正常血氨水平。尿素循环中任何一种酶缺陷都可导致高氨血症。除此以外，高氨血症还可继发于新生儿暂时性高氨血症、多种羧化酶缺乏、中链乙酰 COA 缺陷、严重肝病等，应进行鉴别诊断。

【诊断】

1. 症状　与血氨水平、酶缺陷程度有关。

新生儿期发病多为酶完全缺乏者，症状于生后 1~5 天出现。一般是生后 24~48 小时正常，以后出现喂养困难，反复呕吐，精神差，嗜睡，低体温，呼吸急促，以至惊厥，昏迷。

2. 体征　嗜睡，皮肤发绀，面色灰，呼吸深长或浅表，前囟突起，肌张力减低或增高，新生儿反射引出不全或未引出。

3. 辅助检查

（1）一般检查：

1）血常规：白细胞降低或增高、血小板减少、贫血等。

2）血气：呼吸性碱中毒。

3）血生化：尿素氮 <0.36mmol/L、低血糖、肝肾功能异常等。

4）血氨：升高，多 >300μmol/L。

（2）特殊检查：气相色谱 - 质谱（gas chromatography-mass spectrometry，GC-MS）检测尿中乳清酸（OTA）增高，血浆氨基酸分析谷氨酰胺、丙氨酸升高。①血瓜氨酸阴性或微量（<5μmol/L）：OTA 正常，示氨甲酰磷酸合成酶（CPS）、N-乙酰谷氨酸合成酶（NAG）缺陷；OTA 升高，示鸟氨酸转氨甲酰酶（OTC）缺陷。②血瓜氨酸明显升高（>1000μmol/L）+ 无精氨酰琥珀酸（ASA）：精氨酰琥珀酸酶（ASS）缺陷。③血瓜氨酸中度升高（100~300μmol/L）+ 精氨酰琥珀酸（ASA）升高：精氨酰琥珀裂解酶（ASL）缺陷。④血瓜氨酸正常或减少 + 精氨酸升高：精氨酸酶（ARG）缺陷。⑤血瓜氨酸正常或稍高：暂时性高氨血症（THAN）。

（3）肝组织酶活性测定。

（4）基因检测：CPS 缺陷，2p；OTC 缺陷，Xp21.1；ASS 缺陷，9q34。

4. 鉴别诊断　见图 1-12-2。

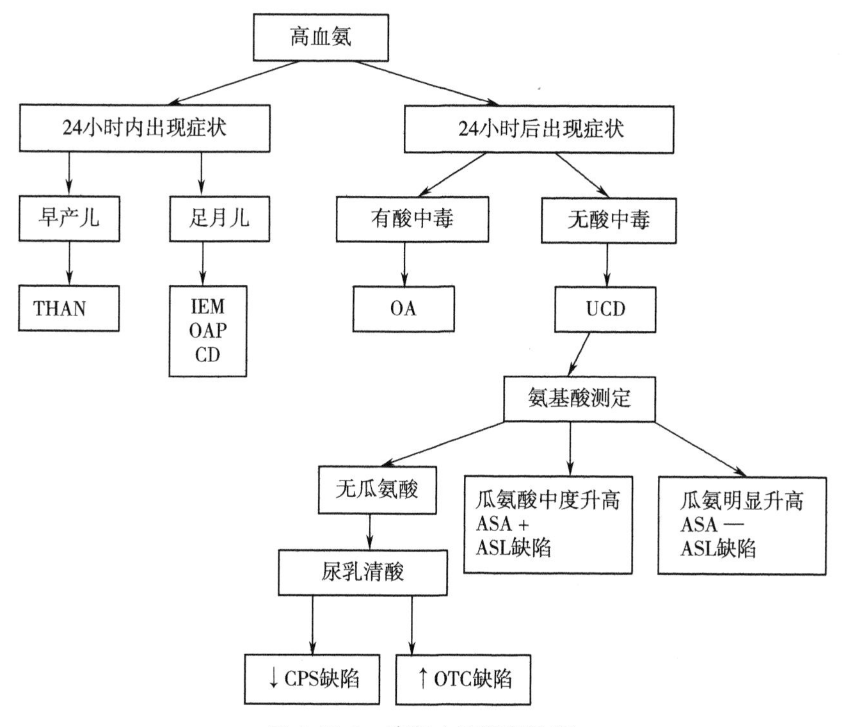

图 1-12-2　高氨血症鉴别诊断

【治疗】

1. 非特异性支持疗法　停止蛋白摄入，提供足量液体、热量，治疗脑水肿及呼吸衰竭，通便、适量抗生素口服减少肠道产氨及其他对症治疗。

2. 快速移出氨及其他代谢产物　腹膜透析或交换输血。

3. 消除分解代谢，增加合成代谢，提供高糖及足够液体。静脉给予10%葡萄糖8~12mg/(kg·min)或10%葡萄糖+1g/kg中性脂肪+0.25g/kg氨基酸。

4. 改变代谢途径

1）CPS-1及OTC缺陷：负荷量：L-精氨酸200mg/kg+苯甲酸钠250mg/kg+苯乙酸钠250mg/kg，加入10%葡萄糖25ml/kg静点1.5小时滴完；维持量：每24小时L-精氨酸200~800mg/kg+苯甲酸钠250mg/kg+苯乙酸钠250mg/kg，加10%葡萄糖（每天需要量）持续静点。

2）瓜氨酸血症、精氨酸琥珀酸血症：增加L-精氨酸600mg/kg，其他同1)。如精氨酸琥珀酸血症病情轻，单用精氨酸治疗即可。

3）精氨酸酶（ARG）缺陷：不用L-精氨酸，其他同1)。

5. 缓解期限蛋白摄入　蛋白0.5~1.5g/(kg·d)，用特殊奶粉补充。

6. 肝移植。

7. 早产儿暂时性高氨血症　给予葡萄糖、脂质，以减少蛋白分解，必要时血液透析。

【预后】

新生儿期起病者即使早期治疗，预后仍差，存活者28%~94%均有后遗症。如在昏迷前治疗，效果较好，但遇感染等诱因仍可诱发危象。

（丁翊君　杨学芳）

第十三章

新生儿皮疹

第一节　新生儿红斑

新生儿毒性红斑(erythema toxicum neonatorum)又称新生儿荨麻疹(urticaria neonatorum),为新生儿常见皮肤病,在约30%~70%的新生儿可发生。多发于出生后2周内,以红斑、丘疹和脓疱为特征,病程短。患儿多数在出生后4天内发病,皮损除掌跖外,可发生于任何部位,但好发于臀、背、肩等受压处,数目或多或少。皮损可在数小时后退去,不久又重新发出,无其他全身症状,经过7~10天自愈。

【病因】

病因不明,可能是出生后外界刺激引起的非特异性反应,或机体来自于母体内的某些具有抗原性的物质引起的变态反应或肠道吸收物质的毒性反应。

【临床表现】

多数在出生4天内起病,少数出生时即发生,最迟约在生后2周发病,皮损表现为红斑、丘疹、风团和脓疱,随后出现淡黄或白色丘疹,有红晕,散在分布,偶尔有融合,可发生于任何部位,但以肩、背、臀部多见,数目不等,可在数小时消退,也可反复发生,不伴全身表现,经1周或10天左右消退。部分患儿伴血嗜酸性粒细胞增高,可达5%~15%。

【辅助检查】

组织病理:红斑损害处真皮上部轻度水肿,血管周围有少许嗜酸性粒细胞、中性粒细胞和单核细胞浸润;丘疹初期真皮显著水肿,浸润细胞以嗜酸性粒细胞为主;脓疱位于角质层下,或在表皮的毛孔或汗孔内,其中为大量嗜酸性粒细胞。

部分病例血嗜酸性粒细胞增多,脓疱培养无细菌生长,为大量嗜酸性粒细胞填充。

【治疗】

本病有自限性，且无严重并发症，不需隔离。

【预后】

经过 7~10 天可自愈。复发罕见。

（吴 丹 邵 芳）

第二节 新生儿湿疹

新生儿湿疹(neonatal infant eczema)是婴儿时期常见的一种皮肤病，属于变态反应性（或称为过敏性）疾病，是发生在婴儿头面部的急性或亚急性湿疹，一般情况下，可以在短期内治愈。顽固者常有奇痒难忍，久治不愈，到 2 岁以后大多数可以自愈，但少数可以延伸到幼儿或儿童期。

【病因】

过敏因素是最主要病因，有过敏体质家族史的患儿容易发生湿疹。在此基础上，许多物质又会诱发或加重湿疹症状，如食物中蛋白质，尤其是鱼、虾、蛋类及牛乳，可刺激湿疹反复发生或加重。新生儿容易发生湿疹还有本身的因素，是因为其皮肤角质层比较薄，毛细血管网丰富而且内皮含水及氯化物比较多，对各种刺激因素较敏感。

【临床表现】

皮疹特点主要可分两型：渗出型及干燥型。

渗出型的湿疹多发生于肥胖有渗出性体质的患儿。初起于两颊，发生红斑，境界不清，红斑上密集针尖大丘疹、丘疱疹、水疱和渗液。渗液干燥则形成黄色厚薄不一的痂皮，常因剧痒、搔抓、摩擦而致部分痂剥脱，显露有多量渗液的鲜红糜烂面。重者可累及整个面部及头皮。如有继发感染可见脓疱，并发局部淋巴结肿大，甚至发热等全身症状。少数患儿由于处理不当扩展至全身变为红皮病，并常伴有腹泻、营养不良、全身淋巴结肿大等。

干燥型的皮疹常见于瘦弱的患儿，为淡红色的暗红色斑片、密集小丘疹而无水疱，皮肤干燥无明显渗出，表面附有灰白色糠状鳞屑。常累及面部、躯干和四肢。慢性时亦可轻度浸润肥厚、皲裂、抓痕或结血痂。

新生儿湿疹起病大多在出生后 1~3 个月，6 个月以后逐渐减轻，1~2 岁以后大多数患儿逐渐自愈。一部分患儿延至幼儿或儿童期。病情轻重不一。皮疹多见于头面部，如额部、双颊、头顶部，以后逐渐蔓延至颏、颈、肩、背、臀、四肢，甚至可以泛发全身。

初起时为散发或群集的小红丘疹或红斑，逐渐增多，并可见小水疱、黄白色鳞屑及痂皮，可有渗出、糜烂及继发感染。患儿烦躁不安，夜间哭闹，影响睡眠，常到处瘙痒。由于湿疹的病变在表皮，愈后不留瘢痕。

【预防】

1. 保持皮肤清洁干爽。
2. 避免受外界刺激。
3. 乳母避免摄入易过敏食物。
4. 发病期间不要作卡介苗或其他预防接种。

（吴　丹　邵　芳）

第三节　新生儿痤疮

新生儿痤疮又称婴儿痤疮，发病原因不清，可能是出生时雄激素分泌增加所致。有家族倾向，发生在3个月以内者，几乎均为男婴。痤疮可在数月内消退。愈后可留凹陷性瘢痕。

【病因】

新生儿痤疮的原因到目前为止还没有明确的界定，但大多数患儿与家族史、遗传因素有一定关系，比如直系亲属中有过相同情况的发生。

【临床表现】

本病罕见。发生在3个月以内者，几乎均为男婴。发生在3个月~2周岁，男婴略多于女婴。皮损开始为散在性黑头粉刺，少数可发生丘疹和脓疱，偶有结节或囊肿。多发生于两颊，亦可累及额部及颏部。粉刺可在数周内消退，丘疹和脓疱可于6个月内痊愈，愈后可留凹陷性瘢痕。少数可持续1年以上消退，并在青春期容易发病。

【治疗】

轻者不需治疗，重者可采用外用药物治疗，包括治疗粉刺的维A酸类药物（阿达帕林凝胶），需持续1~3个月见效。也可外用抗生素进行抗微生物治疗，例如林可霉素、过氧化苯甲酰等。

【预后】

粉刺可在数周内消退，丘疹和脓疱可于6个月内痊愈，愈后可留凹陷性瘢痕。少数可持续1年以上消退，并在青春期容易发病。

（吴　丹　邵　芳）

第四节　新生儿脓疱疮

新生儿脓疱疮（impetigo neonatorum）又称新生儿脓疱病或新生儿天疱疮

(pemphigus neonatorum),是发生在新生儿中的一种以周围红晕不明显的薄壁水脓疱为特点的葡萄球菌感染。本病发病急骤,传染性强,在婴儿室、哺乳室中常可造成流行。病原菌大多来源于婴儿室的工作人员、产妇本人或家属等;其次为尿布或床单等消毒不严而导致感染。

【病原】

本病病原菌与引起其他年龄组大疱性脓疱疮者相同,通常由凝固酶阳性金黄色葡萄球菌引起,80% 为噬菌体Ⅱ组,其中 60% 为 71 型。此外还可由 B 族链球菌(GBS)感染引起。由于新生儿皮肤解剖、生理的特点和免疫功能低下,细菌特别容易侵入致病。气候湿热以及其他促使皮肤易发生浸渍等因素对发生本病也起一定作用,特别是营养不良、气候湿热、过度保暖、皮肤多汗浸渍等因素可诱发本病。多由带菌医护人员或患儿母亲所传染。

【临床表现】

多于生后 4~10 天发病,在面部、躯干和四肢突然发生大疱,由豌豆大到核桃大大小不等,或更大,疱液初呈淡黄色而清澈,1~2 天后,部分疱液变混浊,疱底先有半月形积脓现象,以后脓疱逐渐增多,但整个大疱不全化脓,因而出现水脓疱的特征。疱周红晕不显著,壁薄,易于破裂,破后露出鲜红色湿润的糜烂面,上附薄的黄痂,痂皮脱落后遗留暂时性的棕色斑疹,消退后不留痕迹。病变发展迅速,数小时、1~2 天即波及大部分皮面,黏膜亦可受损。初期可无全身症状,随后可有发热,严重者可并发菌血症、肺炎、肾炎或脑膜炎,甚至死亡。

【辅助检查】

外周血有血细胞和中性粒细胞增高;并发脑膜炎者,脑脊液检查有白细胞计数增高等相应改变;并发败血症者,血培养阳性。并发肺炎者胸片检查可见散在斑片状阴影。

【诊断】

根据周围红晕不显著的薄壁水脓疱即可确诊。需和下列疾病鉴别:

1. 遗传性大疱性表皮松解症 非感染所致,可有家族史,无传染性,大疱内容清澈,皮肤损害常见于易受摩擦的部位,如手足及关节伸侧皮肤。

2. 新生儿剥脱性皮炎 也为细菌感染所致,常在新生儿出生后 1~5 周发病,皮疹为弥漫性潮红、松弛性大疱,尼科利斯基征(Nikolsky sign)阳性(稍用力摩擦,表皮即大片脱落)。迅速扩展,表皮极易剥脱呈烫伤样,全身症状明显,病情进展快,病死率极高。

【防治】

新生儿脓疱疮一经发现应立即隔离和就医。凡患有化脓性皮肤病的医护人员或家属,均不能与新生儿接触,并隔离患儿。及早给予有效的抗生素,如青霉素、氨苄西林。局部治疗可在无菌消毒后刺破脓疱,用 0.05% 的依沙吖啶溶液或 0.1% 呋喃西林溶液湿敷或清洗创面。皮损无脓液时可用莫匹罗星软膏、夫西地酸软膏涂抹,也可使用金霉素软膏。

（吴　丹　邵　芳）

第五节　新生儿剥脱性皮炎

新生儿剥脱性皮炎(dermatitis exfoliativa neonatorum)又名葡萄球菌性中毒性表皮坏死松解症(staphylococcal toxic epidermal necrolysis)、葡萄球菌性烫伤样皮肤综合征(staphylococcal scalded skin syndrome,SSSS)或 Ritter 病。主要特征为全身泛发性暗红色红斑,其上表皮起皱,表现为松弛性大疱及大片表皮剥脱。黏膜常受累,并伴有发热等全身症状。为急性的严重皮肤病,婴幼儿以接触感染为主,病死率高,在新生儿病房可引起医院内感染暴发流行,应引起重视。早产儿,尤其是极低和超低出生体重儿因暂时性免疫功能低下,极易发生感染,且可为宫内感染,出生后 24 小时内起病,病情危重,如未及时诊治,病死率高。

【病因及发病机制】

主要由凝固酶阳性噬菌体Ⅱ组 71 型和 55 型金黄色葡萄球菌感染所致。该细菌可产生表皮松解素(又称 δ 毒素或剥脱毒素),使表皮细胞间桥粒溶解而出现尼科利斯基征阳性。该毒素为蛋白酶,毒素 A 由染色体基因编码,毒素 B 由质粒基因控制。感染严重程度、细菌毒素及机体的免疫功能与疾病发生有关。

【临床表现】

多发生在出生后 1~5 周,发病突然,皮疹最先见于面部,尤其是口周和颈部,后迅速蔓延到腋、腹股沟、躯干和四肢近端,甚至泛发到全身。表现为局限性充血潮红,随后向周围扩展,2~3 天内迅速蔓延,可全身广泛分布,在弥漫性红斑上出现松弛大疱,其上表皮起皱,尼科利斯基征阳性。表皮易剥脱而露出鲜红色水肿糜烂面,呈烫伤样,1~2 天后可见痂皮脱屑,口周呈特征性的放射状皲裂,手足皮肤可呈手套或袜套样脱皮,以后不再剥脱,而出现糠秕样脱屑。有时在暗红色斑上出现松弛大疱、瘀点、瘀斑。皮肤触痛明显,黏膜可受累,表现为结膜炎、鼻炎和口腔炎。并伴有发热、厌食、呕吐和腹泻等全身症状。合并症有蜂窝织炎、肺炎和败血症等。一般经过 7~14 天痊愈。

【诊断】

根据生后 1~5 周发病,皮损表现为暗色红斑,其上表皮起皱,并伴大片表皮剥脱等即可确诊。皮损中不能检测到细菌,应从黏膜取材进行培养。

【鉴别诊断】

需和以下疾病鉴别:

1. 新生儿脓疱疮 在面、躯干和四肢突然发生大疱,由豌豆大到核桃大,为大小不等、薄壁的水脓疱,四周红晕不显著。

2. 脱屑性红皮病 多见于生后 1~3 个月的婴儿,全身弥漫性潮红,伴有细小灰白色糠状鳞屑。头皮、眉部和鼻翼凹等处有油腻性灰黄色鳞屑。

【防治】

1. 凡患有化脓性皮肤病的医护人员或家属,均不能与新生儿接触,并隔离患儿。

2. 注意患儿清洁卫生,尿布应勤洗勤换。

3. 加强护理和支持疗法,注意水和电解质平衡。

4. 全身治疗 ①抗感染治疗:及早选用足量敏感的抗生素。此类葡萄球菌往往为耐药菌株,宜用耐青霉素酶的药物如氯唑西林等,可根据药物敏感试验调整抗生素。②对症支持治疗:静脉输注丙种球蛋白,多次少量输注血浆,注意纠正水电解质平衡紊乱,补充多种维生素,保证热量供给。③积极治疗并发症:及时应用抗生素。

5. 局部用药 如外用 2% 莫匹罗星软膏,1 天 2 次。局部用碱性成纤维细胞生长因子促进皮肤生长。

6. 糖皮质激素 部分重症患儿可使用。

7. 严重感染患儿可给予静脉丙种球蛋白。

(吴 丹 邵 芳)

第十四章

其他

新生儿头颅血肿

头颅血肿(cephalohematoma)多由分娩时损伤引起的骨膜下血管破裂导致血液积聚并局限于骨膜下,血肿边缘清晰,不超过颅缝,有波动感。

【病因】

头颅血肿常伴发于胎头吸引、产钳助产及臀位产。

【临床表现】

头颅血肿多在生后几小时至数天出现,顶骨、枕骨部位出现局限性边缘清晰的肿块,稍隆起,圆形,边缘清晰,不跨越颅缝,有波动感,局部头皮颜色正常,稍硬有弹性,压之无凹陷,固定,不易移动,约需 2~4 个月消失。

【治疗】

头颅血肿数周后缓慢吸收,无并发症的头颅血肿无需治疗。偶尔血肿钙化,在数月内呈骨性肿块。巨大头颅血肿因失血过多造成贫血、低血压或黄疸加重并持续不退。继发感染时头颅血肿迅速增大则需切开引流。怀疑感染时,应穿刺以确定诊断。

(吴　丹　邵　芳)

第二篇

新生儿外科疾病

第一章

新生儿产伤

产伤(birth trauma)是指在分娩过程中因机械因素对胎儿或新生儿造成的损伤。随着产科监护技术和产前诊断技术的进步,产伤的总体发生率已明显下降。产伤的疾病谱广,可以是微小自限性疾病如青肿或瘀斑,也可以是导致死亡的严重创伤。

【病因及发病机制】

使产伤风险性增高的因素有:

1. **巨大儿** 胎儿体重超过4000g,产伤风险随体重增加而增高。
2. **母亲肥胖** 母亲体重指数 >40kg/m^2,产伤风险增加。
3. **胎儿先露部位异常** 尤其是臀先露,剖宫产可降低此风险。
4. **器械辅助经阴道分娩** 产钳和负压吸引辅助分娩。
5. **剖宫产** 撕裂伤危险增加。
6. **其他母体因素** 母亲体型小,骨盆异常。

【诊断】

1. 症状和体征

(1) 软组织损伤:

1) 青肿和瘀斑:一般位于躯体的先露部位。如臀位产的会阴部青肿,头面部瘀青见于头先露。

2) 皮下脂肪坏死:背部、臀部、大腿、上臂、颊部的硬化结节和斑块。

3) 撕裂伤:常见于头、面部,大部分轻微。

(2) 头颅损伤:

1) 先锋头:又称产瘤,多发生在头部先露部位。肿块边界不清,不受骨缝限制,头皮红肿,柔软,压之凹陷,无波动感,出生2~3天即可消失,不需要治疗。

2）头血肿：又称骨膜下血肿，血肿位于顶骨或后顶骨，生后数小时或2~3天才明显，1周内达最大范围，边界清楚不越过骨缝，有波动感，患处皮肤颜色多无改变。吸收较慢，可在2周~3个月左右消退。吸收时周围基底的骨膜下因有石灰盐存在，坚硬而参差不平。

3）帽状腱膜下血肿：是头颅帽状腱膜与骨膜疏松组织内出血。生后不久即见头皮局限性肿胀，出血可通过软组织扩散，出血量较少时血肿范围较局限；出血量多时肿胀范围逐渐扩大，可累及整个头皮甚至波及额、眼周、枕或颈背部。血肿有波动感，使前囟不易扪清，局部皮肤可呈青紫色，出血严重可致贫血或低血容量休克。

（3）产伤骨折：

1）锁骨骨折：最常见。移位性骨折局部肿胀、压痛、变形，患肢不能活动；非移位性一般无症状和体征，数天后看到或摸到骨折处结节才发现。

2）股骨干骨折：局部肿胀，有骨摩擦音。

3）颅骨凹陷性骨折：分娩过程中颅骨被挤压，可同时伴有头皮血肿。

（4）产伤麻痹：

1）上臂型：最多见，婴儿上肢完全伸直下垂于身旁，肘伸直，肩关节内收，前臂旋前，拥抱反射消失，手指和腕关节的活动正常。

2）前臂型：肘部以上的肌肉不受影响，受影响的肌肉是手部屈腕肌、屈指肌、手部的内在肌。因第1胸神经中交感神经纤维损伤，同侧有霍纳综合征。

3）全臂型：整个上肢几乎完全瘫痪，感觉也丧失。

2. 辅助检查 X线平片可显示骨折部位。

【治疗】

1. 软组织损伤

（1）青肿和瘀斑不需治疗。

（2）皮下脂肪坏死可自限，6~8周可自愈。

（3）撕裂伤轻微仅消毒处理即可，严重撕裂伤需要缝合或整形医生处理。

2. 头颅损伤

（1）先峰头2~3天即可消失，不需要治疗。

（2）头血肿多可自行吸收，无需特殊治疗，出血多致贫血可适量输血，为避免感染不应抽吸血肿。

（3）帽状腱膜下血肿出血严重致贫血或低血容量休克，需要输浓缩红细胞，新鲜冷冻血浆等。

3. 骨折

（1）锁骨骨折不需固定，将患肢置于胸前悬吊即可，或行“8”字绷带固定，2周左右治愈。

(2) 股骨干骨折:悬吊牵引 + 小夹板固定,2~3 周痊愈。

(3) 颅骨骨折:大多可自愈,凹陷性骨折深度 1cm,常需行手术治疗。

4. 产伤麻痹

(1) 早期治疗:保守治疗为主。上臂型用肩外旋、外展、上举固定2~3个月,每天放下活动 2~3 次,活动上肢。3 个月后仅在睡觉时外展位固定 2~4 个月,6 个月后再做物理训练。

(2) 晚期治疗:对 2 年后未见恢复、肌力不平衡引起畸形或由于固定畸形功能无法改进者进行手术治疗。

【预后】

产伤骨折多可治愈,不留后遗症。产伤麻痹视损伤部位,有的可造成畸形或功能不能恢复。

(郭卫红 陈永卫)

第二章

肛周脓肿

肛周脓肿(perianal abscess)好发于男性小儿、新生儿,3 个月以内婴儿尤为多见。病原菌多为金黄色葡萄球菌。肛周脓肿容易形成肛瘘。

【病因及发病机制】

婴儿和新生儿肛管皮肤黏膜娇嫩,排便次数多使肛门外翻,容易被尿布或便纸擦伤黏膜,引起隐窝底部肛腺感染及隐窝炎。炎症向肛管周围扩散,穿透括约肌到达皮下形成肛周脓肿。

【诊断】

1. 症状 肛周脓肿发生部位常为肛门后方或侧方。发病初期局部皮下组织内出现豌豆大或蚕豆大硬结,红肿、触痛、排便时疼痛加剧。红肿范围渐渐扩大形成脓肿,婴儿哭闹不安,有时伴有发热。因脓肿刺激常排稀便,2~3 天后局部出现波动感,不及时治疗往往自行破溃,排出脓液和血水。脓液排出后,炎症渐消退,创口闭合结痂,家长常误认为脓肿已愈。数天或数周后,局部又发红肿,不日破溃流脓又闭合,如此反复发作形成肛瘘。

2. 体征 肛门后方或两侧的皮肤见红肿硬结、触痛,形成脓肿时有波动感,有的中部有脓头出现或形成破溃。

3. 实验室检查 无特异性检查。

【治疗】

1. 炎症早期的硬结就应积极治疗,每天温水坐浴或湿热敷 2~3 次,大型脓肿可用超短波理疗,每天 2 次。配合抗生素口服及外用消炎药膏,有的病例可获痊愈。

2. 炎症已局限波动感明显时,应及时切开排脓,切口应与肛门呈放射方向,切口长度应与脓肿大小相对应以保证引流通畅,切开后继续温水坐浴每天 3~4 次,局部应用外用抗生素药膏,勤换敷料防止创口过早闭合,同时全身用广谱抗生素 4~5 天。

【预后】

本症预后良好，多数病例可痊愈，少数形成反复发作、经久不愈的肛瘘者，需要手术治疗。

（郭卫红　陈永卫）

第三章

肛瘘

新生儿容易发生急性肛周化脓性感染，若感染未控制则形成肛周脓肿，脓肿破溃或切开后常形成肛瘘（anal fistula），脓肿是感染的急性期，而肛瘘则为慢性期。

【病因及发病机制】

小儿肛瘘形成有两种原因。

1. 婴儿肛周脓肿反复破溃 - 闭合 - 破溃，肛管隐窝与肛门皮肤间纤维组织增生形成窦道。

2. 肛腺异常呈囊性扩张并有分泌功能，尤其是男性新生儿一过性雄激素分泌过多，容易继发感染，反复发作形成肛瘘。

【诊断】

1. 症状 肛瘘形成前都有肛周脓肿病史，初发时脓液较稠厚，多次发作后脓液渐减少，可见有大便从瘘口流出。

2. 体征 体检时在肛门两侧皮肤 3 点或 9 点找到结节状外口，或已闭合或仍有分泌物。手指触摸外口皮下可扪及硬索状物。检查者可一手持探针经外口向肛管内轻轻探入，另一手指置肛管内可判明瘘管走行方向和内口位置，有时瘘管走行弯曲不易探到内口，手指可感觉到探针与指间隔着黏膜。

3. 实验室检查 无特异性检查。

【治疗】

1. 非手术治疗 新生儿期肛瘘通常采用非手术治疗，治疗包括扩大外口引流、每天做温水坐浴、热敷和理疗。全身给予适量抗生素，保持排便通畅，部分病例可痊愈。发病 6~12 个月的慢性肛瘘应手术治疗。

2. 挂线疗法 经瘘外口插入探针，由内口穿出，探针尾端缚好橡皮筋，由肛门拉出橡皮筋一端。切开内外口之间的皮肤，拉紧橡皮筋用粗丝线结扎，结扎的力度要适中,使瘘管壁逐渐坏死。7 天左右橡皮筋脱落,瘘管形成开放创口,每天坐浴 2~3 次直至创面痊愈。

3. 瘘管切除手术 骶管麻醉后,由外口置入探针在齿线附近过内口,如找不到内口可在黏膜最薄处戳破。以探针为引导切开皮肤、皮下及瘘管壁,然后完整切除瘘管。注意应使创面内小外大,不缝合。每天换药,坐浴使创面由底部向皮面生长直至痊愈。

【预后】

本症预后良好,治疗后绝大多数患儿可痊愈。

（郭卫红 陈永卫）

第四章

新生儿脐炎

脐炎(omphalitis)是脐带残端发生的炎症,为新生儿常见的疾病之一,不及时处理也可发生严重并发症。

【病因及发病机制】

1. 常见金黄色葡萄球菌、溶血性链球菌和大肠埃希菌侵入脐带残端引起,且多有羊膜早破,产程延长,产道感染,脐部处理不当病史。

2. 脐炎向周围扩散形成蜂窝织炎或脓肿;向深部扩散,侵入腹腔可引起脐源性腹膜炎;脐静脉受累后侵蚀肝静脉和下腔静脉,引起门静脉栓塞、肝脓肿。

【诊断】

1. 症状和体征

(1)脐带脱落后残端经常潮湿或有黏液、脓性分泌物,继而时间久后出现肉芽增生或脐部肉芽肿。

(2)脐周围皮肤略有红肿、糜烂。

(3)感染扩散则发热,食欲减退,严重者可有败血症表现。

2. 实验室检查 血白细胞计数、CRP 增高。

3. 鉴别诊断 本症应与脐茸、脐窦、脐瘘鉴别。

【治疗】

1. 早期局部保持干燥,清洁,可以使用 75% 酒精、生理盐水或 3% 硼酸液之一清除分泌物,清洁脐部;如脐根部伤口未愈,清洁后可用呋喃西林或康复新纱布湿敷,局部涂擦碘伏或金霉素眼膏或莫匹罗星(百多邦)。

2. 脐部肉芽肿可创面清洁后硝酸银棒烧灼,必要时还可考虑电灼或手术切除。

3. 感染扩散,有全身症状时应用抗生素和支持疗法。

【预后】

本症预后良好。

（郭卫红　陈永卫）

第五章

新生儿乳腺炎

新生儿乳腺炎(neonatal mastitis)指新生儿期发生的乳腺急性化脓性感染。可单侧或双侧发病,以单侧多见,无明显性别差异。

【病因及发病机制】

由于受母体激素的影响,新生儿乳腺常分泌少量乳汁,家长挤压乳腺排出分泌物,导致乳头破损引起细菌感染。致病菌多为金黄色葡萄球菌或溶血性链球菌。

【诊断】

1. 症状 乳腺明显红肿,压痛,皮温增高。严重者有感染中毒症状,发热、拒乳、哭闹不安。

2. 体征

(1) 形成脓肿时有波动感,脓肿可穿破皮肤导致流脓。

(2) 同侧腋窝淋巴结肿大,压痛。

3. 实验室检查

(1) 穿刺可抽出脓液并行细菌培养和药物敏感试验。

(2) 化验检查白细胞计数升高,核左移。

【治疗】

1. 全身应用抗生素,先选用对金葡菌敏感的抗生素,据药敏结果再调整抗生素。

2. 局部治疗

(1) 用鱼石脂软膏或金黄散外敷。

(2) 局部理疗。

(3) 如有脓肿形成,应早期切开引流。

【预防】

向家长宣教,新生儿期避免挤压乳腺。

(郭卫红　陈永卫)

第六章

新生儿皮下坏疽

新生儿皮下坏疽(neonatal phlegmona)是新生儿期皮下组织的急性炎症,多于出生后1周左右发生,好发于腰骶、臀部和背部。冬季易发,北方较南方多见。

【病因及发病机制】

1. 新生儿皮肤娇嫩,角质层薄,易破损而感染。

2. 长期仰卧后局部(腰骶部、臀部、背部)受压而血流缓慢,易发生营养障碍。

3. 新生儿的免疫体系尚不健全,对感染的抵抗和局限能力差。炎症发生后容易迅速扩散,造成皮下组织的广泛变质、坏死、液化,皮肤与皮下组织分离。

常由溶血性金黄色葡萄球菌引起,铜绿假单胞菌、白色或柠檬色葡萄球菌、变形杆菌、链球菌也可引起此病。

【诊断】

1. 症状及体征 患儿有发热、拒乳、哭闹不安、嗜睡,有时出现呕吐或腹泻、腹胀等消化道症状。

根据病变区域表现可分为4型:

(1)坏疽型:为典型的皮下坏疽表现,约占发病的65%。病变区边缘红肿,炎性浸润明显,中央区为软化漂浮区,局部皮肤逐渐发黑坏死。

(2)蜂窝织炎型:占15%,在感染发生后的1~2天内出现,皮肤及皮下组织广泛充血及炎性浸润,颜色均匀,边界不清,病变中心无液化。

(3)脓肿型:占15%,病变界限清楚,皮肤红肿发亮,张力较高,波动明显。

(4)坏死型:约占3%。早期呈猩红状,很快变为紫红色,皮肤、皮下组织呈广泛坏死,基本无渗出。局部组织硬,坏死组织呈黑色焦痂。

2. 辅助检查

(1) 血常规:白细胞增多,病情严重者体温不升时,白细胞无增高。

(2) 血培养有细菌生长时可确诊为败血症。

(3) 脓培养可协助查找病原菌,选择抗生素。

3. 鉴别诊断

(1) 尿布疹:皮肤发红,无肿胀,不是感染。

(2) 硬肿症:皮肤肿胀,不发红,无感染。

(3) 丹毒:病变区广泛红肿、边界清楚,且高出周围皮肤,中央区无"飘浮"感。

【治疗】

1. 局部处理 炎症初期或蜂窝织炎型,可外敷莫匹罗星、多磺酸黏多糖(喜疗妥)、鱼石脂软膏或如意金黄散,也可选用超短波、频谱等理疗。

2. 切开引流 坏疽型确诊后应及时在病变区作多个放射状小切口,引流血性的混浊渗出液。病变中央区作数个横切口,然后在健康与病变皮肤交界处作多个小切口,切口长约0.5~1cm,每个切口间距约为2~3cm,切开后以小血管钳分开两切口间的皮下间隙,放入凡士林纱条压迫止血并引流。术后每天用生理盐水、呋喃西林溶液或含抗生素的溶液冲洗伤口。分泌物多时每天可清洗伤口2~3次。如病变仍在发展,应作补充切口。

3. 坏死脱落皮肤面积大,还需植皮覆盖创面,促使早期愈合。

4. 加强支持疗法 使用血浆或新鲜血(按10ml/kg计算)。

5. 抗生素应用 早期及时全身使用足量广谱抗生素,并要据细菌培养及药敏试验调整敏感抗生素。

【预后】

由于生活水平提高及卫生条件改善,此病发病率较前明显降低,及时治疗预后良好。

(郭卫红 陈永卫)

第七章

新生儿期睾丸扭转

睾丸扭转(torsion of testis)是指睾丸自身或精索血管的扭转导致睾丸缺血甚至坏死。睾丸扭转发病有两个高峰,一是新生儿期,另一个是青春期,新生儿期睾丸扭转约占儿童期睾丸扭转病例的 12%。

【病因及发病机制】

多属鞘膜囊外的精索发生扭转,约 72% 的新生儿睾丸扭转发生在宫内。通常情况腹膜的一些延伸部分将睾丸引带固定在阴囊壁上,可以防止睾丸扭转。胎儿期直至新生儿期,这些腹膜延伸组织非常薄弱,甚至缺失,因此,睾丸、附睾和鞘膜囊作为一个整体较为游离,容易发生扭转。

【诊断】

1. 症状

(1) 出生时或出生不久即出现阴囊肿大呈紫红色,伴不透明肿块。

(2) 睾丸、附睾肿大且界限不清,睾丸位置升高或横置,触疼明显,精索肿胀。

2. 体征　以左侧多见,患侧阴囊红肿,睾丸触痛明显或质硬,抬举痛(Prehn 征阳性)。胎儿期发生扭转者可以无明显触痛。

3. 实验室检查

(1) B 超检查显示带有附睾的睾丸外形同质回声减少,后期可看到异质的睾丸回声,如无回声则可能睾丸已有出血梗死、坏死。

(2) 多普勒彩超可显示患侧睾丸血流情况。睾丸扭转时睾丸血供减少明显或几乎没有;睾丸附睾炎时睾丸附睾的血供明显增加。

4. 鉴别诊断　与睾丸附睾炎、鞘膜积液、疝气、阴囊血肿鉴别。

【治疗】

新生儿期怀疑有阴囊急症者,如 B 超不能确诊是否有睾丸扭转存在,应尽早行探查手术,原则是任何保留睾丸组织功能的探查手术都是必需的。患侧睾丸的功能取决于扭转的时间和扭转的程度,扭转时间大于6小时,就会造成不可逆的缺血,超过12小时的约有75%的病例睾丸坏死。

手术方法 阴囊内扭转的可采取阴囊前入路,扭转睾丸进入腹股沟的应采取腹股沟入路,如发现睾丸确已坏死,可行切除手术,如不能确定睾丸组织是否已坏死,可在睾丸表面行减张切口,将睾丸还纳于阴囊进行观察。

对侧正常睾丸是否同时进行探查+睾丸固定术防止扭转应当慎重。国外有研究报道睾丸扭转对患侧和对侧睾丸均有损害,对生育会产生影响。

【预后】

宫内发生扭转的睾丸,功能保留的可能性很少。

(郭卫红　陈永卫)

第八章

腹裂

腹裂(gastroschisis)是由于脐旁部分腹壁全层缺损而致内脏脱出的畸形。为一种比较少见的腹壁先天性畸形。但近年来发病率增加。

【病因及发病机制】

在胚胎早期形成腹部的两个侧襞之一发育不全(绝大多数是右侧襞),其顶尖部已达体中央,因而脐孔是正常的,腹裂位于腹中线旁。多伴有肠旋转不良及梅克尔憩室。

【诊断】

1. 症状和体征

(1) 脐和脐带正常,腹壁裂口在脐的附近侧面,右侧占 80%,裂口呈纵向,长约 2~3cm。

(2) 从裂口突出到腹壁外的脏器是胃肠道,从胃到乙状结肠,没有别的脏器。

(3) 突出的胃肠道无囊膜覆盖,肠壁水肿、肥厚、肠袢间严重粘连。肠管明显短缩。

2. 辅助检查 产前 B 超诊断,可有利于生后治疗。

3. 鉴别诊断 与囊膜破裂的脐膨出鉴别。

【治疗】

1. 生后立即将肠管用生理盐水纱布及凡士林纱布覆盖。静脉应用广谱抗生素。禁食并胃肠减压,用生理盐水灌肠清洁结肠内粪便,便于手术还纳肠管。

2. 手术治疗

(1) 一期修补术:一期还纳肠管,修补关闭腹腔。

(2) 延期修补术:可在床旁常规放置一个口部有弹簧圈的 silo 袋,然后通过 silo 袋逐渐加压还纳肠管,7~10 天后行腹壁修补术。

【预后】

因早期合并腹膜炎和败血症,病死率曾高达 50% 以上,但近年治疗效果明显提高,无并发症的腹裂治愈率达 90% 以上。

(郭卫红 陈永卫)

第九章

脐膨出

脐膨出（omphalocele）是指腹壁发育不全，在脐带周围发生缺损，腹腔内脏脱出于体外的先天性畸形。国外统计发生率为（1~2.5）/5000，男性略多于女性，其比例约为 3∶2。

【病因及发病机制】

脐膨出是因胚胎期体腔关闭过程停顿造成，致使出生时某些腹腔内脏器通过开放的脐环膨出到腹腔外，表面由腹膜、羊膜和中间夹有一层较薄的胶冻样结缔组织构成的囊膜覆盖。根据腹壁缺损直径大于或小于 5cm，将脐膨出分为巨型和小型两种，肝脏膨出到腹腔外为巨型脐膨出的标志。

【诊断】

1. 症状和体征 出生后腹部中央可见膨出的大小不等囊状肿物，表面有光泽而透明的囊膜，透过囊膜可见突出囊内的腹腔脏器。

（1）巨型脐膨出：脐部腹壁缺损环直径 5cm，大者可达 10cm。肝、脾、胰腺和肠管等器官均可突至腹腔外，尤其是肝脏。囊膜在出生时内光亮透明，其间可含少量透明液体。24 小时左右囊膜逐渐混浊，最后坏死。

（2）小型脐膨出：脐部腹壁缺损环直径 <5cm。腹腔已发育达相当容积，膨出部内的小肠（有时含部分结肠）易回纳入腹腔。

（3）伴发畸形：约有 40% 脐膨出伴发其他先天性畸形，其中肠旋转不良最常见。脐膨出伴有巨舌，同时身长和体重超过正常新生儿者，称为脐膨出 - 巨舌 - 巨体综合征（Beckwith-Wiedemann 综合征），有的还同时伴有低血糖症和内脏肥大。

2. 辅助检查 可行心脏彩超、腹部 B 超检查除外合并畸形。

3. 鉴别诊断 出生时囊膜已破裂者需与腹裂相鉴别，后者的脐带位置和形态均正常，腹壁的裂缝基本上位于脐旁右侧。

【治疗】

1. 出生后处理 应立即用温无菌生理盐水纱布覆盖患部。

2. 手术治疗

（1）Ⅰ期修补术：适用于小型脐膨出，将囊膜切除，内脏还纳，腹壁各层缝合修补一次完成。

（2）分期修补：适用于巨型脐膨出或囊膜破裂无法Ⅰ期修补者，先用人工材料缝合在缺损的筋膜边缘，形成人工疝囊，每天挤压逐渐缩小疝囊体积迫使内脏复位，7~10天后行腹壁修补术。

3. 保守治疗 用硝酸银、磺胺嘧啶银、络合碘涂抹疝囊表面，使其结痂，随着痂下肉芽生长，周围皮肤的上皮细胞向中央生长，最后形成腹壁疝，以后行腹壁修补术。

【预后】

脐膨出是一种严重的先天性畸形，病死率很高，总体存活率为70%~95%，预后取决于缺损的大小、囊膜是否破裂及合并畸形的严重程度。

（郭卫红 陈永卫）

第十章

卵黄管发育异常

卵黄管是一个在胚胎期连接卵黄囊至消化管的细长管腔。卵黄管发育异常(omphalomesenteric remnants)是卵黄管在胚胎发育过程中退化不全所形成的多种畸形。

【病因及发病机制】

卵黄管一端与肠道相通,另一端与脐部相连。胚胎5~6周时卵黄管逐渐闭塞退化消失。若胚胎受某种因素影响,使卵黄管退化受阻,出生后仍保持部分或完全开放则造成各种解剖异常。

病理分型:

1. **脐茸** 卵黄管在脐部残留黏膜组织。

2. **脐窦** 卵黄管肠端闭塞,而脐端未闭合所形成的窦道。

3. **脐肠瘘** 卵黄管完全保持开放,肠道通过未闭合的卵黄管在脐部与体外相通。

4. **梅克尔憩室** 卵黄管脐端闭塞而肠端未闭合,在末端回肠壁上留有憩室(详见梅克尔憩室章节)。

5. **卵黄管囊肿** 卵黄管脐端和肠端均闭塞,中间部分保持开放状态,呈现囊状肿块。

【诊断】

1. 症状及体征

(1) 脐茸:生后脐带脱落后脐部少量黏液或血性分泌物,脐部可见到息肉样红色突起。

(2) 脐窦:脐带脱落后,经常有黏液自脐部流出,并发感染时流脓血性液。在脐中部可见一小的红色有黏膜被覆的小突起,中央凹陷。自凹陷插入探针或细导管进入1~3cm受阻。

(3) 脐肠瘘:脐部可见鲜红色黏膜,中央有小孔,间歇排出黏液、肠气、大便样液体,有臭味。哭闹及排便等腹压增高可有部分黏膜经脐孔脱出,甚至造成嵌顿。

(4) 卵黄管囊肿:脐下方囊性肿物,界限清楚,大小不等,可活动。大多数无自觉症状,少数可发生粘连和压迫出现肠梗阻。

2. 辅助检查

(1) X 线检查:

1) 脐窦:自脐部开口处注入造影摄侧位片可显示窦道走行方向及窦道长度。不与肠管相通。

2) 脐肠瘘:经脐部开口注入造影剂可显示造影剂经瘘管进入小肠。

(2) B 超检查:是对脐窦、脐肠瘘和卵黄管囊肿简单、快捷、准确的诊断手段。

3. 鉴别诊断 与脐尿管异常鉴别。

【治疗】

1. 脐茸

(1) 小者可用硝酸银烧灼或高频电凝器烧灼破坏黏膜。

(2) 脐茸较大但有细蒂与脐相连,可丝线结扎。

(3) 脐茸大蒂粗者须手术切除。

2. 脐窦 较短浅者可以用硝酸银处理治愈;深长久不愈合的窦道应手术切除。若合并感染时用抗生素治疗,形成脓肿者及时切开引流,待炎症控制后择期切除脐窦。也有一些患儿经感染后窦道黏膜破坏,窦道粘连闭合而自愈。

3. 脐肠瘘 诊断明确尽快手术切除瘘管,以免发生肠管脱出甚至肠坏死。

4. 卵黄管囊肿 囊肿切除术是治疗卵黄管囊肿的唯一方法。若有索带与回肠和脐部相连,应一并手术治疗。

【预后】

本症预后良好,不影响患儿正常的生长发育。

(郭卫红 陈永卫)

第十一章

先天性脐尿管畸形

脐尿管畸形(urachal abnormality)指脐尿管在胚胎发育中正常的退化障碍,造成各种脐尿管畸形。包括脐尿管窦道、脐尿管瘘、脐尿管囊肿和膀胱顶部憩室等畸形,脐尿管瘘和脐尿管囊肿是常见的。

【病因及发病机制】

1. 脐尿管瘘　脐尿管完全未闭,脐部与膀胱相通。

2. 脐尿管囊肿　脐尿管两端均闭锁,而中间部分未闭。

【诊断】

1. 症状

(1) 脐尿管瘘:脐部有清亮的尿液流出,在哭闹、咳嗽时明显。

(2) 脐尿管囊肿:下腹正中部位可扪及包块,合并感染者则有局部肿痛、发热。

2. 体征　脐部、脐周微红,有清亮液体溢出。脐尿管囊肿者可触及包块。

3. 实验室检查

(1) 造影:经排尿性膀胱尿道造影一般可见脐尿管瘘。

(2) 腹部B超:可协助诊断。

4. 鉴别诊断　与脐肠瘘、卵黄管囊肿等鉴别。

【治疗】

1. 脐尿管瘘　一经诊断明确应尽快手术切除全部瘘管。

2. 脐尿管囊肿　诊断后应行囊肿切除术,如有急性感染者,待炎症消退后再行囊肿切除术。

【预后】

本症预后良好,治疗后大多数患儿可获得正常的生长发育。

(郭卫红　陈永卫)

第十二章

先天性胸腹裂孔疝

先天性胸腹裂孔疝(congenital diaphragmatic hernia)是因胚胎发育异常,导致后外侧 Bochdalek 管膈肌缺损,部分腹腔脏器进入胸腔,伴有同侧及对侧肺泡、支气管及肺血管发育不良的“综合征”。其发病率为 1/(2600~3700)。约 80% 发生于左侧。缺损小者症状轻,重者因不可逆肺发育不良和持续性肺高压危及生命。

【病因及发病机制】

胚胎早期第 8~10 周某些因素使胸腹膜管闭合缺陷,通过缺损腹腔的肝脏、肠管疝入胸腔压迫发育中的肺,导致肺泡减少,肺泡壁增厚,间质组织增生,肺泡气腔及气体交换面积减少;肺血管数目减少,内膜增厚,中膜发育不良,腺泡内小动脉也有肌层出现;不仅患侧受损严重,对侧肺也受到影响。由于左侧胸腹膜管闭合较右侧晚,故左侧多见。约 90% 以上的病例无疝囊,疝入物最常见为小肠,其次是肝脏、胃、脾脏,常合并先天性肠旋转不良。

肺发育不良、肺血管异常、持续性肺动脉高压和胎儿循环、表面活性物质缺乏以及伴发畸形等局部和系统因素,导致不同程度的缺氧、高碳酸血症和酸中毒的恶性循环是先天性膈疝病理生理的核心。

【诊断】

1. 症状

(1) 新生儿主要表现在呼吸系统症状,严重者出生后立即或数小时内即出现呼吸困难、发绀,且进行性加重,进食和哭闹、变动体位时加重。

(2) 呕吐较少见,如发生往往是疝入胸腔内肠管嵌顿或伴有肠旋转不良所致。

(3) 持续性肺动脉高压可出现呼吸短促、低氧血症、酸中毒、低体温、低血钙、低血镁等。

2. 体征

(1) 患侧呼吸运动弱,呼吸音消失或减弱,有时可闻及肠鸣音。

(2) 心尖搏动向健侧移位。

(3) 胸部扣诊为鼓音或浊音。

(4) 腹部较为塌瘪。

3. 辅助检查

(1) 产前诊断:B 型超声波检查因见胎儿胸腔内有腹部脏器而确诊,孕 26 周前发现者预后较差。

(2) X 线平片:患侧横膈影消失,胸腔内可见充气肠管、肝、脾等阴影,心脏、纵隔向健侧移位,患侧肺明显受压;腹部肠管明显减少。右侧膈疝者,如仅肝脏疝入,正位平片上可见右下胸腔内有软组织块影。

(3) 胃肠造影:可用泛影葡胺进行造影明确疝入胸腔内肠管情况。

(4) 三维螺旋 CT+ 重建 /MRI 检查:了解疝入脏器及患侧肺发育情况,冠状面可清晰见到疝环的边缘及疝入胸腔内的肠管影,横断面疝环呈三角形,内有断面的蜂窝状肠管影。

(5) 心脏超声检查:了解是否合并肺动脉高压。

(6) B 超检查:可发现胸腔内有扩张的肠管和肠蠕动,即伴有液体无回声及气体点状回声的游动影。

4. 鉴别诊断 与先天性膈膨升鉴别。

【治疗】

1. 术前准备 胸腹裂孔疝必须进行膈肌修补术,术前准备十分重要,强调机械通气或体外膜肺技术(ECMO)供氧,解除肺动脉高压,纠正酸中毒和低氧状态,故近年来主张延期手术,即生后 24~48 小时或更长的时间,待患儿肺循环相对稳定,血气分析等指标基本正常再施行手术。

(1) 禁食、减压。

(2) 吸氧:有呼吸困难者可给予持续吸氧,必要时给予气管插管及呼吸支持。正确供氧,避免面罩加压吸氧,强调机械通气(低压高频呼吸最为安全有效)或体外膜肺技术(ECMO)。

(3) 解除肺动脉高压。

(4) 纠正酸中毒,监测血气。

(5) 应用抗生素。

(6) 补液:补充生理需要量(去钾糖维,40~70ml/kg,生后 1~3 天)。

(7) 保温:预防新生儿硬肿。

2. 手术治疗

(1) 手术入路:可根据具体情况选择经胸腔或经腹腔进行膈肌修补。一般右侧膈疝多选经胸腔入路，便于操作。左侧选择经腹腔入路便于探查合并的消化道畸形（如先天性肠旋转不良等）。

（2）缺损修补：缺损不大者，可直接缝合修补；如缺损过大，可用人造织物（涤纶片、硅胶膜等）修补。

（3）有疝囊者缝合前切除疝囊。

近年来逐渐开展腹腔镜或胸腔镜新生儿膈疝修补术，通常选择呼吸、血流动力学相对稳定、没有并发畸形的患儿，手术取得了良好的效果。

3. 术后治疗及护理

（1）心电监测、持续吸氧：继续机械通气，辅助呼吸，并监测血气、胸片；控制酸中毒、使用多巴胺增加外周及肾血流量。

（2）禁食、胃管减压。

（3）改善肺动脉高压：应用外源性或内源性血管扩张药物（妥拉苏林和前列腺素 E_1 等）。

（4）通过体外膜肺氧合使发育不良之肺“静息”，逐步恢复气体交换功能。

（5）补液：术后补液应偏少。

（6）应用抗生素。

【预后】

目前对本病研究虽不断取得进展，但仍不能完全改变其预后，总体生存率仅 55%~70%，死亡主要原因是肺发育不良和持续性肺动脉高压。

（郭卫红　陈永卫）

第十三章

食管裂孔疝

由于先天性原因导致膈肌食管裂孔、膈下食管段、胃之间结构发生异常，出现膈下食管、贲门、胃底随腹压上升而进入纵隔以及胃内容物向食管反流称为食管裂孔疝（hiatus hernia）。

【病因及发病机制】

食管裂孔疝根据病理分为以下类型：

1. 食管裂孔滑疝 是指由于膈肌韧带、膈肌角、胃悬韧带发育不良和松弛，使食管裂孔增大，当卧位或腹压升高时，食管腹腔段、贲门及部分胃底进入胸腔。立位或腹腔内压降低时则回到腹腔，故称为滑疝，常合并胃食管反流。占新生儿食管裂孔疝的70%。

2. 食管裂孔旁疝 是胚胎早期发育过程中食管两侧隐窝持续存在，食管裂孔后方膈肌出现缺损，胃底、胃大弯及部分胃体疝入胸腔，而贲门位置仍在膈下。仅占3.5%。

3. 混合型 食管裂孔扩大明显，膈食管韧带松弛，贲门、胃底可在食管裂孔上下滑动，胃底疝入胸腔并可扭转，同时横结肠、大网膜或小肠同时疝入。临床常表现为巨大疝。

【诊断】

1. 症状

（1）反复呕吐，当有反流性食管炎时，可有呕血和便血，严重者可出现吞咽困难。

（2）营养不良、生长发育迟缓。

（3）反复呼吸道感染、窒息。

（4）食管裂孔旁疝胃底进入胸腔，胃排气不畅，发生潴留性胃炎、溃疡、出血，胃底可发生扭转甚至嵌顿，出现梗阻症状。

2. 体征 消瘦、营养不良貌,无特异性体征。

3. 实验室及辅助检查

(1) 血常规:严重者可有贫血。

(2) 胸片:胃泡位于胸腔内。

(3) 上消化道造影:钡餐检查透视下可见胃疝入胸腔。

(4) B超检查:食管裂孔部可见胃黏膜位于胸腔内,提示胃底或胃体疝入胸腔。

(5) 食管测压和24小时pH监测:观察胃食管反流、LES和食管蠕动功能。

【治疗】

1. 保守治疗 随着新生儿的生长发育、饮食结构调整以及体位改变,症状可消失,故新生儿期应首先采取保守治疗。

(1) 饮食:少量多餐,黏稠食物(糕干奶)。

(2) 体位:睡眠时头高脚低位。

(3) 纠正营养不良及贫血症状:静脉营养支持。

(4) 适当使用 H_2 受体拮抗剂或质子泵抑制剂。

2. 手术治疗

(1) 适应证:①保守治疗3个月无效者;②严重喂养困难,体重持续下降,影响生长发育;③反复便血或呕血至严重贫血者;④食管裂孔旁疝和混合疝由于有胃出血、穿孔、梗阻、扭转危险应及时手术。

(2) 手术方法:经胸、经腹或经腹腔镜胃底折叠术。

【并发症及处理】

可有复发或胃食管反流症状。

【预后】

保守治疗有50%以上可治愈,手术有90%~95%可获得满意效果。

(郭卫红 陈永卫)

第十四章

先天性膈膨升

先天性膈膨升（eventration of the diaphragm）是指横膈张力异常降低而导致横膈异常升高的疾病。发生率约为4%，由于膈肌膨升的程度不同，临床出现症状的早晚不同，有些患儿甚至没有临床症状，实际临床发病率约1/10 000。一般左侧比右侧多见。部分性膈膨升右侧多见。少数为双侧膈膨升。

【病因及发病机制】

在胚胎第8~10周，中胚层的肌颈节长入胸腹膜皱褶，最终发育为横膈。如果肌层不能顺利长入横膈，将形成一侧或双侧完全性膈膨升；如果仅部分长入引起肌发育不良或肌纤维消失则形成局限性膈膨升。因此病理分为三种类型：①完全性膈膨升；②部分性膈膨升；③双侧型膈膨升。

【诊断】

1. 症状

（1）多在新生儿期或婴儿期出现明显的呼吸急促，哭闹和吸吮时呼吸困难加重，甚至发绀。

（2）反复肺部感染的病史：虽无明显症状，但因患侧肺受压，常诱发肺炎，X线检查时方被发现。

（3）有些患儿无症状，仅在胸片检查时偶然发现。

（4）伴有胃扭转或肠旋转不良者，可出现反复呕吐。

2. 体征 患侧胸部呼吸运动减弱、纵隔移位、叩诊浊音、呼吸音减弱或消失，偶可听到肠鸣音。

3. 辅助检查 X线平片：可见患侧横膈明显抬高，呈弧形拱顶状，其下方为胃肠影。有时可见肺不张。透视下可观察到膈肌有“矛盾呼吸”运动。

4. 鉴别诊断 与先天性膈疝鉴别。

【治疗】

1. 患儿呼吸困难或反复肺部感染,X 线发现膈肌位置抬高达 3~4 肋间,肺组织严重受压,有矛盾呼吸运动时需要手术治疗。手术选择经胸或经腹。近年来胸腔镜下膈肌重叠缝合术得到应用及推广。

2. 横膈抬高仅 1~2 肋间、没有明显膈肌矛盾呼吸运动的患儿可暂不手术。

【预后】

本症预后良好,治疗后大多数患儿可获得正常的生长发育。

（郭卫红 陈永卫）

第十五章

先天性食管闭锁及气管食管瘘

先天性食管闭锁及气管食管瘘（congenital esophageal atresia and tracheoesophageal fistula）是一种严重的发育畸形，发病率约为 1∶（3000~4500）。多见于早产婴和未成熟儿，常伴有其他系统畸形。男女之比约为（1.25~1.7）∶1。

【病因及发病机制】

发病机制目前仍不清楚。尽管有很多理论解释病因，但是没有统一的理论。目前研究认为食管起源于前肠，前肠的异常发育是导致食管闭锁及气管食管瘘的根本原因。

病理分型有重要的临床意义。通常国际上根据食管闭锁位置的高低及是否伴有与气管相通的瘘管将其分为五型：

Ⅰ型：约占 6%，食管上、下段均闭锁，无气管食管瘘，两盲端距离较远。

Ⅱ型：约占 0.5%~1%，食管上段有瘘管与气管相通，食管下段盲端。

Ⅲ型：约占 85%~90%，最常见。此型食管上段盲端，食管下段与气管之间有瘘管相通。两盲端距离 >2cm 者为Ⅲa 型，距离 <2cm 的为Ⅲb 型。

Ⅳ型：约占 1%，食管上下段均有瘘管与气管相通。

Ⅴ型：约占 6%，食管无闭锁，但有气管食管瘘。因瘘管呈前高后低位，故又称“H”或“N”型。瘘管通常在颈部食管与气管之间。

【诊断】

1. 症状

（1）母亲常有羊水过多史。常合并早产和低出生体重。

（2）新生儿出生后有唾液过多，表现为泡沫样物从口腔、鼻腔溢出。

（3）典型症状为患儿第一次进食后出现呛咳、呼吸困难及发绀症状，抽出口腔及呼吸道分泌物后症状缓解，再次进食时反复出现。

（4）Ⅴ型患儿可表现为进食后反复出现呛奶、呛咳症状。

(5) 新生儿肺炎症状,发热、呼吸困难、鼻翼扇动。

(6) 伴发畸形:50% 以上伴发其他畸形。大多为多发畸形。如 VACTERL 综合征即脊柱(V)、肛门(A)、心脏(C)、气管(T)、食管(E)、肾脏(R)和四肢(L)畸形。25% 的畸形是危及生命或需要急诊处理的,如肛门闭锁、肠旋转不良、肠闭锁等,使治疗更加复杂。

2. 体征

(1) 合并有肺炎患儿可有鼻翼扇动、口周和面色发绀,双肺可闻及啰音。

(2) 胃管不能进入胃腔,用 8~10 号硅胶或橡胶胃管经口或鼻孔插入食管于 10cm 左右处受阻,再下行困难,或屡次从口腔返出。

(3) Ⅰ、Ⅱ型下段食管无气管瘘,胃肠道无气,腹部呈平坦或舟状腹样。Ⅲ、Ⅳ型患儿,腹部可有膨胀,叩诊为鼓音。

(4) 注意检查其他系统合并畸形如先心病、脊柱、肛门闭锁等。

3. 实验室及辅助检查

(1) 产前 B 超检查:发现羊水增多和小胃泡或胃泡消失是发现食管闭锁的重要依据,但阳性诊断价值不高,发现上颈部盲袋征更可靠。

(2) 血常规检查,合并肺炎者白细胞总数及 CRP 可升高。

(3) X 线平片:疑似者可插入胃管并行胸腹联合立位片,如胃管在胸腔有折返即可诊断。可于 1~3 胸椎处见到下行受阻的弯曲胃管影,该部约为上段食管盲端的位置。同时腹腔有肠气者可诊为Ⅲ型,无肠气者可疑为Ⅰ型。

(4) 食管造影:可用少量(1~2ml)泛影葡胺或碘油行食管造影明确诊断,可根据食管、气管显影的情况判断分型。

(5) 三维螺旋 CT+ 重建:Ⅲ、Ⅳ型患儿术前可行此检查了解两盲端距离,检查前应使患儿呈立位或按压腹部使下段食管盲端充气。

(6) 纤维支气管镜检查:可以了解气管食管瘘的位置并发现少见的Ⅱ、Ⅳ食管闭锁。

4. 鉴别诊断 Ⅴ型患儿:注意与胃食管反流病引起的呛咳鉴别。

【治疗】

手术是唯一的治疗方法,术前需行充分术前准备,可视患儿一般情况于入院后 12~24 小时施行手术治疗,并力争一期食管吻合。

1. 术前准备

(1) 禁食。

(2) 口腔、食管上段持续吸引,减少口腔、食管上段分泌物。

(3) 吸氧:有呼吸困难者可给予持续吸氧,必要时给予气管插管呼吸支持。

(4) 盐酸氨溴索(沐舒坦)(7.5mg+2ml DDW,每 4~6 小时一次)超声雾化吸入,雾化后吸痰,减少呼吸道分泌物。

（5）抗感染治疗。

（6）补液：补充生理需要量（去钾糖维，40~70ml/kg，生后 1~3 天）。

（7）保温：预防新生儿硬肿。

（8）术前还应争取尽早明确重要的合并畸形（如消化道其他部位梗阻、心血管系统畸形）。对重大畸形的矫治应予食管闭锁手术同时考虑和妥善安排。

2. 手术治疗　于患儿一般情况稳定后施行。

（1）食管两盲端距离 <2cm 者，可行经胸膜外（或经胸）食管端端吻合术。

（2）食管两盲端距离 >2cm 者，环形肌切开（Livaditis 法）食管上段使其拉长，再行 I 期食管端端吻合术。

（3）如两盲端距离过长，则行瘘管结扎及胃造瘘，行延期食管吻合术。

（4）经胸腔手术者，术后留置胸腔闭式引流管。

（5）合并右位心的应考虑从左侧入路进胸。

3. 术后治疗及护理

（1）心电监测、持续吸氧。

（2）禁食，胃管自然引流。

（3）盐酸氨溴索（7.5mg+2ml DDW，每 4~6 小时一次）超声雾化吸入，雾化后吸痰，减少呼吸道分泌物。

（4）术后 24 小时复查胸片（床旁）、血气分析。

（5）静脉营养支持。

（6）抗感染治疗。

（7）吻合口张力高者，术后必要时给予镇静，减少哭闹和呛咳。

（8）注意观察有无吻合口漏发生。

（9）术后 7 天行泛影葡胺食管造影，如无吻合口漏，则可开始经口喂养；如有吻合口漏，持续胸腔负压引流，继续抗感染和全身支持治疗，绝大多数可自行愈合。

【预后】

手术治疗效果与食管闭锁的类型、出生体重（是否 <1.5kg）、伴发畸形（是否有严重先天性心脏病等）和肺炎的严重程度等因素有关。体重 2500g，无严重合并畸形者，手术成活率 90%。娴熟的手术技术和良好的围术期管理是提高术后存活率的重要条件。

（郭卫红　陈永卫）

第十六章

新生儿胃扭转

胃扭转(gastric volvulus)指各种原因引起胃的一部分围绕另一部分的异常旋转,出现胃内梗阻症状称为胃扭转。扭转的程度各异,从 180°~360°,急性胃扭转指扭转 360° 以上,可以发生梗阻及坏死,是一个非常罕见的可危及生命的疾病。临床上常见的是慢性胃扭转,慢性胃扭转多见于 2 个月以下的小婴儿,年龄越小,发病率越高。

【病因及发病机制】

1. 慢性胃扭转或称为原发性胃扭转 固定胃的韧带先天性缺乏、松弛或过长,加上胃运动功能的异常,如饱餐后的胃重量增加容易导致胃有限度的扭转。

2. 急性胃扭转或称继发性胃扭转 多为胃本身或周围脏器的病变造成,如先天性食管裂孔疝、先天性膈膨升和先天性膈疝等,急性胃扭转多是膈肌缺损的继发性合并症。

病理分型:

(1) 器官轴型扭转:胃体沿贲门和幽门纵轴线旋转,多发于存在膈肌异常的患儿。多是胃大弯向前上方翻转并位于胃小弯之上,使胃后壁转向前方,发生胃食管连接部和幽门两处梗阻。

(2) 系膜轴型扭转:胃沿着胃大弯与胃小弯中点的连线为轴的扭转,这时胃窦部位于胃底的前上方,梗阻通常在胃窦幽门区域,常常是从右向左旋转。多发生于膈肌正常的患儿,多数是慢性胃扭转。

(3) 混合型扭转:上述两型同时存在。

此外,胃扭转可根据扭转程度、病因进行分类。如:①按病因分原发性扭转和继发性扭转(后者多继发于胃和附近器官的其他疾病);②按程度分完全性扭转和部分性扭转;③按发生经过分急性扭转和慢性扭转。

【诊断】

1. 症状

（1）急性胃扭转：起病急，进展快，表现为阵发性上腹疼痛和膨隆、干呕。

（2）慢性胃扭转：常出现吐奶或溢奶，不含胆汁，发生于喂奶后数分钟呕吐，吐后食欲良好。呕吐严重者可导致营养不良。

2. 体征　急性扭转时上腹部触诊有局限压痛，腹肌紧张，下腹平坦和柔软。完全性扭转则鼻胃管不能置入。慢性扭转一般无阳性腹部体征，仅有前上腹稍胀。

3. 辅助检查

（1）钡餐造影检查可见下列 X 线特征：

1）器官轴型胃扭转：①食管黏膜与胃黏膜有交叉；②胃大弯位于胃小弯之上，胃外形似大虾状；③幽门窦部的位置高于十二指肠球部，垂直向下，使十二指肠球部呈倒吊状；④双胃泡双液面；⑤食管腹段延长，且开口于胃下方。

2）系膜轴性胃扭转：①食管腹段不延长，胃黏膜呈十字交叉；②少量服钡时胃体呈钡环状；③胃影可见 2 个液平面。

（2）腹部 B 超检查：可以用于诊断。

4. 鉴别诊断　新生儿应与幽门痉挛、幽门肥厚性狭窄、食管裂孔疝、贲门失弛缓及喂奶不当等鉴别。

【治疗】

1. 保守体位疗法　新生儿胃扭转多属于慢性不完全性胃扭转，多采用体位喂养法，喂奶时将患儿上半身抬高并向右侧卧，或右侧前倾位，常可避免或减轻呕吐。一般在 3~4 个月后症状自然减轻或消失。采用稠奶喂养可提高疗效。

2. 手术治疗　急性胃扭转易造成胃血供障碍、坏死，穿孔应急诊行胃整复和胃固定术，同时探查扭转病因进行矫治。

【预后】

本症预后良好，治疗后大多数患儿获可得正常的生长发育。

（郭卫红　陈永卫）

第十七章

新生儿胃穿孔

新生儿原发性胃穿孔(primary gastric perforation)较少见,但病情极为严重,病死率很高。

【病因及发病机制】

主要因胚胎发育异常所致胃壁肌层先天性缺损所致,机制尚未明确。继发性胃穿孔可因胃壁局部缺血、胃内高压、产伤窒息致胃壁应激性溃疡引起。尚有少数不明原因的特发性穿孔。

新生儿原发性穿孔多位于胃大弯近贲门部,主要病理变化是胃壁肌层广泛缺损、穿孔边缘无肌纤维、黏膜下肌层菲薄,腹腔内有继发性腹膜炎的病理改变。继发性胃穿孔多位于胃小弯,可伴发严重消化道出血。

【诊断】

1. 症状 大多数在生后5天内发病,早产儿多见或有缺氧、窒息史。

(1) 穿孔前或穿孔早期为激惹、躁动、呕吐、拒乳、哭声无力,吐物可呈咖啡色。

(2) 穿孔后突然出现腹胀并进展迅速,呼吸窘迫,全身情况迅速恶化,出现中毒性休克。

(3) 可有正常胎粪排出。

2. 体征

(1) 呼吸困难、面色苍白、体温不升、末梢循环差、心率快而心音弱。

(2) 腹部高度膨隆、呈球形,腹壁静脉怒张,腹壁、阴囊或阴唇水肿。

(3) 肝浊音界消失,有移动性浊音,少见腹肌紧张。

(4) 肠鸣音消失。

(5) 腹腔穿刺可有浑浊、牛奶样或蛋花汤样渗液。

3. 实验室及辅助检查

（1）血常规：可有白细胞计数、CRP 升高，约有 1/3 患儿中性白细胞和血小板计数低于正常。

（2）腹腔穿刺液培养多有细菌生长。

（3）X 线胸腹立位平片检查可见横膈升高，膈下大量游离气体和全腹大气液面，胃泡影消失。有时减压的胃管可进入腹腔。

4. 鉴别诊断 新生儿自然气腹。

【治疗】

1. 术前准备

（1）胃管减压。

（2）给氧：给氧时不宜用正压，以防更多的气体进入腹腔。

（3）应用抗生素。

（4）输液，纠正休克、酸中毒，改善微循环。

（5）输血、血浆等支持治疗。

（6）保温。

（7）必要时腹腔穿刺减压。

2. 尽早手术修补穿孔，并引流腹腔。

3. 术后持续胃肠减压、输液、应用抗生素、保温及营养支持。

【预后】

取决于就诊时间、发病至手术时间，本病进展快，病死率很高。

（郭卫红 陈永卫）

第十八章

先天性肥厚性幽门狭窄

先天性肥厚性幽门狭窄(congenital hypertrophic pyloric stenosis)是由于幽门肌层增生肥厚,使幽门管狭窄而引起的机械性梗阻。是婴儿期常见的消化道畸形。男孩明显多于女孩,约为4~5倍。

【病因及发病机制】

病因至今仍不清,目前认为病因与下列因素有关:

1. 遗传因素 本病有家族性发生倾向,目前认为是一种多基因性控遗传,男性基因阈值较女性低,故易发病,可见于同胞兄弟或双生儿。

2. 消化道激素紊乱 有研究发现患儿血清和胃液中前列腺素浓度增高,幽门肌层局部激素浓度增高使肌肉处于持续紧张状态而导致肥厚的。

3. 幽门的神经支配异常 近年研究注意到幽门肌层一氧化氮合成酶缺乏和肽能神经发育异常与发病有关。

【诊断】

1. 症状

(1) 呕吐:多于生后2~3周开始。最初仅溢奶,逐渐加重转为喷射性呕吐,呕吐物自口鼻喷出。吐物为黏液、乳汁或乳凝块,不含胆汁。食欲良好。

(2) 慢性脱水和营养不良:随着呕吐加剧和频繁,入量不足,引起慢性脱水,眼眶凹陷、皮肤松弛、皮下脂肪减少、体重下降、消瘦、营养不良、尿量减少、大便干而少。

(3) 黄疸:常合并有黄疸。

2. 体征

(1) 脱水、消瘦、营养不良貌。

(2) 喂奶后腹部检查,上腹部饱满,可见胃型及由左向右的蠕动波。

(3) 空腹时右上腹肋缘下腹直肌外缘深部可触及橄榄核形、光滑、硬韧、稍可活动的包块。

3. 实验室及辅助检查

（1）血生化：呕吐丧失大量胃酸和钾离子，可引起碱中毒，低氯、低钾、低钠、总蛋白下降。还可有胆红素升高。

（2）B 超检查：应为首选。诊断标准：幽门肌厚度≥4mm、幽门直径 12mm、幽门管长度 >15mm。

（3）上消化道造影：常用稀钡或泛影葡胺，必要时进行。检查后应用胃管吸出钡剂，并用温生理盐水洗胃，防止呕吐和误吸。特征是：①胃扩张；②胃蠕动增强；③幽门管细长如线状、双轨样或鸟嘴状；④胃排空延迟。

4. 鉴别诊断

（1）先天性幽门闭锁或幽门前瓣膜：生后早期呕吐，腹部触诊无包块。影像学检查易鉴别。

（2）幽门痉挛：呕吐不规律，喂奶前给予口服阿托品可缓解症状，腹部触诊无包块，影像学检查易鉴别。

（3）胃食管反流：常合并于幽门肥厚性狭窄，幽门环肌切开术后如仍有呕吐应疑有此病。呕吐不规律，通过改变体位、改变食物稠度症状可有所改善。钡餐检查可见胃内容物反流至食管。

【治疗】

1. 术前处理　对于无明显脱水及电解质紊乱的患儿，应尽早手术；有脱水及电解质紊乱的患儿，要是按脱水的不同程度补液，纠正脱水及电解质紊乱；如严重消瘦可用静脉营养 5~7 天。

2. 手术治疗　幽门环肌切开术为治疗本病的最佳方法，效果良好，传统的开腹手术已逐渐被腹腔镜术式取代。术中应注意充分分离肌层，并避免损伤十二指肠黏膜。

3. 术后治疗和护理　术后 6 小时或次日晨开始进糖水，逐渐加量。12 小时后进奶，2~3 天加至足量。

【预后】

本症手术治疗效果良好。

（郭卫红　陈永卫）

第十九章

环状胰腺

环状胰腺(annular pancreas)是指胰腺组织呈环状或钳状包绕压迫十二指肠降段,造成十二指肠不同程度的梗阻。约占十二指肠所有梗阻中的15%,男女比例相当。

【病因及发病机制】

一般认为胰腺始基组织有增生肥大,并从十二指肠两侧包绕肠壁融合形成环状胰腺,腹侧始基右叶尖端不游离而固定于十二指肠肠壁,当十二指肠向右后旋转时,与背侧始基实融合形成环状胰腺;或腹侧始基左叶未消失,故两叶包绕十二指肠前后壁,形成环状胰腺。

根据胰腺形态和与十二指肠关系可分为环状、钳状和分节状胰腺。

【诊断】

1. 症状

(1) 母亲常有羊水过多史。约半数出生体重 <2.5kg。

(2) 呕吐:出现时间视十二指肠梗阻程度而定,80% 以上患儿在生后 1 周出现呕吐,呕吐为持续性,甚至逐渐加重,多含有黄绿色液体;轻者,症状可在婴儿或儿童期甚至在成人期才表现或终生无症状。

(3) 一般生后有正常胎便排出。

(4) 呕吐频繁、就诊较晚者可出现脱水和电解质紊乱、体重下降,合并吸入性肺炎甚至心力衰竭。

(5) 慢性呕吐者:可有营养不良和生长发育滞后。

2. 体征 无特异性体征。体格检查可见上腹胀,有时有胃型及蠕动波。

3. 辅助检查

(1) 腹部平片:典型的征象是“双泡征”,下腹致密气少。

(2) 上消化道造影:可见十二指肠球部及降部上段扩张,降段下方呈线形狭窄，钡剂排空延迟。

（3）腹部B超：可见梗阻近端十二指肠扩张，有经验的医师可探及胰腺环形包绕十二指肠。

4. 鉴别诊断

（1）肠闭锁。

（2）先天性肠旋转不良。

【治疗】

手术是唯一治疗方法，确诊后应尽早手术治疗。

1. 术前治疗 先纠正水和电解质紊乱和营养不良，争取早日手术。

（1）禁食、减压。

（2）补液：纠正脱水及电解质紊乱及补充生理需要量。

（3）保温：预防新生儿硬肿。

2. 手术治疗 十二指肠菱形吻合术，吻合口呈菱形，持续开放。手术方便简单，符合解剖生理功能。

3. 术后治疗及护理

（1）心电监测。

（2）继续禁食、减压。

（3）静脉营养支持：术后肠功能恢复慢，可给予静脉营养支持。

（4）抗感染治疗。

【预后】

近年，由于诊断的及时、手术方法的改进和综合管理的进步，治疗效果有了明显进步，治愈后远期效果好，生长发育完全同正常同龄儿。

（郭卫红 陈永卫）

第二十章

先天性肠旋转不良

先天性肠旋转不良(congenital malrotation of intestine)指胚胎期某种因素影响正常的肠旋转运动而使肠管位置变异所引起的肠梗阻。多见于新生儿，占新生儿高位肠梗阻中第一位。少数发生于婴儿或较大儿童。本病常合并中肠扭转,延误诊治可致大量肠坏死,病情危重。确诊后早期手术效果良好。

【病因及发病机制】

胚胎期以肠系膜上动脉为轴心的肠管旋转运动发生障碍可以导致本症,使得肠道位置变异,肠系膜附着不全。发病机制尚不明。

本症常见的三种基本病理表现为:腹膜束带压迫十二指肠、肠扭转和空肠上段膜状组织压迫和屈曲。本症常合并十二指肠闭锁或狭窄、脐膨出和膈疝等其他畸形。

【诊断】

1. 症状

(1) 新生儿期:

1) 一般于生后 3~5 天出现呕吐,呕吐物含有大量胆汁,呈碧绿色或黄色。

2) 绝大多数生后 24 小时内均有正常胎粪排出。开始呕吐后便量减少或便秘。

3) 肠扭转合并肠绞窄时,频繁喷射性呕吐咖啡样物或血、腹部高度膨胀、便血、发热、水和电解质紊乱等中毒症状。

(2) 婴幼儿及儿童期:

1) 长期间歇性发作的含有胆汁的呕吐。

2) 部分患儿表现为间歇性发作的中上腹部疼痛,伴有恶心、呕吐。

3) 长期呕吐可致慢性脱水、体重下降和生长发育障碍。

4) 少数突发急性腹痛和剧烈呕吐。

2. 体征　无明显阳性体征，有肠扭转导致的肠坏死时可有腹膜炎体征。

3. 辅助检查

（1）腹部立位平片：常显示典型的“双泡征”或“三泡征”，其他腹部少气体影像。

（2）钡剂灌肠：显示结肠框及回盲部位置异常，盲肠位于右上腹部或上腹中部具有确诊意义。

（3）钡餐检查：可显示异常的十二指肠外形，十二指肠空肠连接部位于脊柱右侧，小肠位于右侧腹，当有肠扭转时，十二指肠和近端空肠呈螺旋状。

（4）B超检查：彩色超声波检查根据肠系膜上动、静脉位置关系的改变，可在术前早期诊断肠扭转，优于其他影像学检查。

（5）螺旋+增强CT：可见肠系膜血管旋转。

4. 鉴别诊断　须与引起十二指肠梗阻的其他疾病如十二指肠闭锁、狭窄、环状胰腺等鉴别。肠扭转绞窄时应注意与坏死性小肠结肠炎鉴别。通过影像学检查均可鉴别。

【治疗】

新生儿期肠旋转不良为急诊手术，中肠扭转造成绞窄性肠梗阻者应经过不超过2~3小时的准备后立即手术。

1. 术前纠正水和电解质紊乱和营养不良。

2. Ladd术　手术要点包括：①扭转肠管复位；②松解十二指肠前腹膜索带和空肠上段膜状组织压迫和屈曲；③切除阑尾。术中还应注意探查其他合并畸形等。

3. 术后继续禁食、补液、应用抗生素。肠道功能恢复后逐渐恢复饮食。

【预后】

早期诊断与治疗的患儿预后愈良好，生长发育基本和健康同龄儿相同。肠扭转广泛肠坏死肠切除术后发生短肠综合征，需要长期营养支持。

（郭卫红　陈永卫）

第二十一章

先天性肠闭锁和狭窄

肠闭锁和肠狭窄（congenital atresia and stenosis of the intestine）是新生儿肠梗阻中常见的先天性消化道畸形。发病率约 1∶（1500~4000）。男女相等。闭锁多于狭窄，其发生频率依次为回肠、十二指肠、空肠，结肠闭锁罕见。肠狭窄以十二指肠最多见，回肠较少。

【病因及发病机制】

1. 确切原因尚不清楚 十二指肠和空肠上段的闭锁和狭窄可能为胚胎早期肠管空化再通过程发生障碍造成；空肠下段和回肠的闭锁和狭窄与肠道局部血液循环发生障碍有关，宫内发生肠扭转、肠套叠，血管的分支畸形及胎粪性腹膜炎等情况，是导致局部肠管血运障碍的最常见原因。

2. 病理分型

（1）肠闭锁：

1）Ⅰ型：即隔膜型。肠管连续，肠腔内有隔膜。肠系膜完整。

2）Ⅱ型：两盲端间有索条相连，肠系膜无缺损或有 V 形缺损。

3）Ⅲa 型：两盲端游离，无索条相连，肠系膜呈 V 形缺损。

4）Ⅲb 型：两盲端游离，远端肠管呈苹果皮样或螺旋样，肠管全长有明显的短缩。

5）Ⅳ型：多发性闭锁，可以Ⅰ、Ⅱ、Ⅲ型并存。一般肠管长度减少。

（2）肠狭窄：分隔膜型狭窄和短段管状狭窄两种。

【诊断】

1. 症状 先天性肠闭锁或肠狭窄主要表现为肠梗阻的症状，其出现时间和轻重取决于梗阻的部位和程度。

（1）肠闭锁是完全性梗阻，症状为呕吐、腹胀和无正常胎粪排出，母亲妊娠常有羊水过多史。

1）呕吐:多于生后第1天出现。高位肠闭锁呕吐出现早,次数频繁,多含胆汁,进行性加重。低位闭锁时,呕吐出现晚,呕吐物呈粪便样,味臭。

2）腹胀:高位闭锁腹胀轻,限于上腹部,呕吐或胃肠减压后,腹胀消失或明显减轻。低位闭锁腹胀进行性加重,呕吐或胃肠减压后腹胀不缓解。

3）无胎粪排出:生后无正常胎粪排出,有的仅排出少量灰白色或青灰色黏液样物。个别有少量胎粪排出者,可能是妊娠晚期宫内肠套叠等所致肠闭锁的表现。

4）全身症状:生后最初几小时全身情况良好。很快表现躁动不安、拒乳及脱水,常伴发吸入性肺炎,全身情况迅速恶化。如肠穿孔,则腹胀更著,出现呼吸困难、发绀、体温不升及全身中毒症状。

（2）肠狭窄:临床症状视狭窄的程度而有所不同。少数显著狭窄的出生后即有完全性肠梗阻的表现。多数表现为不完全性肠梗阻,反复呕吐奶块及胆汁。生后有胎粪排出,但量少。腹胀程度视狭窄部位而定。

2. 体征

（1）高位肠闭锁时偶在上腹部见胃型或胃蠕动波;低位闭锁者全腹膨胀,常见扩张的肠袢。

（2）肠狭窄:为慢性不完全性肠梗阻,故在腹部常可见肠型和肠蠕动波,伴有肠鸣音亢进。

3. 辅助检查

（1）产前B超检查:诊断小肠闭锁很有价值。高位空肠闭锁显示从胃延伸至空肠近端有一长形液性区,或在胎儿腹腔上部探测得数个扩张的空肠液性区。

（2）X线平片检查:腹部立位片高位小肠闭锁时可见“三泡征”或数个液平面。低位小肠闭锁则显示较多扩张肠袢和液平面。侧位片中可见结肠及直肠内无气体。

（3）钡灌肠检查:可见胎儿型结肠。

（4）全消化道造影:肠狭窄行钡餐检查可以显示狭窄部位。

（5）B超检查:可显示扩张的肠管及干瘪的远段肠管,现临床常为明确诊断首选的检查。

4. 鉴别诊断　与先天性全结肠型巨结肠、旋转不良、胎粪黏稠综合征鉴别。钡灌肠对鉴别诊断价值很高。

【治疗】

手术是唯一的治疗方法,确诊后应争取早期进行。

1. 术前禁食、胃肠减压、补液、纠正水和电解质紊乱,改善贫血和营养不良。应用抗生素。

2. 术式应根据术中所见具体选定,小肠闭锁,以切除近侧膨大的盲端,做端端吻合术最为理想;隔膜闭锁或狭窄可行隔膜切除术。

3. 术后处理需继续禁食、胃肠减压、补液、应用抗生素和营养支持。肠功能恢复后逐渐恢复饮食至正常母乳。

【预后】

本病严重威胁患儿生命。近20年来,病因学研究的进展、诊断水平的提高、技术操作的改进、围术期良好的监护、尤其是静脉营养的应用,使存活率有显著提高。

(郭卫红　陈永卫)

第二十二章

胎粪性肠梗阻

胎粪性肠梗阻(meconium ileus)是由于极度黏稠的胎粪阻塞肠腔而引起的肠梗阻,其梗阻部位在回肠。是新生儿期肠梗阻中少见的疾病,多发生在白种人,黄种人及黑人少见。

【病因及发病机制】

因回肠远端积聚较多极为黏稠和干燥的胎粪造成肠梗阻,目前认为的发病机制为:

1. 与合并囊性纤维化病有关,囊性纤维化病是一种常染色体隐性遗传病。其外分泌腺功能障碍,胰腺的分泌液异常不能消化蛋白等物质致粪便凝结,而肠腺分泌液黏稠使胎粪堵塞肠道。

2. 胎粪中异常蛋白增高,可能由于小肠分解蛋白酶活性降低或羊水含有异常蛋白所致。

【诊断】

1. 症状

(1) 病史可有家族倾向,母亲妊娠期可有羊水过多病史。

(2) 梗阻症状:多发生在生后2~4天,腹胀、呕吐、无正常胎便排出。

2. 体征 腹部膨隆,可见肠型,直肠指诊可有少量黏稠胎粪。

3. 实验室检查

(1) 胎粪和十二指肠吸出物测不出胰蛋白酶。

(2) 汗液试验可确定囊性纤维病变。

(3) X线立位片:可见不同程度的肠管扩张、胀气,肠内容物有泥浆样或水泡样感,右下腹见到“肥皂泡样”或“毛玻璃样”影。

(4) 钡灌肠:结肠细小,持续压力下造影剂可进入末端回肠,显示萎陷的肠管和腔内弹丸样胎粪。

（5）遗传学分析：确定囊性纤维性病。

4. 鉴别诊断 与先天性巨结肠、肠闭锁等鉴别。

【治疗】

1. 保守治疗

（1）禁食、胃肠减压。

（2）静脉补液。

（3）用灌肠的方法将黏稠的胎粪排出肠外以解除肠梗阻。灌肠液包括泛影葡胺、表面活性剂、0.1% 聚山梨酯 -80、N- 乙酰半胱氨酸溶液。

2. 手术治疗

（1）适用于非手术治疗无效；合并穿孔、腹膜炎。

（2）手术方法：可行末端回肠造瘘，经造瘘口注入灌肠液、溶解胎粪。

【预后】

胎粪性肠梗阻造成患儿死亡很少见。由于对囊性纤维性病并发症处理的不断进步，伴有胎粪性肠梗阻患儿的成活率与其他囊性纤维性病患儿相似。

（郭卫红 陈永卫）

第二十三章

胎粪性腹膜炎

胎粪性腹膜炎(meconium peritonitis)是指胎儿期发生肠道穿孔,胎粪进入腹腔引起的无菌性化学性腹膜炎。在出生后短期内出现腹膜炎和(或)肠梗阻症状,是新生儿严重的急腹症之一。

【病因及发病机制】

1. 病因

(1) 胎儿肠梗阻,梗阻近端肠管扩张穿孔,如肠闭锁、肠狭窄等。

(2) 肠壁肌层发育不良或围产期胎儿缺氧。

(3) 肠壁局部血液循环障碍导致坏死穿孔,如胎儿坏死性小肠结肠炎、肠系膜血管梗死等。

(4) 原因不明的自发穿孔。80% 的这类患儿有新生儿期缺氧和呼吸窘迫。

2. 病理分型

(1) 纤维粘连型(肠梗阻型):出生时肠穿孔已愈合,腹腔存在粘连与钙化,导致肠管粘连成团、成角,形成粘连性肠梗阻。

(2) 囊肿型:出生时穿孔之处没有愈合,粘连固定的肠袢形成厚的囊壁。囊壁使穿孔局限在囊内,防止向余腹部扩散,钙化沉淀于囊壁。

(3) 弥漫性腹膜炎型:出生时肠穿孔未愈合,未能被粘连所包裹,肠内容物进入腹腔造成细菌性腹膜炎。

【诊断】

1. 症状和体征 根据病理改变不同,临床表现可分为肠梗阻型和腹膜炎型两种:

(1) 肠梗阻型:典型的肠梗阻表现,发病时呕吐频繁、腹胀明显且逐渐加重。大便少或无。肠梗阻可以是完全性或是不完全性的,可以是高位的,也可以是低位的。

（2）腹膜炎型：多于生后 3~5 天发病。呕吐频繁，腹胀呈进行性加重、呈球形，腹壁水肿发亮，静脉怒张，有压痛，移动性浊音阳性，肠鸣音减弱或消失。可分为以下两种类型：

1）弥漫性腹膜炎游离气腹型：生后即频繁呕吐，腹壁极度膨胀，出现呼吸困难、发绀，腹壁发红、水肿，甚至阴囊或阴唇水肿，体温低下，迅速出现中毒性休克。

2）局限性腹膜炎包裹性气腹型：即病理的囊肿型，临床表现为腹部局限性膨隆，多在上腹部，可有局部压痛和红肿。患儿全身情况多数尚好，如感染扩散则全身情况严重。

2. 辅助检查

（1）X 线检查：腹部立位平片上特有的钙化影可以确定诊断。一般为由 1~2mm 直径的钙化点组成的条索或片块状阴影。多局限于右下腹，罕见于腹股沟疝囊内。

根据放射学征象可分为三型：

1）气腹型：膈下游离气体及一或多个气液面、横膈上升。腹腔内大量气体时，可表现为横贯全腹大的气液平面，横膈明显上升，肝脏受压呈“钟”型，悬垂于膈下正中。当腹腔渗液被粘连包裹性或分隔成多房时，气腹常局限，膈下无游离气体。但于中腹部可见到明显的钙化灶。

2）肠梗阻型：中上腹部见肠管扩张及阶梯状气液平面，盆腔无或较小充气肠管。腹部可见明显的钙化影。

3）无症状型：少数病例虽然存在肠管粘连，但在腹部平片上仅见点状钙化阴影，临床上暂无任何症状。

（2）腹部 B 超检查：无创又便捷，由于钙化灶的特殊影像，现已用于产前及生后诊断。

3. 鉴别诊断

（1）坏死性小肠结肠炎：主要有呕吐、腹胀、便血，一般情况差，病情进展快。X 线征象可见门静脉或肠壁积气等特征。

（2）新生儿胃穿孔：X 线显示腹腔积气、积液，胃泡显示不清，无钙化影。

【治疗】

1. 临床表现为不完全性肠梗阻，采用非手术方法处理，包括：禁食、胃肠减压、输液及纠正酸碱失衡和静脉应用抗生素等。严密观察病情，必要时重复腹部 X 线和 B 超检查。

2. 腹膜炎或完全性肠梗阻时应积极准备、尽早手术治疗。大量气腹时应先腹腔穿刺减压，缓解呼吸困难。

3. 腹膜炎型者手术时先探查腹腔，如能找到穿孔部位，根据具体情况行修补、肠切除吻合或肠造瘘术，如找不到穿孔，手术则以腹腔引流为主。对肠梗阻型，手术应仅单纯分离和松解梗阻部位的粘连索带，解除梗阻。不宜广泛剥离，和肠管梗阻无关的钙化块不应剥除，以免损伤肠管。

【预后】

本症因病变复杂以往病死率很高，近年来随着产前诊断及治疗水平的提高，存活率明显升高。

（郭卫红　陈永卫）

第二十四章

新生儿阑尾炎

新生儿阑尾炎(appendicitis in neonatal period)较为罕见,仅占阑尾炎手术的1%~2%,误诊率高,穿孔率可高达40%。

【病因及发病机制】

1. 发病可能与以下因素有关

(1) 有不洁的喂奶史,有呕吐、腹泻、发热等胃肠炎病史,由于抵抗力低下,肠道有感染时,阑尾黏膜损伤,肠道细菌侵入阑尾壁使之感染。

(2) 阑尾成角扭曲:导致阑尾梗阻、穿孔。

(3) 合并于其他疾病的阑尾穿孔,合并于NEC、先天性巨结肠、胎粪栓塞综合征等。

2. 新生儿阑尾穿孔发病率高的原因

(1) 由于新生儿阑尾壁薄,盲肠未扩张,不利于阑尾减压。

(2) 新生儿免疫系统未成熟,大网膜发育不全,短而薄,不能包裹感染病灶,炎症易扩散。

【诊断】

1. 症状 新生儿阑尾炎没有特征性临床表现。可表现为腹胀、腹泻、呕吐、嗜睡、厌食、哭闹等,体温可升高或表现为不稳定。

2. 体征 可有腹膜刺激征、腹壁水肿、腹壁红肿。有时右下腹可扪及包块。

3. 实验室及辅助检查

(1) 血常规:WBC可升高,CRP可升高,发热和白细胞升高可不成比例。

(2) 腹立位平片:无特异性征象,可表现为肠瘀张、肠梗阻、肠穿孔等表现。

(3) 腹部B超:阑尾增粗、盲肠壁水肿、阑尾脓肿等征象。

4. 鉴别诊断 注意与败血症、NEC、胎粪性腹膜炎、巨结肠危象等鉴别。

【治疗】

因新生儿阑尾炎没有特征性临床表现，术前确诊有一定困难，因此有腹膜炎症状可疑阑尾炎患儿应积极探查。一旦确诊后多主张早期手术。如已局限形成阑尾脓肿，可采用保守治疗。

【预后】

新生儿阑尾炎穿孔引起的腹膜炎、败血症死亡率较高。近年来，由于诊断技术和新生儿监护的进步，死亡率已有明显下降。早期诊断、及时治疗，预后良好。

（郭卫红 陈永卫）

第二十五章

新生儿坏死性小肠结肠炎

新生儿坏死性小肠结肠炎(neonatal necrotizing enterocolitis,NEC)是常见的新生儿消化道急症。以小肠和结肠广泛或局限性的出血坏死为特征。缺血损伤可以局限在黏膜,也可是整个肠管的坏死。临床以腹胀、呕吐、便血为主要症状。

【病因及发病机制】

本病多见于早产、低体重儿。窒息、呼吸窘迫综合征、硬肿或感染是主要诱发因素,病因尚不明,与肠道缺血、缺氧、肠道细菌感染、肠道功能失调、高渗奶喂养对肠道黏膜损害有关。

【诊断】

1. 症状

(1) 早期为呕吐、腹胀、拒乳。

(2) 血便。

(3) 晚期可有中毒休克症状。

2. 体征

(1) 早期表现为腹胀,触疼。

(2) 晚期有腹膜炎征象和腹壁红肿。

3. 实验室及辅助检查

(1) 血常规:白细胞计数升高,核左移,便血严重者可出现贫血。

(2) 便潜血阳性,含大量红细胞。

(3) 便培养:可有产气荚膜杆菌、大肠埃希菌等阳性。

(4) X线平片:肠间隙增宽,肠壁积气和门静脉积气为特征性影像,炎症刺激可致腹壁脂肪线消失或模糊不清,晚期穿孔病人可有膈下游离气体。

(5) 腹B超:可见肠壁增厚、肠壁积气、腹腔渗液等征象。

4. 鉴别诊断 新生儿期应与肠炎腹泻、阑尾炎、自然出血致肠道出血鉴别。

【治疗】

1. 非手术治疗 禁食、胃肠减压、抗感染、全静脉营养支持、纠正酸碱平衡失调。

2. 手术治疗

(1) 手术指征:①肠穿孔,腹立位平片有穿孔征象;②出现腹膜炎体征;③保守治疗后临床情况恶化,血流动力学不稳定,血小板减少,休克、酸中毒不能纠正;④出现门静脉积气;⑤腹部触及包块,在重复的放射学检查中持续固定的肠袢;⑥腹腔穿刺阳性。

(2) 手术方式:①Ⅰ期肠切除肠吻合;②肠造瘘或肠外置:如患儿一般情况差,不能耐受长时间手术的,或累及肠管较广泛,不能确定肠管活性的,可考虑行此术式,以节约时间,纠正休克,24~48 小时后再行Ⅱ期手术。

【预后】

以前此症死亡率高,近年来,随着内科对此病治疗的发展和监护水平的提高,需外科介入治疗的病历逐渐减少,死亡率有所下降。存活患儿可出现的并发症包括肠狭窄、短肠综合征及神经系统发育迟滞。

(郭卫红 陈永卫)

第二十六章

先天性肛门直肠畸形

先天性直肠肛门畸形(congenital malformation of the rectum and anus)占小儿消化道畸形第一位,发病率为1∶(1500~5000)活婴,男性多于女性。本病类型复杂,常合并其他先天性畸形。

【病因及发病机制】

本症的发生是正常胚胎发育期发生障碍的结果,引起发育障碍的原因尚不清楚,很多研究结果提示与遗传和环境因素有关。

分型标准见表2-26-1。

表2-26-1 分类:肛门直肠畸形国际诊断分型标准(Krinkenbeck,2005)

主要临床分型	罕见畸形
会阴(皮肤)瘘	球形结肠
直肠尿道瘘	直肠闭锁/狭窄
前列腺部瘘	直肠阴道瘘
尿道球部瘘	“H”瘘
直肠膀胱瘘	其他畸形
直肠前庭(舟状窝)瘘	
泄殖腔畸形(共同管长度 <3cm、>3cm)	
肛门闭锁(无瘘)	
肛门狭窄	

【诊断】

1. 症状

(1)无瘘型:均表现低位肠梗阻症状。患儿生后不排胎粪、腹胀和呕吐。

（2）有瘘型：有瘘管者排便口位置异常，男性由尿道口或肛门前皮肤瘘口排便，女性由前庭排便。男性瘘管多数细小，常伴低位肠梗阻症状。女性瘘管多较粗大可暂时维持排便，干便时排便困难，日久继发巨结肠。因瘘管与泌尿生殖系相通，故易伴上行性泌尿系感染和阴道炎。

2. 体征

（1）无瘘型：体检时无肛门，高位者常合并骨盆神经和肌肉发育不良，臀沟浅平。局部皮肤稍凹陷或有皮嵴，哭闹时无冲击感或膨出。低位畸形者臀沟较深，可见肛窝，哭闹时有冲击感，肛门膜状闭锁者可见膜下胎粪。

（2）有瘘型：体检见正常肛门位置无肛，在会阴部、阴囊根部或阴囊中缝或阴道后的舟状窝部等处见到瘘口。通过瘘口插入探针用手指触摸肛窝部可估计探针顶端的位置，判断直肠盲端的高度。

3. 辅助检查

（1）X线平片（骨盆倒立侧位片）：出生16~24小时后倒立侧位摄片，确定PC线（耻骨、骶尾关节连线）和Ⅰ线（坐骨最低点的平行线），测量直肠盲端空气阴影与PC线的距离。位PC线以上者为高位畸形，位PC线与Ⅰ线之间为中间畸形，在Ⅰ线以下者为低位畸形。

（2）瘘管造影：可显示瘘管的方向、长度及与直肠的关系。

（3）B超检查：可确定直肠盲端与会阴皮肤距离，还可协助诊断并存的泌尿生殖系统和心脏畸形。

（4）CT及MRI检查：可检查盆底肌肉和外括约肌的发育状况，尤其是耻骨直肠肌厚度以及其与直肠盲端的关系，以便决定手术入路及括约肌功能的修复。还可同时诊断脊柱、泌尿生殖系统的伴发畸形。

【治疗】

1. 无瘘管或瘘管细小者应施行急诊手术

（1）结肠造瘘：适用于直肠尿道瘘（前列腺部瘘和尿道球部瘘）、直肠膀胱瘘及泄殖腔畸形及无瘘的高位肛门闭锁，1~3个月后行后矢状入路直肠肛门成形术。

（2）会阴肛门成形术或小的后矢状入路肛门成形术：适用于会阴瘘和前庭瘘。

（3）肛门狭窄行肛门扩张术或肛门成形术。

（4）腹腔镜辅助的直肠肛门成形术：适用于直肠膀胱瘘及部分直肠尿道前列腺部瘘。

【预后】

术后排便控制能力为衡量预后的重要指标。低位畸形手术后排便控制能力一般较好。畸形的位置越高，排便控制肌肉与神经发育越差，术后排便控制能力越有可能发生问题。对术后患儿需要进行长期随访，训练排便，3 岁后的患儿存在排便功能问题，需要制订肠道管理计划，提高患儿生活质量。

（郭卫红　陈永卫）

第二十七章

先天性巨结肠

先天性巨结肠(Hirschsprung's disease,HD)或肠无神经节细胞症(aganglionsis)是临床以便秘为主,病变肠管神经节细胞缺如的一种消化道发育畸形。是造成新生儿肠梗阻的一个常见原因。本病发生率为1/(2000~5000)。多见于男性,男女之比为4∶1,但长段型男女发生率接近,比率为(1.5~2)∶1。

【病因及发病机制】

病因不清,本症是由于外胚层神经脊细胞迁移发育过程停顿所致,其原因可能与妊娠早期母体受到病毒感染或受其他环境因素(代谢紊乱、中毒等)影响而产生了运动神经元发育障碍。近年有人从胚胎发生阶段早期微环境改变及遗传学方面进行研究,取得了一定成果。

病变肠段多位于直肠或直肠乙状结肠交界处远端,肠壁无神经节细胞,呈痉挛样狭窄,无蠕动功能。巨大的结肠是继发性病变,近端正常结肠因肠内容不能排出造成功能性肠梗阻,日久被动性扩大肥厚形成极度扩张的结肠。

巨结肠的主要病理改变位于扩张段远端的狭窄肠管,狭窄段肌间和黏膜下神经丛内神经节细胞缺如,神经纤维增粗,数目增多,排列呈波浪状。无神经节细胞肠段亦可波及全结肠甚至小肠。

临床上根据病变肠管的长度和累及范围分为:

1. **短段型** 无神经节细胞段局限于直肠远端部分。

2. **常见型** 无神经节细胞区自肛门开始向上至乙状结肠远端。

3. **长段型** 病变肠端包括降结肠、脾曲,甚至大部分横结肠。

4. **全结肠型** 病变肠端包括整个结肠甚至回肠末段。

【诊断】

1. 症状

(1) 不排胎粪或胎粪排出延迟:患儿生后24小时内未排出胎粪,需经塞肛、洗肠等处理方能排便。仅有少数生后胎粪排出正常，一周或一个月后出现症状。

（2）腹胀：新生儿期腹胀可突然出现，也可逐渐增加，腹部逐渐膨隆。

（3）呕吐：呕吐随梗阻程度加重而逐渐明显，甚至吐出胆汁或粪液。婴儿期常合并低位肠梗阻症状。

（4）肠梗阻：肠梗阻多为低位、不完全性，有时可发展成为完全性。新生儿期梗阻程度不一定与无神经节细胞肠段的长短成正比。随着便秘加重和排便措施的失败，转化为完全性肠梗阻。

（5）一般情况：因反复出现低位性肠梗阻，患儿食欲缺乏、营养不良、贫血、抵抗力差，常继发感染，如肠炎、肺炎、败血症，严重者可有巨结肠危象并肠穿孔发生。

（6）并发症：约有 10%~50% 的患儿合并有小肠结肠炎，以 3 个月以内的婴儿发病率最高。

2. 体征 腹胀明显，呈蛙形，腹壁静脉怒张，有时可见肠形及肠蠕动波。肛门指检可以排除直肠肛门畸形，手指常感肠管紧缩（裹手感），拔除手指后，有大量粪便和气体呈“爆破样”排出，腹胀立即好转。

3. 辅助检查

（1）腹立位平片：可见淤张、扩大的结肠及液平面。全结肠型者仅表现小肠淤张。

（2）钡剂灌肠：典型的巨结肠可见痉挛段、移行段和扩张段；24 小时复查，仍有钡剂潴留具有诊断价值。并发结肠炎时肠黏膜呈锯齿状。

（3）肛管直肠测压检查：本症时直肠肛管松弛反射（RAIR）消失。

（4）酶组织化学检查：本症时可见乙酰胆碱酯酶阳性的副交感神经纤维。

（5）直肠黏膜活检：用特制吸取器，在齿状线上 1.5~2cm 处吸取黏膜及黏膜下组织做组织化学检查或病理检查。

（6）肠壁全层病理活检：HE 染色或组化染色可见黏膜下及肌间神经丛神经节细胞缺如、减少及发育不成熟，可以诊断本症并与巨结肠同源病鉴别。

4. 鉴别诊断

（1）继发性巨结肠：先天性肛门直肠畸形等引起的排便困难可引起继发巨结肠。

（2）内分泌紊乱引起的便秘：甲状腺功能不全或亢进可引起便秘，患儿除有便秘外，还有其他全身症状，经内分泌检查可明确诊断。

（3）巨结肠同源病：如神经节细胞减少症、神经节细胞未成熟症、神经节细胞发育不良症、肠神经元发育异常症等。

【治疗】

1. 结肠灌洗法　适用于诊断未肯定的病例，或已确诊作为术前准备的手段。

2. 小肠结肠炎的治疗　禁食，减压，温盐水洗肠，口服肠道抗生素如甲硝唑、多黏菌素 E 等。同时输液纠正脱水及电解质紊乱，补充血容量。

3. 结肠造瘘术　适用于：①已确诊，但患儿一般情况差，营养不良不能耐受根治术；②结肠灌肠不能缓解腹胀；③合并严重小肠结肠炎的巨结肠危象者保守治疗效果不佳；④并发肠穿孔腹膜炎；⑤长段型洗肠困难者。此外，全结肠型应采用回肠末端造瘘术。

4. 根治术　新生儿期巨结肠一旦诊断明确，均应早期手术治疗，短段型、常见型、长段型可行经肛门或腹腔镜辅助下改良 Soave 巨结肠根治术，长段型其病变肠段超过横结肠中段者或全结肠型多行开腹根治术。

【预后】

本症预后逐年改善，病死率已明显下降。绝大多数巨结肠患儿手术后长期随访效果良好，可以完全自行控制排便。

（郭卫红　陈永卫）

第二十八章

胆道闭锁

胆道闭锁(biliary atresia)是新生儿胆汁淤积最常见的原因。以肝内、外胆管进行性炎症和纤维性梗阻为特征。发病率在活产儿中为1/(10 000~15 000),女性稍多于男性。

【病因及发病机制】

胆道闭锁的病因目前不十分清楚,目前认为是新生儿肝胆系统受胚胎期和围生期多种因素影响所致,比较公认的是由病毒(巨细胞病毒、轮状病毒)所激发,造成机体细胞免疫紊乱,随之带来围生期胆道上皮的一系列病理改变,如肝脏纤维化、胆管上皮凋亡、细胞内胆汁淤积。

当前广泛采用的为葛西(Kasai)分类法。将胆道闭锁分为三个基本型:Ⅰ型为胆总管闭锁,Ⅱ型为肝管闭锁,Ⅲ型为肝门部闭锁。Ⅰ型为可能吻合型(占5%~10%),Ⅱ型、Ⅲ型为所谓不可能吻合型(占85%以上)。

【诊断】

1. 症状

(1)黄疸:多为足月产婴儿,生后1~2周多无异常,大便颜色正常。黄疸在生后2~3周开始逐渐明显,亦可生后即有黄疸,常作为生理性黄疸处理,以后黄疸不退反而进一步加重。

(2)大便色白:可由黄色变成淡黄色及陶土色。小便呈深黄浓茶样。

(3)初期全身情况尚良好,但有不同程度的营养不良,病程达4~5个月者常精神萎靡,有出血倾向和脂溶性维生素缺乏症状。

2. 体征 皮肤、巩膜黄染,肝脏肿大,质地变硬。早期脾不大。晚期病例皮肤、巩膜呈金黄色,腹大,肝大达脐下,质硬,伴有腹水及门静脉高压症。

3. 实验室及辅助检查

(1)血清胆红素的动态观察:每周测定1次。胆红素持续升高,以直接胆红素升高为主,提示胆道闭锁。

（2）十二指肠引流：用带金属头的十二指肠引流管置入十二指肠内抽吸十二指肠液，进行胆红素测定，有胆红素存在则可排除胆道闭锁。

（3）B超检查：作为快速、安全无创伤的检查对评价黄疸有较高的实用价值。在B超下胆囊小而皱缩多提示胆道闭锁。探及肝门部的三角形纤维块具有诊断特异性。

（4）^{99m}Tc肝胆道造影检查：在胆道闭锁患儿，不能见到核素排泄到肠道。在新生儿肝炎中，核素由于肝实质性的病变而延迟排泄至小肠。

（5）MRCP：肝脏磁共振扫描，了解肝内胆管发育情况。

（6）腹腔镜探查+胆道造影检查：是最终的确诊方法。

4. 鉴别诊断

（1）新生儿肝炎：胆道闭锁早期与新生儿肝炎综合征极难鉴别，尤其是新生儿肝炎处于阻塞期时。鉴别依据：①肝炎男婴较女婴多；②肝脏肿大明显，4cm、质地韧硬、边缘突出清晰者，胆道闭锁可能性大；③血清直接胆红素动态变化，4~5天测定一次，持续上升者胆道闭锁可能性大；④碱性磷酸酶40U（金氏），对胆道闭锁诊断有意义；⑤血清谷氨酰胺转肽酶（γ-GT）300U/L，考虑胆道闭锁。

（2）先天性胆总管囊肿：B超、MRCP检查可见肝门区的囊肿。

（3）遗传代谢性疾病：应注意除外肝窦状核变性、α-抗胰蛋白酶等内科疾病。

【治疗】

1. 手术治疗　本病一经诊断，应争取在生后40~60天内手术。对可能吻合型的胆总管闭锁做肝管-空肠R-Y吻合术，对不可能吻合型则行Kasai手术（肝门-空肠R-Y吻合术）。90天以内者应争取作Kasai手术，手术失败可做肝移植。超过90天者，可创造条件行肝移植术。

2. 术后常规用利胆药、糖皮质激素和抗生素。可加用中药退黄治疗。

【预后】

目前公认Kasai手术是胆道闭锁的首选治疗，可使部分患儿获得治愈，或为肝移植赢得宝贵时间。经Kasai手术治疗失败或年龄过大、有条件者可考虑实施肝移植手术。

（郭卫红　陈永卫）

附　录

新生儿常用检查正常值

一、临床血常规检查

（一）血常规

	早产儿 28 周	早产儿 34 周	足月儿 d1	足月儿 d3	足月儿 d7
血红蛋白（g/L）	145	150	184	178	170
红细胞（10^{12}/L）	4.0	4.4	5.8	5.6	5.2
血细胞比容	0.45	0.47	0.58	0.55	0.54
MCV（fl）	120	118	108	99	98
MCH（pg）	40	38	35	33	32.5
MCHC（%）	31	32	33	33	33
网织红细胞（%）	5~10	3~10	3~7	1~3	0~1
血小板（10^{9}/L）			192	213	248

（二）血红蛋白（g/L）

胎龄	3 天	1 周	2 周	4 周
28~32 周 BW<1500g	175 ± 15	155 ± 15	135 ± 11	100 ± 9
32~36 周 1500g<BW<2000g	190 ± 20	165 ± 15	145 ± 11	120 ± 20

续表

胎龄	3天	1周	2周	4周
36~40周 1500g<BW<2000g	190 ± 20	165 ± 15	150 ± 15	125 ± 10
足月儿 >2500g	190 ± 20	170 ± 15	155 ± 15	125 ± 10

（三）血细胞比容（%）

胎龄	3天	1周	2周	4周
28~32周 BW<1500g	（54 ± 5）	（48 ± 5）	（42 ± 4）	（30 ± 3）
32~36周 1500g<BW<2000g	（59 ± 6）	（51 ± 5）	（44 ± 5）	（36 ± 4）
36~40周 1500g<BW<2000g	（59 ± 6）	（51 ± 5）	（45 ± 5）	（37 ± 4）
足月儿 >2500g	（59 ± 6）	（51 ± 5）	（45 ± 5）	（37 ± 4）

（四）网织红细胞（%）

胎龄	3天	1周	2周	4周
28~32周 BW<1500g	8.0 ± 3.5	3.0 ± 1.0	3.0 ± 1.0	6.0 ± 2.0
32~36周 1500g<BW<2000g	6.0 ± 2.0	3.0 ± 1.0	2.5 ± 1.0	3.0 ± 1.0
36~40周 1500g<BW<2000g	4.0 ± 1.0	3.0 ± 1.0	2.5 ± 1.0	2.0 ± 1.0
足月儿 >2500g	4.0 ± 1.5	3.0 ± 1.0	2.0 ± 1.0	2.0 ± 1.0

(五) 足月儿白细胞计数(10^9/L)及分类

	出生	7 天	14 天
白细胞	18.1(9.0~30.0)	12.2(5.0~21.0)	11.4(5.0~20.0)
中性粒			
总数	11.0(6.0~26.0)	5.5(1.5~10.0)	4.5(1.0~9.5)
%	45	61	40
分叶	9.4	4.7	3.9
%	52	39	34
杆状	1.6	0.83	0.63
%	9	6	5.5
嗜酸性粒细胞	0.4(0.02~0.85)	0.5(0.07~1.1)	0.35(0.07~1.6)
%	2.2	4.1	3.1
嗜碱性粒细胞	0.1(0~0.64)	0.05(0~0.25)	0.05(0~0.23)
%	0.6	0.4	0.4
淋巴细胞	5.5(2.0~1.0)	5.0(2.0~17.0)	5.5(2.0~17.0)
%	31	41	48
单核细胞	1.05(0.4~3.1)	1.1(0.3~2.7)	1.0(0.2~2.4)
%	5.8	9.1	8.8

二、足月儿新生儿血气分析值

测定项目		pH	$PaCO_2$	PaO_2	HCO_3^-	SO_2
脐静脉血		7.33	43	5.72	21.6	
动脉血	1~4 小时	7.30	39	5.19	18.8	95%
	24~48 小时	7.30	33	4.39	19.5	94%
	12~24 小时	7.39	34	4.52	20.0	94%
	96 小时	7.39	36	4.79	21.4	96%

三、足月儿正常血液生化值（范围）（mmol/L）

测定项目	脐血	1~12 小时	12~24 小时	24~48 小时	48~72 小时
钠（mmol/L）	（126~166）	（124~156）	（132~159）	（134~160）	（139~162）
钾（mmol/L）	（5.6~12）	（5.3~7.3）	（5.3~8.9）	（5.2~7.3）	（5.0~7.7）
氯（mmol/L）	（98~110）	（90~111）	（87~114）	（92~114）	（93~112）
钙（mmol/L）	（2.05~2.78）	（1.82~2.30）	（1.73~2.35）	（1.53~2.18）	（1.48~2.43）
磷（mmol/L）	（1.2~2.62）	（1.13~2.78）	（0.94~2.62）	（0.97~2.81）	（0.90~2.45）
BUN（mmol/L）	（3.5~6.68）	（1.34~4.01）	（1.50~10.5）	（2.17~12.8）	（2.17~11.4）
血糖（mmol/L）	（2.52~5.38）	（2.24~5.43）	（2.35~5.82）	（1.68~5.10）	（2.24~5.04）
乳酸（mmol/L）	（1.22~3.33）	（1.22~2.66）	（1.11~2.55）	（1.0~2.44）	（0.78~2.33）
总蛋白质（g/L）	（48~73）	（56~85）	（58~82）	（59~82）	（60~85）

四、新生儿凝血功能指标（血浆）

测定项目	早产儿 28~31 周	32~36 周	足月儿
Ⅰ（mg/dl）	215 ± 28	226 ± 23	246 ± 18
Ⅱ（%）	30 ± 10	35 ± 12	45 ± 15
Ⅴ（%）	76 ± 7	84 ± 9	100 ± 5
Ⅶ和Ⅹ（%）	38 ± 14	40 ± 15	56 ± 16
Ⅷ（%）	90 ± 15	140 ± 10	168 ± 12
Ⅸ（%）	27 ± 10		28 ± 8
Ⅺ（%）	5~8		29~70
Ⅻ（%）		30 ±	51（25~70）
ⅩⅢ	100	100	100
PT（秒）	23	17（12~21）	16（13~20）
APTT（秒）		70 ±	55 ± 10
TT（秒）	16~28	14（11~17）	12（10~16）

五、新生儿激素水平正常值

新生儿甲状腺激素及 TSH 正常参考值

胎龄(w)	12~72h	3~10d	10~20d	21~30d
T4(FT4)(ng/dl)				
30~31	11.5 ± 2.1 (13.1 ± 2.1)	7.7 ± 1.8 (8.3 ± 1.9)	7.5 ± 1.8 (8.0 ± 1.6)	7.8 ± 1.5 (8.4 ± 1.4)
32~33	12.3 ± 3.2 (12.9 ± 2.7)	8.5 ± 1.9 (9.0 ± 1.8)	8.3 ± 1.6 (9.1 ± 1.9)	8.0 ± 1.7 (9.0 ± 1.6)
34~35	12.4 ± 3.1 (15.5 ± 3.0)	10.0 ± 2.4 (12.0 ± 2.3)	10.5 ± 1.8 (11.8 ± 2.7)	9.3 ± 1.3 (10.9 ± 2.8)
36~37	15.5 ± 2.6 (17.1 ± 3.5)	12.7 ± 2.5 (15.1 ± 0.7)	11.2 ± 2.9 (11.3 ± 1.9)	1.4 ± 4.2
足月儿	19.0 ± 2.1 (19.7 ± 3.5)	15.9 ± 3.0 (16.2 ± 3.2)	12.2 ± 2.0 (12.1 ± 2.0)	12.1 ± 1.5 (11.4 ± 1.4)
T_3	89~405	91~300		
TSH(μIU/ml)		男:0.52~16.0 女:0.72~13.1		

六、脑脊液正常值(范围)

测定项目	足月儿	早产儿
外观	无色透明	无色透明
白细胞(10^6/L)	8.2(0~32)	9(0~29)
中性粒细胞(%)	61.3	57.2
蛋白(g/L)	0.9(0.02~1.7)	1.15(0.65~1.5)
葡萄糖(mmol/L)	2.9(1.9~6.7)	2.8(1.34~3.53)
氯化物(mmol/L)	24 小时内 720(680~760)	
脑脊液葡萄糖 / 血葡萄糖	0.81(0.44~2.48)	0.74(0.55~1.05)

注:颅压正常值(mmH_2O):新生儿 10~20(<80);婴儿 30~80(<100)。
100ml 血性 CSF 含 750 个 RBC 即应减去 1mg 蛋白,正常血液中 RBC : WBC=700 : 1

七、尿正常值

测定项目	正常值(SI 单位)
量	初生:20~40ml/d 一周:200ml/d
比重	1.001~1.020
蛋白	8~12mg/24h
管型及白细胞	出生 2~4 天可出现
渗透压(mmol/L)	出生时:100 24 小时后:115~232
pH	5~7
葡萄糖(mg/L)	50

八、不同胎龄/出生体重的早产儿黄疸干预推荐标准[μmol/L(mg/dl)]

胎龄 出生体重	出生~24h		24~48h		48~72h	
	光疗	换血	光疗	换血	光疗	换血
~28w <1000g	≥17~86 (≥1~5)	≥86~120 (≥5~7)	≥86~120 (≥5~7)	≥120~154 (≥7~9)	≥120 (≥7)	≥154~171 (≥9~10)
28~31w 1000~1500g	≥17~103 (≥1~6)	≥86~154 (≥5~9)	103~154 (≥6~9)	≥137~222 (≥8~13)	≥154 (≥9)	≥188~257 (≥11~15)
32~34w 1500~2000g	≥17~103 (≥1~6)	≥86~171 (≥5~10)	≥103~171 (≥6~10)	≥171~257 (≥10~15)	≥171~205 (≥10~12)	≥257~291 (≥15~17)
35~36w 2000~2500g	≥17~120 (≥1~7)	≥86~188 (≥5~11)	≥120~205 (≥7~12)	≥205~291 (≥12~17)	≥205~239 (≥12~14)	≥274~308 (≥16~18)

笔 记